南京医用耗材治理模式研究

主编 ■ 刁仁昌　王国宝

东南大学出版社
SOUTHEAST UNIVERSITY PRESS
·南京·

图书在版编目（CIP）数据

南京医用耗材治理模式研究 / 刁仁昌, 王国宝主编.
-- 南京：东南大学出版社，2024.5
ISBN 978-7-5766-1352-0

Ⅰ.①南… Ⅱ.①刁… ②王… Ⅲ.①医药卫生材料
– 管理 – 研究 – 南京 Ⅳ.①R197.39

中国国家版本馆CIP数据核字（2024）第062615号

责任编辑：张　慧（1036251791@qq.com）

责任校对：张万莹　　封面设计：企图书装　　责任印制：周荣虎

南京医用耗材治理模式研究

Nanjing Yiyong Haocai Zhili Moshi Yanjiu

主　　编：刁仁昌　王国宝

出版发行：东南大学出版社

出 版 人：白云飞

社　　址：南京四牌楼2号　邮编：210096

网　　址：http://www.seupress.com

电子邮件：press@seupress.com

经　　销：全国各地新华书店

印　　刷：南京迅驰彩色印刷有限公司

开　　本：787 mm × 1 092 mm　1/16

印　　张：18.5

字　　数：400 千字

版　　次：2024 年 5 月第 1 版

印　　次：2024 年 5 月第 1 次印刷

书　　号：ISBN 978 - 7 - 5766 - 1352 - 0

定　　价：180.00 元

编委名单

主编

刁仁昌　王国宝

副主编

石　斌　朱庆红　徐　伟

编委

卢　旻　杨萍萍　何　薇　丁雪清　刘　俊

石可凡　徐　欣　孙劲楠　周雨驰

前言

习近平总书记在2019年11月26日召开的中央全面深化改革委员会第十一次会议上提出："抓紧就党中央明确的国家治理急需的制度、满足人民对美好生活新期待必备的制度进行研究和部署，实现改革举措的有机衔接、融会贯通，确保取得扎扎实实的成效。"联系医保制度改革发展实际，推进高值医用耗材治理改革，就是党中央明确的国家治理急需的制度和满足人民对美好生活新期待必备的制度之一。

过去10年中，国家基本药物制度历经了清单制定、价格控制、生产流通监管和临床综合评价等系列改革，为高值医用耗材治理提供了可借鉴的改革逻辑框架和实践经验。与药品领域医疗改革类似，医用耗材作为基本医疗卫生服务的关键支撑技术和特殊的医疗商品，在当前我国建立基本医疗卫生制度的背景下其监管所面临的挑战是选择并合理使用有价值的产品。价值的衡量不仅要求产品具有安全、有效、高质量、患者感受好的临床价值，还要求其具有"性价比"，即产品的临床价值相对其成本是否划得来或值得购买使用。因此在医保新时期，在追求价值医疗的深化医药卫生体制改革背景下，高值医用耗材治理改革的目标是以临床应用为核心，选择物有所值的医用耗材，在稳定供应的同时确保临床规范、合理使用。

2019年，南京市医疗保障局（以下简称"南京市医保局"）成立，下设南京市医药集中采购保障中心等管理机构。医保部门属于经济部门，经济部门的主要作用是推进主要经济指标持续平稳提升，不断优化营商环境，确保经济社会发展各项事业都取得新进展、见到新成效，为经济注入强大的韧劲和活力。南京市医保局贯彻中央全面深化改革委员会第八次会议研究通过的《治理高值医用耗材改革方案》（国办发〔2019〕37号）和《江苏省医疗保障局关于推进医用耗材阳光采购的实施意见（试行）》（苏医保发〔2019〕55号）等文件精神，在省、市纪委的监督领导下，积极落实治理高值医用耗材改革方案要求，通过优化制度、创新方式，理顺医用耗材价格体系，完善全流程监督管理，推动形成高值医用耗材流通快捷、价格合理、使用规范的治理格局，在医用耗材改革工作中取得积极成效。结合南京市实际情况，本书将围绕为什么要进行医用耗材治理，如何进行医用耗材治理，以及南京市医用耗材治理取得了哪些成效等问题进行详细介绍。

一、为什么要进行医用耗材治理？

药品和高值医用耗材集中带量采购是党中央、国务院部署的重大改革任务，习近平总书记多次做出重要指示，强调要坚持不懈、协同推进"三医"联动，推进国家组织药品和耗材集中带量采购改革。医用耗材治理改革因环节多、链条长、涉及广，历来是医改中难啃的"硬骨头"。新时期，在深入推进医用耗材治理改革的进程中，如何解决看病难、看病贵的问题，如何开展医用耗材整治、规范购销行为、降低虚高价格，事关人民群众的医疗安全和根本利益，已然成为南京市民生工作的重要挑战。

首先，医用耗材在医疗机构中用量大、种类多、涉及面广，医用耗材采购资金在医院采购资金中占比较大，规范医用耗材管理有一定的迫切性。伴随《关于进一步改革完善药品生产流通使用政策的若干意见》印发实施，各地的药品购销和使用秩序得到了规范和完善，利用药品牟取不正当利益的空间不断被压缩，部分药品相关企业转战医用耗材市场。此外，医用耗材生产、流通、使用等环节链条长，形势复杂，从各地反映的行风问题线索中多次发现医用耗材采购中涉及商业贿赂、医用耗材使用与个人收入挂钩、医用耗材与设备捆绑销售等问题线索，开展医用耗材治理工作的需求十分迫切。

其次，医用耗材价格虚高主要由医疗机构收入分配、行业准入、生产环节、流通环节以及管理使用环节等五个方面的原因所致。具体表现为：在收入分配层面上，制度供给方式有一定局限性，公立医疗机构补偿机制尚未健全，医疗机构收入结构不合理；在行业准入层面上，市场准入门槛高，医疗机构收费标准参差不齐；在生产环节和流通层面上，医用耗材生产技术垄断，国产替代率低，专业人才紧缺，流通渠道壁垒较高；在管理使用上，临床耗材滥用，医疗机构耗材库存管理存在乱象等。这些原因导致了医用耗材价格受品牌、产地、材质等影响较深，价格差异较大，患者负担较高。医用耗材治理能够最大幅度地迫使医用耗材价格中的"水分"被挤出，从而进一步降低患者医疗负担。

再次，在进行医保支付方式改革的当下，全面推行总额控制下多元复合式医保支付方式，通过实行精细化管理，引导医疗机构主动控费，从而确保医保基金安全并提升其使用效益。对于医疗机构而言，更迫切需要医用耗材降价提速扩面，与医保支付政策协调，使用质优价廉的医用耗材，降低医疗机构控费压力，进一步提升临床使用积极性。

二、如何进行医用耗材治理？

南京市根据《中共中央 国务院关于深化医疗保障制度改革的意见》（中发〔2020〕5号）、《国务院办公厅关于印发治理高值医用耗材改革方案的通知》（国办发〔2019〕37号）指导，结合本市实际情况，开展医用耗材治理工作。以南京市医保局组织领导为基础，南京市医用耗材阳光平台为载体，以医用耗材价格治理为抓手，同时加强监管保证各项措施落实，规范临床医用耗材使用，提供解决"看病难""看病贵"难题的南京特色方案。

南京市依托医用耗材阳光监管平台和"医保高铁"两个信息化平台，对定点医疗机构的医用耗材全面实行监管集中采购、集中结算，实施"招标、采购、配送、使用、结算、支付"全流程监控管理，阳光运行，实现价格降低、便企惠民。在集中采购方面，丰富医用耗材采购形式，逐步形成价格谈判采购、单品种带量采购、企业整体谈判、最低价谈判、非中选产品梯度降价等集中采购新模式，逐步扩大医用耗材价格治理范围，推动集中采购的全面实施。在集中结算方面，创新引入"五率"指标对医药企业、医疗机构结算进行考核，规范费用结算过程，缩短费用结算时间。同时，与医用耗材供应服务企业进行协议管理，将"两定"扩大为"四定"，明确双方责任与义务，以内部通报、公开通报、工作约谈、暂停供货资格、取消供货资格、解除协议等形式开展动态管理，确保临床供应。并实行跟踪考核机制，对医疗机构行为做出明细化规定并纳入年度考核，考核结果与年度考核款及医保信用等级评定挂钩，确保临床诊疗行为的规范性。在价格治理方面，创新推出医用耗材价格监测指数，对南京市所有医用耗材价格进行监测，按季度分类对医用耗材价格监测指数进行通报。此外，南京市还对生物医药创新产品进行推广，缩短创新产品进院流程，激发企业创新积极性，建成了全国第一、全球唯一的医用耗材博览馆，探索形成有时代特色的医用耗材治理改革试验田、有重大影响力的医用耗材监管指导平台、有强烈聚集力的医用耗材产业高地。

三、南京市医用耗材治理成效如何？

南京市经过三年多的医用耗材治理，以敢为人先的精神走在医用耗材治理改革一线的先进道路上，实现了医用耗材治理工作质的飞跃，治理成效明显，曾多次获国务院通报表扬。

在开展集中采购方面，2019年8月，南京、淮安、泰州三市组建医用耗材集中采购联盟，联合开展普通耗材带量采购，四类耗材价格平均降幅为72.7%，最高价格降幅为87.4%。2019年，首次开展高值耗材价格谈判，选择吻合（缝合）器这一常用高值耗材作为谈判对象，17个产品价格平均降幅达到12%。截至2022年12月，南京市共进行了多次耗材带量采购，其中仅谈判采购已有33次，共涉及22 800多个医用耗材，涵盖国家、省、地市联盟等多种主体，在节约医保基金、减轻患者负担等方面都取得了良好成效。

在集中结算方面，成立了南京市医药集中采购保障中心，依托信息化监管平台，扎实推进医疗机构集中采购药品耗材的集中结算工作，实时监测医药企业的采购订单配送率、申请医疗机构付款率、医疗机构的确认收货金额率、实际支付货款金额率以及采购保障中心向医药企业结算金额率。截至2022年12月底，"五率"分别达到91.1%、88.5%、92.8%、67.7%和96.0%。对执行进度达不到要求的医疗机构采取约谈、警示、通报批评、责令限期整改等措施，努力实现所有公立医疗机构采购医用耗材在采购平台上公开交易、阳光采购。

建成的南京医用耗材阳光监管平台，具有监控医疗机构医用耗材采购使用、配送企业供应保障、医保基金合理使用、平台集中结算和纠正行业不正之风等五大功能，有效实现医保、医院、价格和耗材招采信息数据汇集统一，对医用耗材"招标、采购、配送、使用、结算、支付"全流程进行记录，并对医院、医生、供应商等三类对象进行重点监控管理。目前，全市1 186家医疗机构全部纳入平台管理，实现医疗机构全覆盖。依托信息化监管平台，南京市医保局全面掌握医用耗材价格变化情况及市场行情走势并定期发布城市医用耗材价格监测指数，为招采谈判、价格调整、医保支付、总额预算管理等改革工作持续提供数据支撑。

在推进供应服务方面，通过与供应服务企业签订协议，依托信息化监管平台，实时监测企业网上配送、结算等数据，依约定开展集中采购和结算，提高企业回款率。对违约、违法的企业，视情况采取通报、约谈、暂停服务乃至取消供应服务资格等措施，强化对供应服务企业的有效管理，实现了医用耗材全链条闭环管理。截至2022年12月底，已有2 281家供应服务企业纳入协议管理。

编著者
2024年2月

目录

第一章　治理改革背景 ･･････････････････････････････ 001

　第一节　医用耗材治理的探索历程 ････････････････････ 003

　第二节　医用耗材治理的必要性 ･･････････････････････ 006

　第三节　新时期医用耗材治理总体要求 ････････････････ 011

第二章　强化组织推进 ･･････････････････････････････ 015

　第一节　强化治理改革统一领导 ･･････････････････････ 016

　第二节　成立市医药集中采购保障中心 ････････････････ 019

　第三节　成立南京地区医疗机构联盟和区域联盟 ･･･････ 021

第三章　全面实施网上集中采购 ････････････････････ 025

　第一节　明确网上集中采购政策 ･･････････････････････ 026

　第二节　完善网上集中采购配套措施 ･･････････････････ 030

　第三节　加强网上集中采购监管 ･･････････････････････ 033

　第四节　网上集中采购工作成效 ･･････････････････････ 035

第四章　创新谈判方式 ･･････････････････････････････ 043

　第一节　打响医用耗材价格谈判"第一枪" ･････････････ 044

　第二节　探索品种带量采购价格谈判 ･･････････････････ 047

　第三节　探索企业全产品整体带量采购价格谈判 ･･･････ 060

第四节　开展共享耗材治理成果机制的探索 ································· 066

第五节　实施未中选产品梯度降价 ···································· 069

第六节　单品种医用耗材带量采购实施效果评估 ····················· 073

第七节　企业全产品整体带量采购实施效果评估 ····················· 089

第八节　南京市共享耗材成果机制实施效果评估 ····················· 102

第九节　非中选产品梯度降价实施效果评估 ·························· 105

第五章　实施网上集中结算 ·· 109

第一节　为什么要实施网上集中结算 ································· 110

第二节　如何开展网上集中结算 ····································· 114

第三节　网上集中结算工作成效 ····································· 124

第六章　推广生物医药创新产品 ·· 129

第一节　为什么要推广生物医药创新产品 ···························· 130

第二节　常态开展推广生物医药创新产品 ···························· 135

第三节　历次推广应用工作情况 ····································· 142

第七章　实施企业协议管理 ·· 145

第一节　开展企业协议管理的重要性 ································· 146

第二节　企业协议管理内容及特色 ··································· 149

第三节　供应服务企业协议管理的实践与成效 ························ 156

第八章　建立跟踪考核机制 ·· 161

第一节　建立跟踪考核机制的必要性 ································· 162

第二节　实施月度监测分析报告制度 ································· 164

第三节　实行月度考核通报制度 ····································· 167

第四节　纳入医保年度考核 ··· 173

第五节　健全问题处理机制 ･･ 182

第九章　发布价格监测指数 ･･････････････････････････････ 189

第一节　价格监测指数设计思路 ･･･ 190

第二节　价格监测指数监测情况 ･･･ 192

第十章　建设医用耗材阳光监管平台 ･･････････････ 199

第一节　医用耗材阳光监管的建设思路 ･･････････････････････････････････ 200

第二节　医用耗材阳光监管平台的主要功能 ･････････････････････････････ 203

第三节　建设医用耗材阳光监管平台的成效 ･････････････････････････････ 220

第十一章　建设"医保高铁" ･･･････････････････････････ 223

第一节　"医保高铁"建设概况 ･･･ 224

第二节　"医保高铁"功能简介 ･･･ 227

第三节　"医保高铁"运行现状 ･･･ 231

第四节　"医保高铁"在医用耗材治理中的应用 ･････････････････････････ 233

第十二章　建设医用耗材博览馆 ･･･････････････････････ 249

第一节　建设博览馆的意义 ･･･ 250

第二节　博览馆设计与建设 ･･･ 253

第三节　博览馆运行现状 ･･･ 267

第四节　博览馆运行优化设计 ･･･ 269

第十三章　"十四五"治理改革思考 ･･･････････････････ 271

第一节　"十四五"医用耗材治理的发展基础 ･･･････････････････････････ 272

第二节　"十四五"医用耗材治理展望 ･･････････････････････････････････ 277

第一章
治理改革背景

第一节　医用耗材治理的探索历程

第二节　医用耗材治理的必要性

第三节　新时期医用耗材治理总体要求

伴随着我国人口老龄化问题不断加剧、国家医疗卫生投入大幅增加、居民健康管理意识增强以及支付能力日益提升，医用耗材行业持续呈现较快的发展势头。同时，医疗保障体系的覆盖范围和保障水平稳步扩大、提高，带动了人民群众对医疗服务的更多需求，进一步释放了医用耗材产品需求的增长潜力（图1-1）。另一方面，随着医药卫生体制改革的持续推进和药品领域综合治理的逐步深入，医用耗材临床应用渐趋广泛，医用耗材价格虚高、过度使用等问题也日益凸显。因此，不管是从提高医保基金使用效率、全面提升医保治理水平，还是推动医用耗材产业转型升级方面来看，加强医用耗材治理都势在必行。

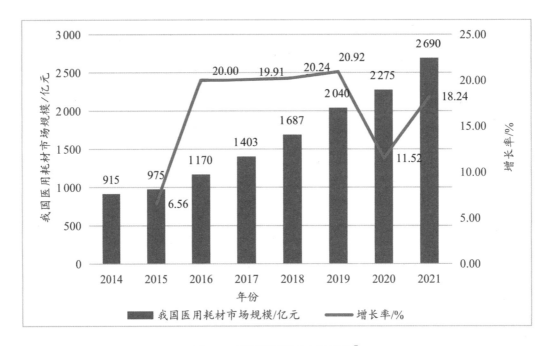

图1-1 我国医用耗材市场规模[①]

---

① 数据来源：《中国医疗器械蓝皮书》，华金证券研究所。

第一节　医用耗材治理的探索历程

2000 年国务院体改办等八部门联合发布《关于城镇医药卫生体制改革的指导意见》，提出要进行药品集中招标采购工作试点，开启了我国医药行业集中采购的先河。基于药品集中采购的经验，于 2005 年开始医用耗材集中采购的探索，根据医用耗材治理过程中价格形成机制、治理范围和影响程度，将医用耗材治理时期分为耗材集采探索试点期、规范期和新时期三个阶段。

一、2005—2008 年：医用耗材集中采购探索试点期

国内的医用耗材集中采购模式最初衍生自药品的集中招标采购。在缺乏专项政策指导文件的环境下，借鉴药品集中招标采购经验和政策，为医用耗材集中采购模式的建立奠定了基础。2001 年 11 月，原卫生部等六部委在海口市召开了全国推行医疗机构药品集中招标采购的会议，会议上出台了国内第一份系统规划药品集中招标采购 308 号专项文件。308 号文件的出台是全国大范围启动药品集中招标采购的助推剂，也代表了中央政府对于实施集中招标采购办法改善"看病贵、流通乱"的决心。

为规范医疗机构高值医用耗材采购行为，原卫生部于 2005 年 8 月下发了《8 省市医疗机构高值医用耗材集中采购试点工作方案》，在高值医用耗材使用量较大的北京、天津、上海、重庆 4 个直辖市及辽宁、浙江、湖北、广东 4 省省会城市的 119 家三级医疗机构进行集中招标采购试点，这一试点工作成为之后跨省市集采联盟的原型。2007 年 6 月原卫生部出台了《关于进一步加强医疗器械集中采购管理的通知》，集中采购的模式被中央和各级地方政府广泛采用。2008 年，原卫生部组织了全国首次高值医用耗材集中采购，此次集中采购采取网上竞价的方式，整个流程更为规范。

在这一阶段的招标采购过程中，出现了中标企业因价格太低而拒绝供货、生产垄断性产品的厂商主动放弃投标转而通过医院备案采购进行销售等不良现象。这一时期的探索结果表明，政府需出台配套政策对委托人（医疗机构）和投标人（企业）的行为进行规范和约束，完善评标竞价方法，严控医用耗材质量，改革招标机制以减轻各方负担。

二、2009—2017 年：医用耗材集中采购探索规范期

2012 年 12 月，按照深化医改要求，原卫生部印发《高值医用耗材集中采购工作规范（试行）》，提出以政府为主导、以省（区／市）为单位的网上高值医用耗材集中采购（以下简称"集中采购"）工作。一些省份依据国家规定尝试开展集中采购工作，但工作难度很大、降价效果不明显。

2016 年 6 月，《2016 年纠正医药购销和医疗服务中不正之风专项治理工作要点》（国卫医函〔2016〕172 号）文件首次提到"在耗材采购中实行两票制"。2018 年 3 月国家发布《关于巩固破除以药补医成果持续深化公立医院综合改革的通知》（国卫体改发〔2018〕4 号），明确医用高值耗材分类集中采购，再次要求逐步推行高值医用耗材购销"两票制"。

这一阶段，医用耗材集采政策进一步深化，各省（区／市）主要采购方式以省级挂网采购为主，通过打击过票逃税洗钱、降低药品虚高价格、抑制医生收取回扣现象、打击不合规药品流通、瓦解地方保护主义等做法，使医药流通行业集中度提高，对药械的降价有一定帮助，有助于医保控费。虽然这一阶段的采购取得了较好成效，但是由于省级挂网采购实行时间较短，各方面机制还不够成熟，配套政策还不够完善，因而不合理的竞价行为仍然有所发生。

三、2019 年至今：医用耗材集中采购新时期

2019 年 7 月 19 日，国务院办公厅印发实施的《治理高值医用耗材改革方案》（国办发〔2019〕37 号）（以下简称《方案》），对高值医用耗材全面治理做出以政府为主导的综合性制度安排，重点通过完善医保目录准入和集中采购等措施治理价格虚高问题，通过强化临床行为监管和激励措施来规范临床应用行为，同时加强生产和流通领域监管，增加产品质量和价格信息的透明性。同时，强调要坚持"三医"联动，强化组织实施，并提出要加大财政投入力度，合理调整医疗服务价格，深化医保支付方式改革，加快建立符合行业特点的薪酬制度等配套措施。

为贯彻《方案》，江苏省作为医用耗材治理的"先试先行"省份，江苏省医保局在充分调研的基础上组建了江苏省公立医疗机构药品（医用耗材）阳光采购联盟，正式开展以省级联盟为主的医用耗材带量采购。2019 年，江苏省内的医用耗材带量采购共进行了 9 轮，涉及 27 个产品类别。目前，江苏省内已经逐步形成以省级联盟带量采购为主、地市联盟和地市单体采购模式多种采购模式并行的医用耗材集中采购模式。

2019 年 1 月 16 日，南京市对原本分散在各个部门的城镇职工和城乡居民基本医疗保险、生育保险、医用耗材采购、药品和医疗服务价格管理、医疗救助等职责进行有效整合，建立集中统一的医疗保障管理体制，正式挂牌成立南京市医疗保障局（以下简称"南京市

医保局")。南京市医保局成立后将开展医用耗材治理工作作为重要任务之一,负责制定全市医用耗材的招标采购政策并监督实施,指导医用耗材招标采购平台的建设。组织、指导和监督全市定点医药机构医用耗材的联合采购、配送和结算管理。

与此同时,各级领导也非常重视医用耗材治理改革工作。江苏省医疗保障局领导多次调研指导,要求南京市在原有基础上先行先试,积极探索医用耗材集中采购改革工作,并为南京市开展医用耗材集中采购和推进阳光监管平台建设提供支撑。本书将系统介绍南京市医保局成立后,围绕医用耗材治理展开的探索与所取得的成绩。

这一阶段标志着医用耗材集采开始正式转型,步入医用耗材集采新时期,体现了国家调控药械价格的决心。通过医保、医药、医疗三个领域之间的改革相互配合,让医改更加全面完善,更能贴合社会生活之中人民群众的实际问题,顾全行业的方方面面。

表1-1 医用耗材治理各个阶段政策文件汇编

治理阶段	发表时间	文件名称	发表单位	内容
医用耗材集中采购探索试点期(2005—2008年)	2005年	《8省市医疗机构高值医用耗材集中采购试点工作方案》	原卫生部	提出高值医用耗材的概念,开展心脏介入类、心脏起搏器、人工髋关节、膝关节高值医用耗材的集中采购试点工作
	2008年	《卫生部办公厅关于开展高值医用耗材集中采购工作的通知》(卫办规财函〔2008〕5号)	原卫生部	开展4类高值医用耗材的全国集中采购
医用耗材集中采购探索规范期(2009—2017年)	2012年	《高值医用耗材集中采购工作规范(试行)》(卫规财发〔2012〕86号)	原卫生部	以省为单位开展10大类高值医用耗材集中采购工作
	2016年	《2016年纠正医药购销和医疗服务中不正之风专项治理工作要点》(国卫医函〔2016〕172号)	原国家卫计委等八部门	首次提出在耗材采购中实现"两票制"
	2017年	《关于全面深化价格机制改革的意见》(发改价格〔2017〕1941号)	国家发改委	取消医用耗材加成
医用耗材集中采购新时期(2019年至今)	2019年	《治理高值医用耗材改革方案》(国办发〔2019〕37号)	国务院办公厅	全面深入治理高值医用耗材,规范医疗服务行为,控制医疗费用不合理增长,维护人民群众健康权益

第二节　医用耗材治理的必要性

Evaluate MedTech 的数据显示，2018 年全球医疗器械市场销售规模约为 5 328 亿美元，预计到 2023 年市场规模将超过 5 600 亿美元，复合年增长率为 5.6%（图 1-2）。《中国医疗器械蓝皮书》中公布的医疗器械相关数据显示，2019 年我国医疗器械整体规模约为 6 365 亿元，2014—2019 年复合增长率达 20.1%，远高于全球医疗器械行业增速（图 1-3）。但从药品和器械人均消费额指标来看，我国药品和医疗器械人均消费额的比例仅为 1 : 0.35，远低于 1 : 0.7 的全球平均水平，更低于发达国家 1 : 0.98 的水平，因此在医疗器械领域仍有实现较大突破的空间，医用耗材发展还存在部分亟待解决的问题。

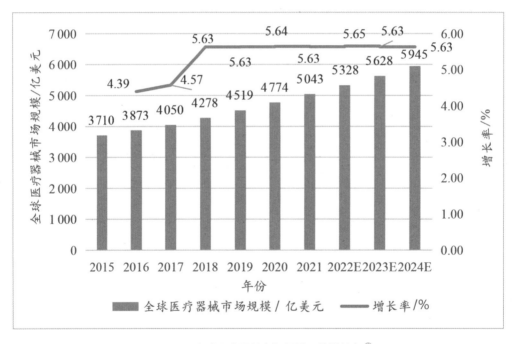

图 1-2　全球医疗器械市场规模及其增长率 ①

---

① 数据来源：Evaluate MedTech

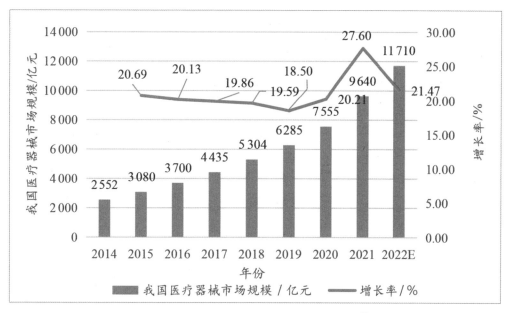

图 1-3　我国医疗器械市场规模及其增长率 [1]

一、医用耗材价格形成机制不合理

医用耗材价格形成机制不合理表现在两个层面。第一个层面，从我国与其他国家和地区医用耗材的价格差来看，明显不合理。以集中带量采购前我国临床使用较为成熟的冠脉支架为例，集采前国内市场国产品牌的冠脉支架终端价格区间为 7 500~18 500 元，中位数为 14 000 元；进口品牌冠脉支架价格区间为 11 400~23 300 元。对比国外同代产品，我国冠脉支架价格远超印度、巴西等发展中国家，与日本、美国等发达国家价格相接近（表1-2）。这说明在我国，以冠脉支架为代表的高值医用耗材还存在可观的降价空间，减轻患者医用耗材医疗负担刻不容缓。

表 1-2　同代冠脉支架产品价格对比 [2]

国家	同代冠脉支架价格 / 元（按 2020 年当地货币对人民币汇率折合人民币）
印度	756
巴西	2 183
美国	6 403 ~ 18 507
法国	6 881
日本	7 693 ~ 18 747

---

① 数据来源：赛瑞研究。
② 数据来源：央视新闻，国泰君安证券研究。

第二个层面，医用耗材的销售更加依赖经销商，其市场竞争格局较为散乱。特别是高值医用耗材，生产厂家、经销商、医疗机构和医生之间存在错综复杂的利益纠葛，固有的利益分配格局成型已久，打破利益藩篱、重塑供应保障生态难度较大。具体表现在医用耗材"进院"依赖于经销商，这种层层加码的流通方式导致其终端价格和出厂价格相距甚远。此外，医用耗材因其技术含量、临床价值较高，需要投入的学术推广和市场培育力度大，也是导致医用耗材定价高的现实因素之一。又由于在当前体制下，对于患者、企业，医疗机构居于天然的"双垄断"地位，这就使得企业需要付出更高额的推广、销售费用，而流通环节多、交易成本高进一步加剧了医用耗材产品终端价格居高不下的状况，加重了医保基金负担。

国家医保局成立后，发挥医保战略性购买功能被提上日程，对医保基金支出实施总额控制、DRG/DIP 医保支付方式改革如火如荼。仅运用医保支付方式改革这一政策对医用耗材价格的约束仍有待加强。医用耗材价格形成机制不合理，既降低了医保基金使用效率，也加重了患者的负担，"看病贵"现象仍然存在。

二、医用耗材管理体制机制方面仍需完善

医用耗材管理涉及多部门、多主体。在采购过程中，审批环节由药监部门负责，采购环节由原卫计委负责，支付环节由人社部门和原卫计委负责，各个部门职能衔接不畅，在很长一段时间内未能形成统一的医疗器械编码，导致多套体系各自为政的现状，形成了以监管、定价、医保支付和采购等不同用途为目的的多套编码体系，一物多码的情况给医用耗材管理带来了极大的阻碍。

医用耗材缺乏一致性评价机制。通过药品集中带量采购发挥"团购"效应，压缩流通环节的不合理费用，在进一步降低药品价格的同时，也保障了群众的用药安全，这主要源于将"一致性评价"作为仿制药参加集中带量采购的入围标准。而不同厂家生产的同类医用耗材质量参差不齐，且缺乏客观质量评价标准，这成为制约医用耗材开展较大规模集中带量采购的制约因素之一。

三、医用耗材临床难以标准化

在实际的临床操作中，医疗机构和医生不规范使用医用耗材主要体现在两个方面。一方面由于医用耗材，特别是高值医用耗材的技术含量和质量水准相对较高，高值医用耗材的使用一定程度上可以为医院带来利益，补偿了过低的医疗服务项目价格，因此医疗机构

表 1-3　我国医用耗材编码体系

编码用途	编码体系	主管单位	编码维度
监管	《我国医疗企业分类目录》（2018 年）	国家药品监督管理局	产品类别
	《医疗器械注册证编号和备案凭证编号》		年份、管理类别、产品分类
	《医疗器械唯一标识》		注册信息、规格、包装、生产批号、生产日期、失效日期等
定价	《我国一次性医用耗材分类编码》（2012 年）	国家发改委、原卫生部、国家中医药管理局	产品类别、材质、规格、厂商
采购	《医用耗材集中采购分类编码》	中国医学装备协会	产品类别、材质、规格、厂商
医保报销	《社会保险医疗服务项目分类与代码》（2017 年）	人力资源社会保障部	产品类别
	《医保医用耗材编码规则和方法》（2019 年）	国家医疗保障局	产品类别、材质、规格、生产企业

的管控意愿不强。另一方面，医用耗材与药品不同，其用量无相对客观标准，因而开展同种手术时，不同医生的平均医用耗材用量可能存在显著差异；同一手术，不同病区所用耗材费用也可能不相同。医用耗材的临床使用情况更多取决于医生个人的操作，难有标准化路径，不规范的临床耗材使用行为也会使患者的医用耗材费用增加。

四、医保基金收支压力逐渐增大

2013 年以来，我国经济处于稳步发展的时期，GDP 年均增速保持在 6% ~ 7%。在较为稳定的经济形势下，我国医保基金收入也稳步增长，从 2013 年的 8 173.70 亿元增长到 2021 年的 28 727.58 亿元，年平均增长率在 10% 以上。但与此同时，医保基金的支出也逐年攀升，2021 年医保基金总支出已达 24 043.10 亿元（图 1-4）。且自 2019 年开始，医保基金总收入增速明显放缓，以至出现支出增速超过收入增速的情况。由此可见，当前的医保基金面临严峻形势，基金压力不断增大，缓解当前医保基金的困局已刻不容缓。

另一方面，医药服务领域中存在药品和医用耗材价格普遍虚高，医疗服务行为"扭曲"、以药养医、以耗材养医，基层医疗服务能力弱化、大型医疗机构垄断及效率不高、医疗服务资源配置倒置等问题导致医疗资源滥用，医保基金浪费现象严重。开展医用耗材治理改革，本质就是发挥医保的战略性购买作用，避免医保基金过度浪费。

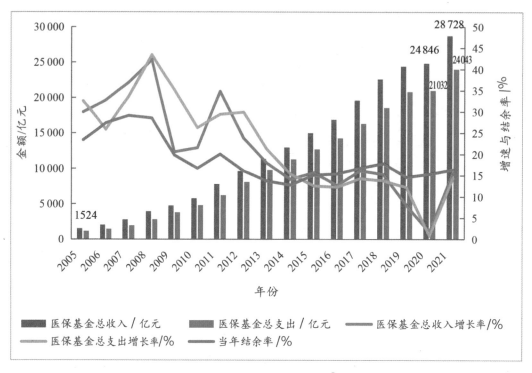

图1-4　医保基金收支情况[①]

① 数据来源：根据我国历年（2013—2021年）卫生统计年鉴整理。

010 MC MEDICAL CONSUMABLES

第三节　新时期医用耗材治理总体要求

一、国家层面医用耗材治理总体要求

2018 年 3 月，根据国务院机构改革方案，国家医疗保障局正式挂牌成立。国家医疗保障局的成立是医保制度顶层设计在体制上的重大变革，是医疗保障制度的职责、职能和功能在组织架构上新的定位，符合新时期、新形势和新目标下国家医保制度发展目标的需要。新的国家医疗保障局承担了原归属人社部的医疗保险职责、归属原国家卫计委的新型农村合作医疗职责、归属发改委的药品及医疗服务项目价格管理职责和归属民政部的医疗救助职责，这一全新部门的成立，把原本分散的社会保障与医疗救助工作彻底统一，推进了"三医"联动全新格局的实现。

在全新治理格局下，新时期医用耗材治理围绕价格形成机制、调整医疗机构行为、强化监督管理和完善配套措施等四个方面内容展开，协调药监、卫健、医保和工信等多部门联动，针对产业、行业、机构和医务人员展开综合性调控和管理。因此，新时期医用耗材治理的实质就是利用多元主体行为调整、加强临床服务质量控制、集中采购刺激价格竞争等综合措施，"组合拳"出击，系统理顺高值医用耗材这类特殊医疗资源的市场准入、临床供应、定价支付、合理使用和监督管理。新时期医保工作主要体现在以下四个方面：

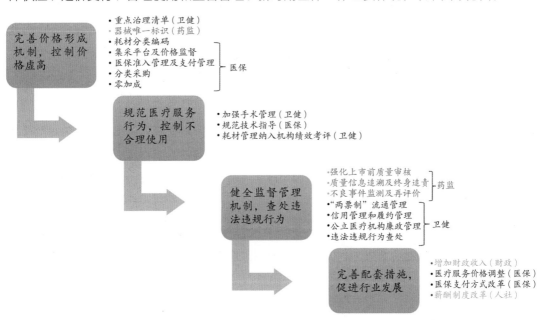

图 1-5　国家医保局医用耗材治理主要要求

1. 完善价格形成机制，控制价格虚高

完善价格形成机制，降低虚高价格。统一耗材分类和编码，将单价和资源消耗占比相对较高的耗材作为重点治理对象。实行医保准入和动态调整，逐步实施准入价格谈判，建立企业报告制度。完善分类集中采购办法，公立医疗机构在采购平台上须公开交易，探索开展集中或者联合带量采购，取消耗材加成，实施零差率。完善医保支付政策，引导医疗机构主动降低采购价格。

（1）加强顶层设计，出台规范性文件

2020年6月，国家医疗保障局会同国家发展改革委、工业和信息化部、财政部等7部门发布了《关于开展国家组织高值医用耗材集中带量采购和使用的指导意见》，为开展国家组织高值医用耗材集中带量采购提供了总体规范和要求。

（2）加快形成全国统一的医用耗材分类和编码标准

进一步拓展医疗器械唯一标识在医疗、医保等领域的衔接应用，国家医保局配合国家卫健委、药监局共同印发了《关于深入推进试点做好第一批实施医疗器械唯一标识工作的公告》。按照公告有关要求，2021年1月起，组织开展9大类69个品种实施唯一标识工作，各相关部门重点推进医疗器械唯一标识在注册、采购、使用等环节编码衔接应用。目前已研究确定第二批医疗器械唯一标识实施品种和有关要求，逐步推进医疗器械唯一标识实施工作。

（3）开展国家层面的高值医用耗材集中带量采购

在总结药品集采成功经验的基础上，充分吸收地方好的做法，结合高值医用耗材特点，陆续开展国家组织冠脉支架、人工关节、人工脊柱类和种植牙集中带量采购。冠脉支架中选产品价格从1.3万元下降到700元左右，大幅挤出了中间环节的价格"水分"，显著减轻了患者负担。首批冠脉支架带量采购结果已于2021年1月落地执行，耗材治理改革逐步走向正轨。

（4）指导地方开展医用耗材集中采购

联盟采购是一种高效的组织体系，有利于区域间的沟通交流，促进问题解决，把局部的经验变成全系统的智慧，进而转化成整体治理效能。目前，所有省份均以独立或联盟形式开展医用耗材集中带量采购，覆盖导引导丝、骨科创伤类、吻合器、补片、胶片、冠脉球囊、人工晶体等医用耗材。目前耗材集中带量采购形成了国家把控掌舵、省际联盟集采持续发力，主导高值耗材采购；省级、地市级集中带量采购积极开展，创新尝试采购品种。国家主导集中带量采购大方向，省、市级层面根据自身需求自主发挥的耗材带量采购格局正在形成。

（5）建立高值医用耗材价格监测和集中采购管理平台

加强统计分析，做好与医保支付审核平台的互联互通，建立部门间高值医用耗材价格信息共享和联动机制，强化购销价格信息监测。

（6）科学制定医保支付标准

《关于开展国家组织高值医用耗材集中带量采购和使用的指导意见》中明确提出要"对医保支付范围内的集中采购高值医用耗材，中选产品医保支付标准按照中选价格确定，非中选产品医保支付标准不高于类别相同、功能相近中选产品的最高中选价格"，探索医保支付标准协同，通过合理设置挂网价、医保支付标准和报销比例，避免增加患者费用负担。

2. 规范医疗服务行为，控制不合理使用

规范医疗服务行为，严控不合理使用。落实医疗卫生行业管理责任，完善临床诊疗规范和指南，加强手术跟台管理，建立院内准入遴选、点评和异常使用预警等机制。通过严格行业管理、医保管理和医院自我管理，对高值医用耗材过度使用等乱象进行综合整治。将高值医用耗材使用情况纳入定点医疗机构医保服务协议内容，加强对医保医生管理。对违反医保服务协议的，通过约谈、警示、通报批评、责令限期整改以及暂停或解除协议等方式进行处理。加强定点医疗机构行为管理，完善医保智能审核系统，建立黑名单制度。同时进一步完善医保智能审核信息系统建设，加强高值医用耗材大数据分析，对高值医用耗材使用频次高和费用大的医疗机构和医务人员进行重点监控、重点稽核、定期通报并向社会公开。

3. 健全监督管理机制，查处违法违规

健全监督管理机制，严肃查处违法、违规行为。完善质量管理，严格注册审批，建立追溯体系和产品质量终身负责制。落实再评价和召回制度，强化流通管理，建立配送遴选机制，鼓励实行"两票制"。加强党风廉政建设，严格落实一岗双责，加大纪检监察力度，严肃查处贪污贿赂、失职渎职等行为。建立多部门联合响应的违法违纪违规查处机制，强化对生产、流通、使用各个环节的监督管理。

4. 完善配套措施，促进行业发展

合理调整医疗服务价格，充分体现医务人员的技术劳务价值。通过耗材零加成、DRG/DIP支付方式改革等制度，使得医用耗材从医院的盈利中心转为成本中心，建立"结余留用、合理超支分担"的激励和风险分担机制，从根本上改变耗材购销逻辑，促进医疗机构将高值医用耗材使用内化为运行成本，主动控制高值医用耗材使用，从而给医用耗材市场带来深远影响。

二、南京市医用耗材治理组织基础

2019 年 1 月 16 日，南京市对原本分散在各个部门的城镇职工和城乡居民基本医疗保险、生育保险、医用耗材采购、药品和医疗服务价格管理、医疗救助等职责进行有效整合，建立集中统一的医疗保障管理体制，正式挂牌成立南京市医保局。南京市医保局成立后将开展医用耗材治理工作作为重要任务之一，负责制定全市医用耗材的招标采购政策并监督实施，指导医用耗材招标采购平台的建设，组织、指导和监督全市定点医药机构医用耗材的联合采购、配送和结算管理。

与此同时，各级领导也非常重视医用耗材治理改革工作。江苏省医疗保障局局领导多次调研指导，要求南京在原有基础上先行先试，积极探索医用耗材集中采购改革工作，并为南京市开展医用耗材集中采购和推进阳光监管平台建设提供支撑。本书将系统介绍南京市医保局成立后，围绕医用耗材治理展开的探索与所取得的成绩。

本 章 小 结

本章通过梳理我国医用耗材存在的问题，以及近 20 年来我国为治理医用耗材价格虚高问题，净化医用耗材市场流通的政策演变过程，进一步厘清医用耗材治理从反复摸索到逐步规制和如今日趋完善的过程。

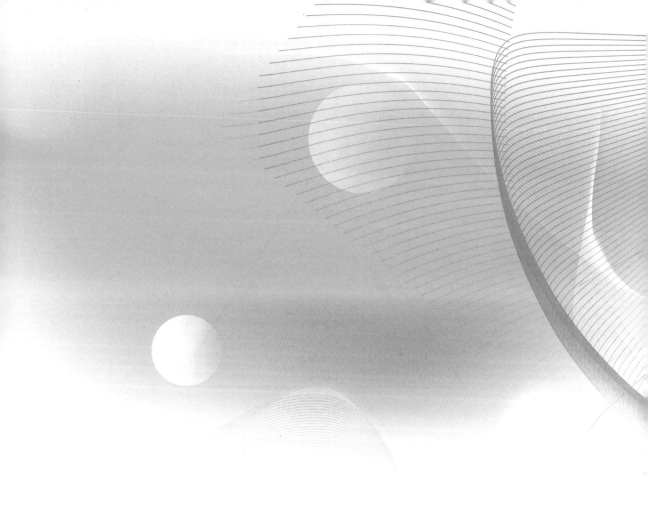

第二章
强化组织推进

第一节　强化治理改革统一领导

第二节　成立市医药集中采购保障中心

第三节　成立南京地区医疗机构联盟和区域联盟

南京市医保局成立后，聚焦医用耗材治理，构建了以加强组织领导为基础、以建设"南京市医用耗材阳光监管平台"为载体、以医用耗材价格治理为抓手、以强化监管为保证的医用耗材治理"南京方案"。

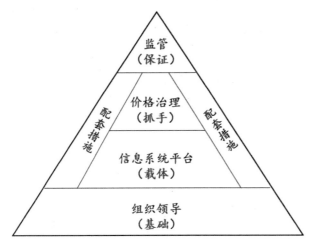

图 2-1　南京市医用耗材治理模式框架图

第一节　强化治理改革统一领导

2019 年 5 月 29 日，中央全面深化改革委员会第八次会议召开，会上指出高值医用耗材的治理关系到人民群众切身利益。在医用耗材治理过程中，要坚持问题导向，通过优化制度、完善政策、创新方式，理顺高值医用耗材价格体系，完善全流程监督管理，净化市场环境和医疗服务执业环境等措施，推动形成高值医用耗材质量可靠、流通快捷、价格合理、使用规范的治理格局，促进行业健康有序发展。

一、成立市级层面医用耗材集中采购工作领导小组

为切实加强对医用耗材治理工作的组织领导，确保医用耗材治理工作扎实推进，2019年 7 月，南京市成立由分管市长任组长、纪委领导和 14 个部门组成的市级层面医用耗材集中采购工作领导小组。医用耗材集中采购工作领导小组办公室设在南京市医保局，各成员单位从维护人民群众利益、构建和谐社会、加强党风廉政建设的总体要求出发，进一步落

实领导责任、保障责任、管理责任，定期通报进展情况，确保医用耗材治理改革各项工作任务落实并取得实效。

医用耗材集中采购工作领导小组专门印发了《关于开展医用耗材集中采购工作的实施意见》（宁医采组〔2019〕1号）、《关于建设南京市医用耗材阳光监管平台的实施方案》（宁医采组〔2019〕2号）。两个文件提出构建医用耗材集中采购新机制，开展价格谈判、联盟采购、带量采购，发挥医保支付政策引导和约束作用；明确了阳光监管平台建设总体要求、建设目标、建设内容、实施步骤、任务分工和保障措施。

2019年9月21日，南京市委、市政府召开全市医用耗材阳光监管工作推进会议，市委常委、市纪委书记、市监委主任刘月科明确要求，各单位要协调配合，保障医用耗材治理工作稳步推进，综合运用"线上＋线下"手段，以科学态度提高阳光监管实效；要坚持敢闯敢试，层层压实责任，落实长效管理，加强监督检查，创新完善阳光监管治理体系，以创新精神扛起省会城市担当，努力打造南京品牌。市委常委、常务副市长杨学鹏明确要求，聚焦医用耗材"促降价、防滥用、严监管、助发展"等四方面改革，推动形成高值医用耗材质量可靠、流通快捷、价格合理、使用规范的治理格局，加快完善监管平台建设，改革医用耗材采购机制，发挥好医保支付联动作用，围绕高值医用耗材价格虚高、过度使用等突出问题，疏堵并举、三医联动、综合施策。

二、建立工作机制

在省、市纪委的大力推动下，按照市委、市政府和省医保局部署要求，医用耗材集中采购工作领导小组各成员单位按照工作分工，细化政策措施，健全长效机制，加强协作配合，形成合力，共同推动全市医用耗材集中采购工作有效实施。其中：

南京市医保局负责会同卫健委、市场监管部门、财政部门等组建医用耗材带量采购联盟；牵头制定医用耗材采购实施方案和实施细则；牵头组建普通医用耗材谈判议价竞价专家库；开展普通医用耗材集中采购目录遴选工作，拟定中选规则；监测医用耗材供应情况；做好普通医用耗材货款统一结算支付工作。

市卫健委负责组织公立医疗机构参与医用耗材采购工作，配合组建医用耗材采购联盟，督促做好有关产品报量；组织医疗机构与企业签订采购协议；指导医疗机构有计划的采购和使用中选产品；对医疗机构使用中选产品情况进行指导和监督，确保中选产品规范合理使用。

市场监管局主要负责医疗器械经营、使用环节的质量监管，开展医疗器械不良事件监测。以推进阳光监管平台建设为例，建立以下工作机制：①医用耗材集中采购工作领导小组主要进行各部门综合协调工作，成立由市医保局、市卫健委、市人社局、市大数据局、市社保中心（医保中心）等部门组成的监管平台建设工作专班，工作专班具体职责与分工见表2-1。②定期召开会议，向市委、市政府和市纪委汇报监管平台建设推进情况。③及时会商解决监管平台建设过程中的问题，确保按计划完成监管平台建设目标。

表 2-1　专班推进阳光监管平台工作任务

单位	工作任务
南京市医保局	负责总体牵头工作、总体需求设计与各个分散系统升级
南京市卫健委	建立医疗机构医用耗材使用情况数据收集、分析、评估、上报机制，加强医务人员采购和临床应用行为监管
南京市人社局	升级医保信息系统数据
南京市大数据局	提供数据共享、汇聚和交换服务
南京市财政局	落实建设资金
南京市政府采购中心	组织采购活动
南京市机关事务管理局	落实办公场地
南京市医保中心	监控医保基金支出

第二节 成立市医药集中采购保障中心

依据宁编办发〔2019〕89号文件，2019年9月，南京市医药集中采购保障中心（南京市医药监测数据中心）正式挂牌成立。南京市医药集中采购保障中心的成立标志着市医保系统全面开展耗材治理和数据信息化的新起点。

一、南京市医药集中采购保障中心职能定位

南京市医药集中采购保障中心在南京市医保局的领导下，主要承担全市药品和医用耗材（试剂）集中采购、价格谈判、集中结算、集中支付等组织实施工作，承担南京市医药集中采购监管平台的建设管理工作，负责有关监测和信息管理等工作，致力于把南京市医药集中采购保障中心打造为价格谈判基地、采购结算中心、数据监测中心、医院联盟基地、廉政教育基地。

南京市医药集中采购保障中心通过建立健全规范化的内部管理和业务运行体系机制，开展医用耗材价格谈判，建立健全与医疗机构和医药企业数据交互对接的月度监测、分析、报告、通报、约谈、考核等全流程监管和服务体系，升级改造南京市医用耗材阳光监管平台，助力优化营商环境等措施，进一步规范化开展医用耗材集中采购和集中结算工作，发挥信息化系统效能，强化监测分析，引导医用耗材集中采购和集中结算向高质量阶段迈进。经过南京市医药集中采购保障中心的动态监测和长效治理，全市各定点医疗机构、供应服务企业政策执行情况明显改善。

二、南京市医药集中采购保障中心组织架构

南京市医药集中采购保障中心下设综合办公室、招采科、结算科、数据分析科（信息监测科）四个科室，其中：

（1）综合办公室

综合办公室主要负责中心日常运转，协助中心领导统筹组织协调日常工作；牵头负责中心党的建设、党风廉政建设、作风行风建设、意识形态建设、制度建设，牵头制定中心各项工作计划、目标、任务，督查督办落实情况；负责综合文字、宣传及信息报送等工作；

负责人事和财务工作；负责机要、档案、安全、保密、外联、会务、信访及中心事务管理等工作，以及完成领导交办的其他任务。

（2）招采科

招采科主要负责推进国家及省市药品、医用耗材集中采购政策落实落地，组织实施市级医用耗材招标采购价格谈判；负责全市定点医疗机构、定点零售药店、供应服务企业药品和医用耗材网上集中采购的监督管理、监测分析，依托南京医用耗材（药品）招采结算系统，做好目录维护、配送审核、信息变更、医保对接等工作；负责供应服务企业协议管理工作；负责全市定点医疗机构、定点零售药店、供应服务企业药品和医用耗材网上集中采购评审专家库建立、维护、使用工作；负责全市定点医疗机构、定点零售药店、供应服务企业对药品和医用耗材网上集中采购政策咨询，申、投诉的核查和处理工作，以及领导交办的其他任务。

（3）结算科

结算科主要负责全市定点医疗机构、定点零售药店、供应服务企业药品和医用耗材的网上集中结算、医保基金直接结算工作；负责对全市定点医疗机构、定点零售药店、供应服务企业药品和医用耗材网上集中结算情况进行监测、分析和考核等工作；负责全市药品和医用耗材网上集中结算相关政策的培训和咨询工作，以及领导交办的其他任务。

（4）数据分析科（信息监测科）

数据分析科（信息监测科）主要负责拟定全市医疗保障数据资源归集、上报、共享、交互、回流等指标规范，以及数据质量检查标准；承担全市医疗保障数据资源的归集、上报、共享、交互、回流等业务经办工作；承担全市医疗保障数据资源监测、分析、开发、利用等工作，提供决策支持；负责南京医用耗材（药品）阳光监管平台异常监管、预警处置及工单分派等工作，全程跟踪和督促承办，以及领导交办的其他任务。

第三节　成立南京地区医疗机构联盟和区域联盟

为贯彻执行国家和省市医用耗材治理改革部署，进一步发挥集体谈判、联合议价、集中采购的规模优势，实现量价挂钩、以量换价，更大幅度地降低医用耗材价格，减轻群众医疗负担，减轻生产企业销售成本，净化招采行业生态，市医保局先后组织建立南京地区医疗机构联盟和区域"南京联盟"。

一、成立南京地区定点医疗机构联盟

2019年8月5日，南京市医保局召开专题会议，根据省市纪委对于南京医用耗材的治理要求，明确成立南京地区定点医疗机构医用耗材集中采购联盟并印发《关于成立南京地区定点医疗机构医用耗材集中采购联盟的通知》（宁医发〔2019〕58号）。文件中明确提出了联盟的组织原则、成员单位以及联盟主要工作内容。具体内容为：

（1）联盟以市级组织、联盟采购、平台操作、结果共享为原则。

（2）联盟由南京地区二、三级定点公立医疗机构组成。其中，在宁省、市属公立医疗机构由市医疗保障局组织参加，各区属二、三级公立医疗机构由各分局组织参加。鼓励民营医疗机构参加联盟。表2-2为南京地区定点医疗机构医用耗材集中采购联盟成员单位概况。

（3）明确采购范围。联盟主要聚焦临床用量大、使用范围广、群众密切关注的医用耗材品种。

（4）明确组织形式。采购联盟下设办公室，办公室设在市医药集中采购保障中心。办公室由有关医疗机构选派代表组成，受采购联盟成员单位委托，负责与生产经营企业开展价格谈判、结果确认和签订协议等。采购联盟成员单位主要职责包括执行采购联盟办公室制定的联盟采购规则，及时上报遴选品种采购信息，推荐相关专家参与联盟采购工作，与联盟确定的生产经营企业签订采购合同，并按合同约定的数量和价格实施采购，以及配合做好联盟采购其他工作。

表2-2 南京地区定点医疗机构医用耗材集中采购联盟成员单位

医疗机构等级	医疗机构数量/家	医疗机构名称
省属三级公立医疗机构	10	江苏省人民医院、江苏省中医院、东南大学附属中大医院、南京医科大学第二附属医院、江苏省肿瘤医院、江苏省中西医结合医院、江苏省第二中医院、江苏省口腔医院（南京医科大学附属口腔医院）、南京医科大学附属逸夫医院、江苏省省级机关医院
市属三级公立医疗机构	9	南京鼓楼医院、南京市第一医院、南京市中医院、南京市妇幼保健院、南京市儿童医院、南京市口腔医院、南京市第二医院、南京脑科医院、南京市中西医结合医院
市属二级公立医疗机构	2	南京市中心医院、南京市职业病防治院
区属三级公立医疗机构	3	江宁医院、溧水人民医院、高淳人民医院
区属二级公立医疗机构	12	南京市红十字医院、秦淮中医院、浦口医院、浦口区中医院、浦口区中心医院、栖霞区医院、雨花医院、江宁区中医院、六合区人民医院、六合区中医院、溧水区中医院、高淳中医院

二、成立"南京联盟"

为共同推进医用耗材治理工作，加大带量采购力度，扩大医用耗材降价效果，南京市医保局积极筹建医用耗材带量采购地区联盟（简称"南京联盟"）。2019年8月7日、9日，泰州市、淮安市先后加入"南京联盟"。联盟中包含南京地区36家定点医疗机构和泰州、淮安两地50家定点医疗机构。"南京联盟"作为江苏省首个医用耗材集中采购的区域城市联盟，以"自愿互助、协同联动"为原则，致力加强医用耗材集中采购合作交流，深入研究医用耗材集中采购政策。

在长三角一体化上升为国家战略和全面深化医疗保障制度改革的背景下，为继续充分发挥规模优势，增强谈判议价能力和基础，共同推进医用耗材治理改革，2020年6月9日，由南京、淮安、泰州组成的"南京联盟"扩大联盟范围，安庆、滁州、合肥、黄山、马鞍山、铜陵、芜湖、宣城、镇江等9个城市成为联盟新成员。联盟成立之际还确定了《南京联盟工作规则》，明确联盟工作任务和工作目标。具体内容为：

（1）联盟成立后，各成员城市按统一部署，组织本市定点医疗机构参加医用耗材集中

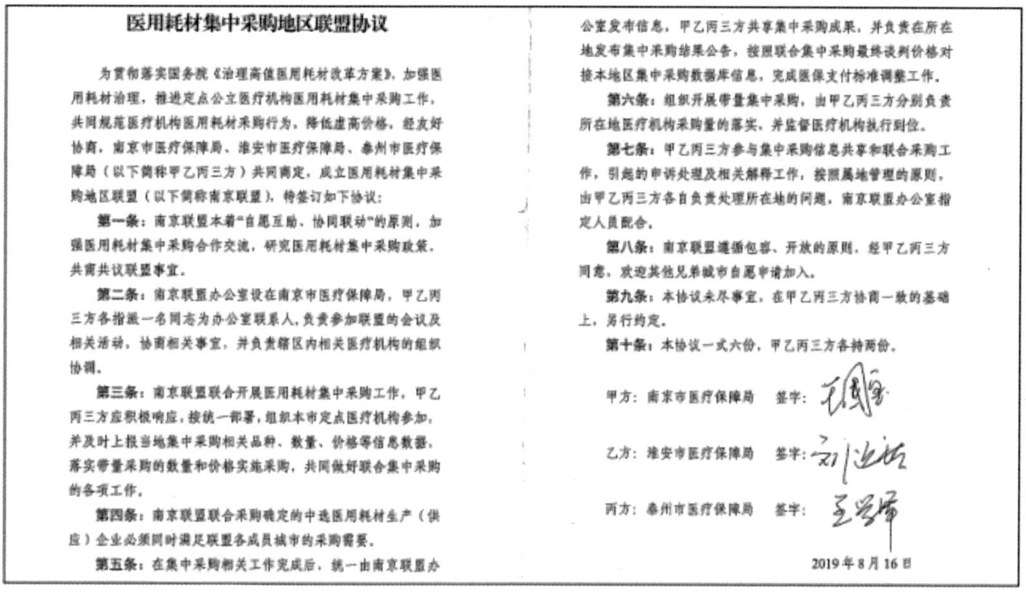

医用耗材集中采购地区联盟协议

为贯彻落实国务院《治理高值医用耗材改革方案》，加强医用耗材治理，推进定点公立医疗机构医用耗材集中采购工作，共同规范医疗机构医用耗材采购行为，降低虚高价格，经友好协商，南京市医疗保障局、淮安市医疗保障局、泰州市医疗保障局（以下简称甲乙丙三方）共同确定，成立医用耗材集中采购地区联盟（以下简称南京联盟），特签订如下协议：

第一条：南京联盟本着"自愿互助、协同联动"的原则，加强医用耗材集中采购合作交流，研究医用耗材集中采购政策，共商共议联盟事宜。

第二条：南京联盟办公室设在南京市医疗保障局，甲乙丙三方各指派一名同志为办公室联系人员，负责参加联盟的会议及相关活动，协商相关事宜，并负责辖区内相关医疗机构的组织协调。

第三条：南京联盟联合开展医用耗材集中采购工作，甲乙丙三方应积极响应，按统一部署，组织本市定点医疗机构参加，并及时上报当地集中采购相关品种、数量、价格等信息数据，落实带量采购的数量和价格实施采购，共同做好联合集中采购的各项工作。

第四条：南京联盟联合采购确定的中选医用耗材生产（供应）企业必须同时满足联盟各成员城市的采购需要。

第五条：在集中采购相关工作完成后，统一由南京联盟办公室发布信息，甲乙丙三方共享集中采购成果，并负责在所在地发布集中采购结果公告，按照联合集中采购最终谈判价格对接本地区集中采购数据库信息，完成医保支付标准调整工作。

第六条：组织开展带量集中采购，由甲乙丙三方分别负责所在地医疗机构采购量的落实，并监督医疗机构执行到位。

第七条：甲乙丙三方参与集中采购信息共享和联合采购工作，引起的申诉处理及相关解释工作，按照属地管理的原则，由甲乙丙三方各自负责处理所在地的问题，南京联盟办公室指定人员配合。

第八条：南京联盟遵循包容、开放的原则，经甲乙丙三方同意，欢迎其他兄弟城市自愿申请加入。

第九条：本协议未尽事宜，在甲乙丙三方协商一致的基础上，另行约定。

第十条：本协议一式六份，甲乙丙三方各持两份。

甲方：南京市医疗保障局　签字：

乙方：淮安市医疗保障局　签字：

丙方：泰州市医疗保障局　签字：

2019年8月16日

图2-2　"南京联盟"协议签署情况

采购，并及时上报相关品种、数量、价格等信息数据，共同做好联合集中采购的各项工作。

（2）在集中采购相关工作完成后，统一由地区联盟办公室发布信息，各成员城市共享集中采购结果，并负责在当地发布集中采购结果公告。按照联合集中采购最终谈判价格对接本地区集中采购数据库信息，完成医保支付标准调整工作。

（3）负责所在地医疗机构采购量的落实，并监督医疗机构执行到位。

（4）负责处理所在地因参与集中采购信息共享和联合采购工作引起的申诉处理及相关解释工作。

（5）推进医用耗材治理，通过共同推进阳光监管平台建设、研究医保支付联动机制、推进集中采购集中结算，提高医用耗材治理的效能。

（6）提升联盟影响力，通过搭建联盟平台、加强联盟宣传、深化联盟交流的方式充分发挥资源优势和平台优势，使联盟成为各城市医疗保障工作的交流平台，不断扩大"朋友圈"，提升联盟影响力

（7）实现"三赢"。为参保群众赢得更加实惠的就医服务，为医疗机构赢得更加优惠的耗材价格，为企业赢得更加公平公正的销售环境。

本章小节

本章重点介绍了南京市在医用耗材治理过程中强化组织领导建设，成立市级层面医用耗材集中采购工作领导小组，成立南京市医药集中采购保障中心，成立南京地区定点医疗机构联盟和"南京联盟"，通过加强对医用耗材集中采购工作的组织领导，不断完善组织架构，夯实责任，促使公立医疗机构相关负责人及其工作人员充分认识医用耗材集中采购工作的重要意义，明确职责、职能所在，确保各单位明确采购任务，严格执行医用耗材集中采购政策，引领医用耗材治理改革在正轨上奋力前行。

第三章
全面实施网上集中采购

第一节 明确网上集中采购政策

第二节 完善网上集中采购配套措施

第三节 加强网上集中采购监管

第四节 网上集中采购工作成效

为推动形成医用耗材价格合理、质量可靠、流通规范、使用规范的治理格局，南京市医保局贯彻中央深改委第八次会议精神，落实国务院、江苏省纪委监委工作方案要求，在"双线"采购工作经验的基础上进一步深化医用耗材网上集中采购改革，完善全流程监督管理，初步实现了有效节制医用耗材虚高价格、净化市场环境和医疗服务执业环境、促进行业健康有序发展的目标。

第一节　明确网上集中采购政策

早在 2010 年南京市开始探索政府主导医用耗材采购的新模式并逐步形成原省卫计委负责"六大类"高值耗材集中招标采购、原市卫计委负责"五大类"高值耗材和普通耗材及试剂集中招标采购新模式，对规范购销行为、降低采购价格起到了积极的作用。

2017 年下半年，南京市为进一步治理医用耗材价格虚高，隔断医院医生腐败污染源，在市纪委推动下，探索以省市招标采购的中标价格为基础，组织医疗机构开展医用耗材价格谈判，积极推进医用耗材采购开展"双线"工作。这些探索丰富了南京市集中采购的实践经验，为南京市全面实施网上集中采购打下了坚实基础。

表 3-1　南京市卫生健康委员会时期医用耗材集中采购相关文件（部分）

文件发布时间	文件发布机构	文件名称
2018-07-20	南京市卫生健康委员会	《关于加强骨科等五大类高值医用耗材集中采购入围产品信息变更管理工作的通知》（宁卫办药事〔2018〕4 号）
2017-08-29	南京市卫生健康委员会	《南京地区医疗机构 2017 年五大类高值医用耗材集中招标采购实施方案的通知》（宁卫药事〔2017〕10 号）
2018-01-25	南京市卫生健康委员会	《市卫生计生委关于做好五大类高值医用耗材网上采购工作的通知》（宁卫药事〔2018〕2 号）
2018-09-13	南京市卫生健康委员会	《关于调整血管介入等六大类高值医用耗材部分产品价格的通知》（宁卫办药事〔2018〕6 号）

2019 年 8 月，南京市医保局根据南京市医用耗材集中采购工作领导小组《关于开展医用耗材集中采购工作的实施意见》和《关于建设南京市医用耗材阳光监管平台的实施方案》两项文件，提出"双扩大"的改革思路，将网上集中采购品种项目，由药品扩大到药品和医用耗材；将网上集中采购由市属公立医院扩大到所有定点医疗机构，明确要求所有的定点医疗机构的医用耗材全面实施网上集中采购。同时将所有的医用耗材根据价格形成的方式和临床实际情况分为五类，明确医用耗材网上集中采购相关政策要求。

一、挂网采购

全市定点医疗机构统一在阳光监管平台上阳光采购、公开交易。通过规范阳光监管平台挂网规则，对挂网医用耗材目录内产品进行分类，进一步规范定点医疗机构采购行为。阳光挂网采购具体包含以下几种形式：

1. 实施价格谈判采购

价格谈判采购主要对象为"价格高、使用量大"的医保目录内高值医用耗材，由南京市医保局牵头，组织南京地区定点医疗机构与多家供应商进行价格谈判，从中确定中标供应商。谈判结果在监管平台上公布，定点医疗机构按谈判结果网上采购。

2. 实施单品种带量采购

带量采购主要选择临床用量大、采购金额较高、临床使用较为成熟且具备竞争性的医用耗材，建立南京地区定点医疗机构联盟和以南京为中心的城市采购联盟（"南京联盟"），开展带量采购，量价挂钩，联合议价，引导企业公开竞价，定点医疗机构按谈判结果在监管平台网上采购。同时，建立跟踪考核机制，监控带量采购落实情况。

3. 实施最低价网上谈判

最低价格网上采购主要对象为当前开展集中带量采购条件不成熟的医用耗材。针对该类医用耗材，南京市医保局建立最低价跟踪锁定机制，及时采集全国最低价，南京地区定点医疗机构按监管平台公布的最低价格网上集中采购。同时，运用南京医用耗材阳光监管平台定期对定点医疗机构网上最低价采购品种、数量、价格进行比对分析，监督其网上集中采购执行情况，提出预警和管理意见，动态调整价格，提高网上采购率。

4. 创新集中采购方式

为贯彻国家、省关于深化治理医用耗材（药品）改革的决策部署，巩固和扩大医用耗材治理改革成果，在医用耗材治理领域不断创新，制定出台《关于深入推进医用耗材治理改革的实施意见》（宁医发〔2022〕22 号），进一步深化医用耗材（药品）集中采购改革，不断拓展集中采购方式：推进单品种医用耗材带量采购，进一步扩大企业医用耗材整体带量降低价格谈判，持续开展最低价谈判采购，探索构建价格谈判新机制，实施梯度降价机制。《关于深入推进医用耗材治理改革的实施意见》中的创新集中采购方式详见本书第四章。

二、应急采购

应急采购即在发生紧急特殊情况时，针对临床必需、不可替代的耗材或临床诊疗或疫情防控急需的医用耗材，医疗机构可网下联系生产经营企业进行采购。依据《关于开展医用耗材集中采购工作的实施意见》等文件要求，医疗机构应在应急采购完成 5 个工作日内通过监管平台进行登记。与此同时，医疗机构应建立严格的内部审批程序，对采购的价格应开展审议。文件还对医疗机构一个年度内网下应急采购的医用耗材设置总金额限制，其中三级医疗机构每年度应急采购医用耗材的总金额原则上不超过上年度耗材采购总金额的 3%，其他医疗机构该比例不超过 2%。应急采购是一种特殊的集中采购制度，对常规集中采购起到补充与完善的作用，能够在一定程度上解决临床紧急情况。

三、备案采购（申请采购）

备案采购（申请采购）的对象是产品未挂网的技术更新的医用耗材或具有填补临床空白意义的医用耗材。该采购模式是为促进医用耗材新技术、新产品尽快应用于临床，满足临床需求，提高临床诊疗水平的一种采购形式。进行备案采购的定点医疗机构需要按《关于转发＜江苏省医疗保障局关于做好医用耗材备案采购工作的通知＞的通知》（宁医发〔2020〕57 号）文件要求进行。医疗机构需登录省平台，填报备案申报。其中高值医用耗材由省医保局审核。南京市医保局组织专家小组，负责审核本地医疗机构的普耗和试剂备案，通过后的产品按照"谁备案谁采购"的原则，在南京医用耗材阳光监管平台挂网供医疗机构采购。

表 3-2　新时期医用耗材集中采购的主要做法

集中采购方式		采购方式适用的医用耗材	集中采购定义
挂网采购	最低价网上谈判	开展集中带量采购条件不成熟的医用耗材	建立医用耗材最低价跟踪锁定机制，及时采集全国最低价，南京地区定点医疗机构按监管平台公布的最低价格网上集中采购
	价格谈判采购	"价格高""使用量大"的医保目录内高值医用耗材	由南京市医保局牵头，组织南京地区定点医疗机构与多家供应商进行价格谈判，从中确定中标供应商
	单品种带量采购	临床用量大，采购金额较高，临床使用较为成熟且具备竞争性的高值医用耗材	建立南京地区医疗机构联盟和"南京联盟"，开展带量采购，量价挂钩，联合议价，引导企业公开竞价，定点医疗机构按谈判结果在监管平台进行网上集中采购
	创新集中采购方式	推进单品种医用耗材带量采购，进一步扩大企业医用耗材整体带量降低价格谈判，持续开展最低价谈判采购，探索构建价格谈判新机制，实施梯度降价机制	
应急采购		临床必需、不可替代的耗材，或临床诊疗、疫情防控急需的医用耗材	在发生紧急特殊情况时，针对该类医用耗材，医疗机构可网下联系生产经营企业进行采购
备案采购（申请采购）		产品未挂网的技术更新的医用耗材或具有填补临床空白意义的医用耗材	定点医疗机构需登录省平台，填报备案申报，审核通过后的产品按照"谁备案谁采购"的原则，在南京医用耗材阳光监管平台挂网供医疗机构采购

第二节　完善网上集中采购配套措施

完善网上集中采购配套措施意义在于形成政策合力，进一步推进医用耗材治理工作的开展。政策协同有利于为开展集中采购主线工作营造更加合适的环境，从而达到资源配置的最优效果，有助于实现降低医用耗材虚高价格，减轻群众医疗费用负担，节约医保基金支出的政策目标。

一、探索医用耗材分类采购管理

南京市医保局《关于实行医用耗材分类采购管理的实施意见（试行）》（宁医函〔2022〕41号）明确规定，根据医用耗材参与集采、降价响应、价格水平、质量监管、信用状态等综合情况，对在南京医用耗材（药品）招采结算系统挂网的医用耗材产品分为"优先采购""鼓励采购""正常采购""限制采购""严禁采购"五类，并分别赋予不同标识，从而实现规范定点医疗机构采购行为，促进医用耗材临床合理使用，推动医用耗材生产企业主动降低医用耗材价格，减轻群众医疗负担的工作目标。

分类采购具体内涵如下：

优先采购：标识为绿色。采购对象为国家、省、市组织的医用耗材带量采购中选产品，企业全产品整体带量降低价格谈判产品，参与医用耗材带量采购联动降价产品，参与梯度降价达到目标降幅的产品，进入《医保支持生物医药创新产品清单》中具有明确指导性预采购量的产品。

鼓励采购：标识为蓝色。采购对象为进入《医保支持生物医药创新产品清单》中鼓励医疗机构采购使用的产品，参与梯度降价达到首次梯度降幅的产品，主动申请以全国最低挂网价下调价格的产品，响应最低价谈判的产品。

限制采购：标识为黄色，采购对象为不参加带量采购谈判的产品，未按要求参与梯度降价的带量采购非中选产品，未响应最低价谈判的产品，未按要求如实申报全国最低挂网价的产品。

严禁采购：标识为红色。采购对象为列入《全国医药价格和招采失信企业风险警示名单》、严重失信主体名单的企业的产品，被相关监管部门要求暂停使用的产品，注册证到期的产品，其他不符合医保政策的产品。

正常采购：标识为白色。采购对象为上述优先采购、鼓励采购、限制采购、严禁采购分类外的产品。

为推动分类采购落地实施，南京市医保局对已经实施分类采购的医用耗材制定相应的管理措施：第一，充分发挥南京医用耗材阳光监管平台及"医保高铁"的智能监管作用，对医疗机构采购使用医用耗材各分类产品实施动态监测、实时展示、定期通报。第二，将分类产品采购使用情况纳入定点医疗机构协议管理。对"优先采购""鼓励采购"类产品金额占其医用耗材总采购金额达到规定比例的，予以加分；对医疗机构采购"限制采购"类产品金额占其医用耗材总采购金额超过规定比例的，予以扣分；对临床必需的"限制采购"类产品，医疗机构可适度采购但需要严格控制采购量。考核得分结果与定点医疗机构基金支付挂钩。第三，动态调整医用耗材分类标识，积极执行集中采购政策和及时整改违规问题的企业，其产品可以从"限制采购""严禁采购"类别调整为"优先采购""鼓励采购"或"正常采购"类别；从而不断扩大"优先采购""鼓励采购"类产品规模，减少"限制采购""禁止采购"类产品。

二、推进阳光挂网采购

为进一步完善医用耗材阳光采购机制，细化医用耗材集中采购政策，南京市医保局印发《关于改进医用耗材阳光采购的通知》（宁医函〔2021〕41号）明确了关于目录内产品暂停挂网和恢复挂网、特殊医用耗材和一级及未定级公立医疗卫生机构备案采购的相关办理流程。在《关于深入推进医用耗材治理改革的实施意见》中进一步规范创新等特殊程序注册医用耗材、带量采购相关医用耗材及其他未挂网医用耗材在南京市阳光监管平台挂网的规则；对挂网医用耗材目录内产品进行分类，进一步规范定点医疗机构采购行为；加强应急采购管理，对临床诊疗或疫情防控急需的医用耗材，医疗机构可网下应急采购，并在应急采购完成后5个工作日内进行登记；推动医药机构网上采购，进一步提高定点医疗机构网上采购率。

三、实施医保支付协同联动

南京市医保局根据医用耗材价格治理情况，使集中采购医用耗材医保支付标准与采购价格协同联动，引导公立医疗机构优先选择中选产品。并在此基础上，探索引导非中选企业有序合理降价，保持与中选产品的合理价差。在不增加参保人员负担的基础上，合理运用医保支付调控手段，按照降价幅度高低调整医保个人自付比例，鼓励非中选产品大幅降价。以一次性腹腔穿刺器为例，对一次性腹腔穿刺器涉及梯度降价的55个产品，按不低于

60% 的降幅调整挂网价格。调降后，挂网价格低于 200 元的产品，医保个人自付比例调整为 0; 降幅超过 60%、挂网价格高于 200 元的产品，医保个人自付比例调整为 0.1; 降幅为 60%、挂网价格高于 200 元的产品，医保个人自付比例调整为 0.2。支付上限不变。在充分考虑患者承受能力的基础上，通过运用医保支付调控，引导医疗机构合理选择医用耗材。

四、实施结余留用政策

我国医疗机构原有的激励制度主要以收入激励为主，但这一激励制度会导致医疗机构过分追求绩效收入，会不可避免地导致过度医疗等问题产生，严重影响广大人民群众的健康权益。为此，我国不断推进医保领域支付方式的改革，促使医疗机构激励制度由收入激励向成本激励转变。结余留用政策是将国采药品降价后为医保资金预算节约的药品费用（结余基数）按照一定比例（结余留用比例）返还给定点医疗机构，与医疗机构和医务人员共享改革红利。结余留用政策的落地将有助于促进医疗机构主动控制成本以获得结余，进一步提高医疗机构和医务人员使用中选产品的积极性，从而提升医疗机构的管理水平和医务人员的薪酬水平。同时，结余留用政策的实施也将逐渐提升医务人员的使命感和职业获得感，有助于发挥医疗机构健康"守门人"的作用。

南京市医保局参照药品集中采购医保资金结余留用有关做法，完善医用耗材医保资金结余留用相关规则，实现引导医疗机构积极主动使用集中采购产品，对南京地区定点医疗机构医用耗材集中采购联盟开展的"8·16""10·30""12·30"普通医用耗材带量采购和企业整体谈判配套工作做出如下指示：对医疗机构和医药企业而言，要求两大主体认真组织落实延续采购结果；要求医保部门严格落实医保基金预付政策，做好医保基金决算，并加强各个参与主体对耗材治理结果执行情况的监督指导；做好医保基金决算中对因使用中选产品而减少的应有医保统筹基金支出部分，实行结余留用；对实施按病种结算的定点医疗机构，不因使用机构使用中选产品而降低其医保支付标准，对采购进度滞后、未完成带量采购计划的定点医疗机构相应扣减下一年度预算总额。

五、实施采购结果共享机制

南京市医保局实施地区内价格联动机制，这意味着耗材价格更加透明，具体做法是：将集中采购的中选产品和采购价格在南京医用耗材（药品）招采结算系统挂网，供参与报量采购之外的其他定点医疗机构采购。对于带量采购未中选的产品，实行同类产品价格协同，由相关生产供应企业做出价格承诺，按谈判中选产品的采购价格供应，可参与带量采购计划外部分的市场竞争。

第三节　加强网上集中采购监管

全面实施医用耗材网上集中采购，对网上集中采购执行过程中的监管提出了更高的要求，对此，南京市通过建设阳光监管平台、创新监管指标，进一步加强医用耗材网上集中采购的监管。

1. 实现全流程监管

实现全流程监督的基础集成融合了医用耗材招采信息系统、价格信息系统、医保信息系统、医院信息系统四个系统，通过南京市医用耗材阳光监管平台整合这四个系统，实现监控医疗机构采购使用、配送企业供应情况、医保基金支付情况、资金集中结算和行业业务行为，从而达到"降低价格、便企惠民、节约基金、规范行业"的治理工作目标。

在监控医疗机构采购使用方面，通过组织定点医疗机构在监管平台上开展网上集中采购，监测定点医疗机构网上、网下采购情况，监测定点医疗机构和科室、医师医用耗材使用行为，对违反监控规则的异常行为进行预警提醒。

在监控配送企业保障供应方面，通过实时跟踪配送企业、配送产品、配送数量、配送时间、价格执行和产品交接等配送企业供货情况，强化对配送企业保障供应情况的监管，实行信用等级管理。

在监控医保基金支付使用方面，通过及时反映医用耗材医保基金使用情况，分析降价医用耗材医疗机构、医生使用情况和医保基金减少支出情况，运用医保支付政策，促进医疗机构对谈判医用耗材使用，实施医保基金战略购买。

在监控资金集中结算方面，通过在统一监管平台下实现医用耗材集中结算，统一收支，降低交易成本，强化医疗机构对合同履约行为的监管，特别是对带量采购情况的监管，减轻对供应企业资金占用负担，为价格谈判、降低医用耗材价格提供保障。

在规范行业业务行为方面，通过监管平台的数据共享，及时发现医用耗材采购和使用环节中异常情况，并实时跟踪监测，为整治行业不正之风提供数据支撑。

2. 多部门协同化监管

南京市医保局把归属不同部门各自独立运行的招标采购、价格支持、医院管理、医保支付四个系统用区块链思维和技术联动起来，以"共建、共治、共享"为原则，以耗材全流程治理为主线，使用全国"通用语言"，按照医用耗材标准化的要求，把多部门更加紧密地联系起来，实现多部门协同治理的创新，完善"医疗机构管理—职能部门监管—纪委再监督"履职链条，彻底解决了医用耗材管理脱节的现象。

特别是在"医保高铁"移动端上线试运行后，实现了掌上办公、掌上监管，让协同化监管更加高效。医疗机构可以通过移动端实现掌上采购，医用耗材生产/服务企业可以通过移动端实现掌上配送响应，市医药集中采购保障中心可实现掌上集中结付功能；定点医疗机构通过实时查阅监管平台最新信息，及时查阅本院分析报告、本院医生分析报告，实现零时差自我监督和自我净化，并通过及时掌握本院集中采购、带量采购、集中结算情况，及时处理异常工单。监管部门在调度指挥中心发布公共信息，实时掌握医疗机构医用耗材招采结算全流程信息，实时监管医院、企业违规行为和整改情况。

3. 实时预警，动态监管

南京市在医用耗材阳光监管平台嵌入 90 条监管规则和 21 条数据监管规则，辅以大数据筛查，对医院、医生、生产供应企业三类重点监管对象生成预警提醒、整改通知、异常工单提醒、约谈提醒，通过实时预警、问题核查、线索处置实现动态监测，进而达到精准、实时、闭环监控管理的目的。动态化监管的目的在于可实现信息实时更新，保障各项信息的及时性和准确性，有利于监管对象明确职责范围，提高责任意识；也有利于监管部门及时掌握整改问题最新进度，不断提升监管效能。

4. 实施协议管理

南京市创新开展与医用耗材（药品）供应服务企业协议管理，是在行政管理手段下，与企业签订协议，通过协议将企业供应明确为企业应尽的义务，并配合以奖惩措施，确保临床供应。双方共同执行国家、省、市医用耗材（药品）集中采购、集中结算等相关政策规定和管理要求，明确双方权利和义务，探索建立管理机制，以期能够规范企业服务行为，提高管理效率，保障医疗机构临床需要。在协议中明确动态调整和退出机制以及协议变更和终止条约，对在协议有效期内，发生违约行为或违法违规行为的供应服务企业，限期整改，并视情节和性质轻重，做出内部通报、公开通报、工作约谈、暂停供货资格、取消供货资格、解除协议等处理。

第四节　网上集中采购工作成效

本节从集中采购规模变化、集中采购降低价格情况方面重点分析自 2021 年以来市医保局在集中采购领域取得的显著成效。

1. 网上集中采购规模不断扩大

2021 年以来医用耗材集中采购规模不断扩大。采购数量方面，2021 年全市医用耗材采购数量 18 642 个，2022 年全市医用耗材采购数量达到 28 115 个，采购数量增幅达到 50.82%，截至 2023 年 6 月底，网上集中采购数量达 22 692 个，半年采购数量超过 2021 年全年采购数量。采购金额方面，2022 年全市医用耗材采购金额达 75.62 亿元，较 2021 年采购金额涨幅达到 14.30%。采购方式方面，2022 年以来医用耗材梯度降价采购正式落地应用，地产创新耗材采购情况成为又一重要关注点，集中采购方式和集中采购耗材种类都取得一定突破，且各类耗材采购类型所采购医用耗材的数量均大于 2021 年采购数量。

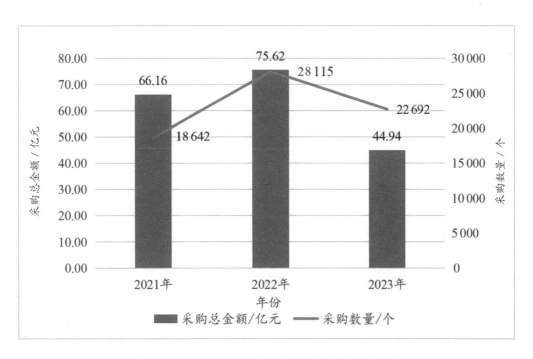

图 3-1　2021—2023 年医用耗材采购数量和采购金额

表 3-3   2021—2023 年医用耗材采购数量变化情况

耗材采购类型	耗材采购数量 / 个		
	2021 年	2022 年	2023 年（数据统计截至 2023 年 6 月底）
耗材挂网采购	15 908	19 962	18 984
耗材备案采购	875	896	674
耗材应急采购	1 859	7 257	3 034
总计	18 642	28 115	22 692

表 3-4   2021—2023 年挂网采购不同采购方式医用耗材采购数量变化情况

耗材采购类型	耗材采购数量 / 个		
	2021 年	2022 年	2023 年（数据统计截至 2023 年 6 月底）
耗材带量采购	1 186	2 228	2 078
耗材谈判采购	1 025	1 527	1 330
耗材梯度降价采购	—	25	17

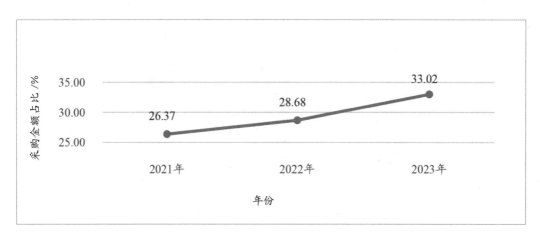

图 3-2   2021—2023 年 6 月挂网采购不同采购方式采购金额占比变化

2. 有效降低医用耗材采购价格

自 2019 年 5 月 30 日打响耗材治理"第一枪"以来，南京市全方位开展耗材治理工作，共开展各类谈判 41 次，其中最低价谈判采购、价格谈判采购、带量采购三种集中采购方式共涉及 12 232 个医用耗材、66.7 亿元采购金额，相较于谈判前共计节省采购金额 45.2 亿元。

表 3-5　2021—2023 年医用耗材集中采购降低价格情况

集中采购方式	涉及品类和品种数	实际采购金额 / 亿元	实际节省金额 / 亿元
最低价谈判采购	1 种 4 780 个	30.9	6.4
价格谈判采购	1 种 19 个	1.5	0.18
带量采购 （单品种医用耗材带量采购）	31 种 4 373 个	21.5	35.2
带量采购 （企业全品种医用耗材带量采购）	19 种 3 060 个	12.8	3.4

将上述三种集中采购模式按降价幅度和降价金额分布进行统计，降价幅度集中分布在 30% ~ 50% 之间，降价幅度超过 80% 以上的医用耗材品种数量相对较少；价格降低绝对值在 200 元以内的医用耗材品种数量为 6 013 个，占上述三种集中采购方式医用耗材总品种数量的 49.15%。

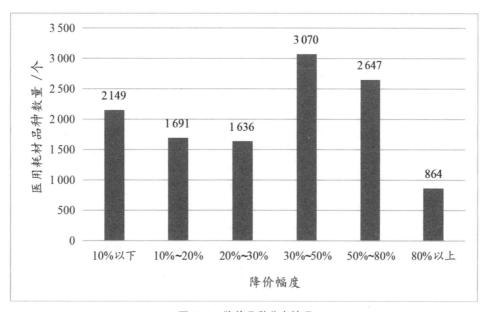

图 3-3　降价品种分布情况

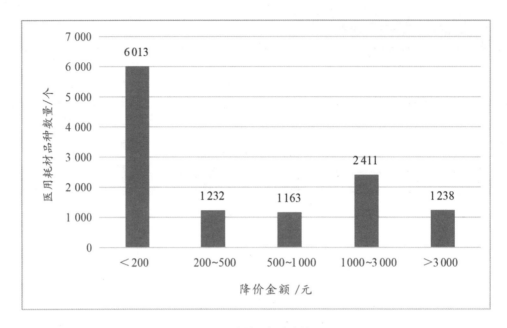

图 3-4　降价金额分布情况

按照降价幅度和金额统计降价耗材的种类，因冠脉支架先后经历了江苏省省级采购和国家医用耗材带量采购，在降价幅度排名前 10 的医用耗材中冠脉支架占比达 60%。降价金额绝对值较高的医用耗材主要为补片、骨科耗材和心脏起搏器，单品种耗材价格降低达 6 万元。

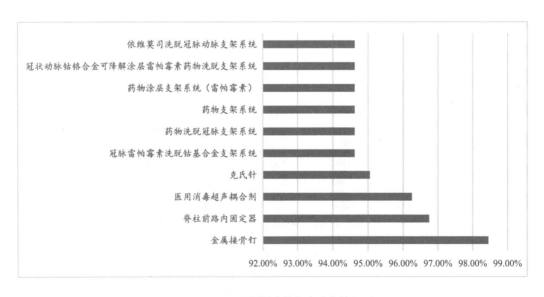

图 3-5　医用耗材降价幅度分布情况

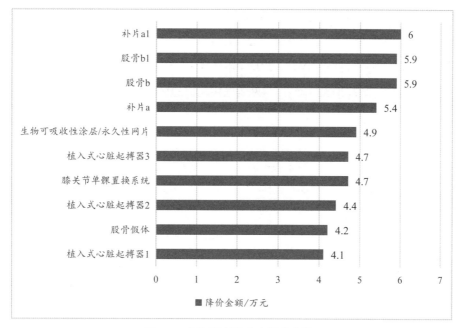

图 3-6　医用耗材降价金额分布情况

3. 节约医用耗材医保资金支出

2022 年、2023 年（数据统计截至 6 月）医用耗材医保资金支出占医保资金总支出比例的 9% 左右，通过全面实施网上集中采购，2022、2023 年上半年分别节约医保资金 11.1 亿元和 6.9 亿元。

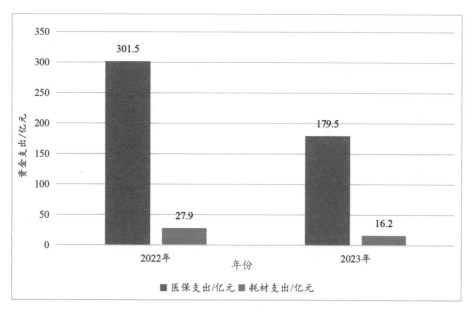

图 3-7　2022—2023 年医用耗材医保资金支出情况

4. 实施医用耗材分类采购管理效果显著

分类采购自 2022 年开始实施,按年统计各医用耗材金额,属于"优先采购""鼓励采购"类别的医用耗材采购金额均有所提升,2023 年上半年"优先采购""鼓励采购"两类医用耗材的采购金额已经超过 2022 年全年这两类医用耗材的采购金额,分类采购引导医疗机构合理采购和使用医用耗材成效初显。

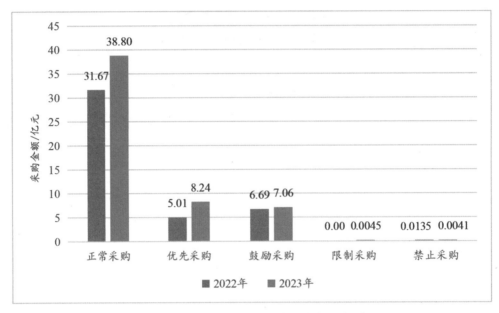

图 3-8　2022—2023 年医用耗材分类采购金额

以医疗机构按年份统计该级别各分类采购金额,二级及以下医疗机构采购"优先采购"和"鼓励采购"两类医用耗材金额占该级别医疗机构医用耗材总采购金额的比例普遍高于三级医疗机构。2022 年二级及以下医疗机构采购"优先采购"和"鼓励采购"两类医用耗材的金额占该级别医疗机构医用耗材总采购金额的比例最高达 100%,三级医疗机构采购上述两类医用耗材的金额占比最高达 72.55%。

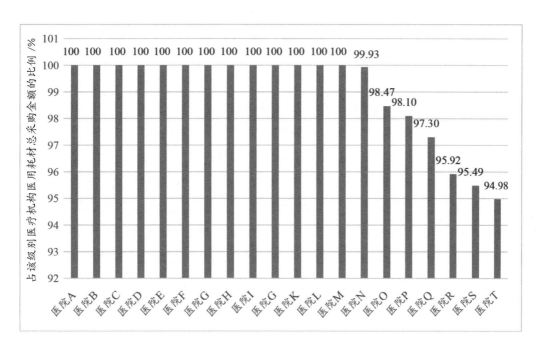

图 3-9　2022 年二级及以下医用耗材分类采购金额

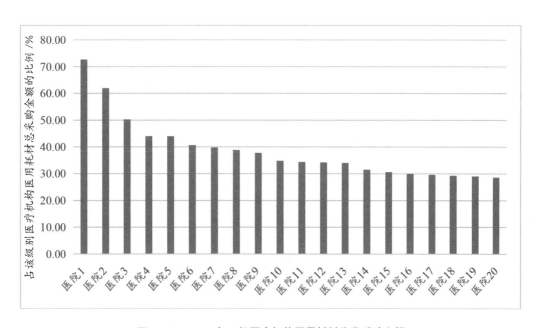

图 3-10　2022 年三级医疗机构医用耗材分类采购金额

本 章 小 结

为贯彻落实中共中央、国务院关于治理高值医用耗材改革决策部署，南京于 2019 年 8 月印发实施《关于开展医用耗材集中采购工作的实施意见》（宁医采组〔2019〕1号）。在不断实践的过程中积累经验，在医用耗材治理改革领域大胆探索，先行先试，率先开展高值耗材单个产品价格谈判，并打响医用耗材治理"连环炮"，率先在全国建成医用耗材阳光监管平台和"医保高铁"，率先建立集中采购、集中结算的常态化、动态化监管机制，打出医用耗材治理的"组合拳"，国务院深化医药卫生体制改革领导小组专题刊发宣传南京做法。本章主要对南京市医用耗材治理工作中的核心一环——网上集中采购展开叙述，从全面开展网上集中采购具体措施、完善集中采购的配套措施、加强集中采购监管三个角度进行介绍，并对医用耗材网上集中采购成效进行展示。

第四章
创新谈判方式

第一节　打响医用耗材价格谈判"第一枪"

第二节　探索品种带量采购价格谈判

第三节　探索企业全产品整体带量采购价格谈判

第四节　开展共享耗材治理成果机制的探索

第五节　实施未中选产品梯度降价

第六节　单品种医用耗材带量采购实施效果评估

第七节　企业全产品整体带量采购实施效果评估

第八节　南京市共享耗材成果机制实施效果评估

第九节　非中选产品梯度降价实施效果评估

医用耗材品种多，普遍存在价格虚高的现象。南京市突出降低医用耗材价格、减轻患者医疗负担这个工作重点，勇于探索实践，创新价格谈判、品种带量采购价格谈判、企业整体带量价格谈判、梯度降价谈判、最低价谈判和联动降价谈判等六种价格谈判方式，对引导医用耗材价格回归合理水平发挥了重大作用。本章重点介绍南京市创新价格谈判方式的具体做法。

第一节　打响医用耗材价格谈判"第一枪"

南京市医用耗材集中采购起步较早，尤其是 2010 年后，南京市将分散在各医疗机构中的医用耗材采购转变为由政府主导，原省卫计委负责六大类高值耗材集中招标采购、原市卫计委负责五大类高值耗材和普通耗材及试剂集中招标采购新模式，对规范购销行为、降低采购价格起到了十分积极的作用。2017 年下半年，南京市为进一步治理医用耗材价格虚高，隔断医院医生腐败污染源，在市纪委推动下，探索以省市招标采购的中标价格为基础，组织医疗机构开展医用耗材竞争性价格谈判，形成了医用耗材"双线"采购制度。

2019 年 1 月，南京市医保局挂牌成立后，落实江苏省纪委、监委印发的《关于协同监督推动全省高值医用耗材采购问题专项整治的工作方案》，督促全省完成五项耗材治理重点任务和江苏省医疗保障局印发《关于推进医用耗材阳光采购的实施意见（试行）》（苏医保发〔2019〕55 号），将挤掉医用耗材价格中的"水分"，切实降低患者医疗负担作为为民办实事的重要工作之一，积极推进医用耗材阳光采购，组织在宁医疗机构开展医用耗材价格谈判，于 2019 年 5 月 30 日（以下简称"5·30"）率先打响了治理医用耗材"第一枪"。

一、"5·30"价格谈判具体做法

1. 成立价格谈判工作组

"5·30"价格谈判工作组在南京市医保局医用耗材集中采购工作领导小组和市纪委监委全程监督指导下成立。工作组由市医保局分管领导任组长，市医保局医药价格和招采处、市医用耗材集中采购保障中心、市纪委派驻纪检监察组相关人员参加，负责研究制定工作方案、确定谈判原则、组织开展价格谈判、组织价格谈判成果实施。

2. 遴选价格谈判品种

吻合器单价较高，在手术使用中比较普遍，且使用量在近年处于高增长态势。具体表现在以下三个方面：①全国医疗机构吻合器采购金额由 2014 年的 36 亿元增长到 2018 年的 84 亿元，年复合增长率为 18%，南京地区医疗机构 2018 年吻合器采购金额在 1.3 亿元以上。②国外微创手术中吻合器的适用率达到 90%，而中国重点城市的市级医疗机构使用率尚不足 75%，相比于国际水平，国内使用这类产品的有较大提升空间。③国家要求基层医疗机构适当开展微创手术，全国县级市以下基层医疗机构吻合器的适用率仅有 52%。

南京市医保局根据南京地区医疗机构的需求，委托第三方机构北京泰茂科技股份有限公司，根据"价格高，采购量大"的原则，从南京地区医用耗材集中采购中标产品中，遴选出 2018 网上采购金额合计 5 000 万元，价高于国内其他城市价格 5% 以上的 3 家生产供应企业的 17 个品规的吻合器类产品作为本次价格谈判品种。

3. 确定谈判专家成员

沿用原卫计委市医用耗材集中采购专家库，按照随机的原则，从专家库中抽取包括临床专家等 15 名谈判专家，分成 3 个小组，每个谈判组 5 名。

为保障谈判公平性，进入谈判组的专家在谈判的前一天下午才从专家库中抽取并通知，在谈判的前一刻召开谈判专家预备会，宣布谈判方案和谈判注意事项。

4. 开展价格谈判

南京市医保局在正式开展谈判的前一个月开展数据采集和数据分析工作，对南京地区和周边城市的吻合器类产品价格进行比较，目的是摸清吻合器类产品的底价，确保谈判结果，实现医用耗材价格真正降低。

2019 年 5 月 30 日 9：30，谈判组进入谈判室内，所有人的手机单独存放，现场每个谈判组安排 1 名联络员做好谈判的监督保障工作。按照事先的安排，谈判小组与 3 个医用耗材厂家代表就 17 个品种的吻合器同时开展谈判，原定 2 小时内结束的谈判被拉长至 3.5 小时。两个厂家几度表示"产品已没有降价空间，不能降价"，谈判一度陷入僵局。经过谈判组专家耐心解读政策，后台临床专家对所涉及产品的技术支持做分析，谈判逐步进入"拉锯"阶段。通过专家们对市场占有率及产品性能等各方面的技术解读，谈判双方逐步对降价达成了共识，谈判进入确定最终价格的阶段，这个阶段更多的是比拼耐心。在现场工作组的总体安排下，谈判组表现出极大的耐心。其间企业多次向上级申请价格、被否决、再向总部申请价格。临近 13：00，市场份额最大的厂家在几番请示总部后才做出最终让步，谈判也迎来了超出预想的结果。

5. 组织实施

价格谈判结果由谈判组和生产供应企业授权委托人鉴字确认，最终结果递交医用耗材价格谈判工作组。在 5 个工作日内，由南京市医疗保险管理中心调整中选产品采购平台挂网价格、医保支付价格，南京地区医疗机构同步调整采购和结算价格。同时根据分类采购管理要求，开展最低价谈判的医用耗材属于"优先采购"类别，在南京医用耗材招采结算系统中赋予绿色标识。

二、"5·30"价格谈判的意义

1. 开医保局治理医用耗材价格虚高先河

"5·30"价格谈判是全国医疗保障局成立后就医用耗材价格治理开展的第一次实践，具有首开先河的示范意义。"第一枪"是以城市单体开展的带量采购，聚焦普通医用耗材，目的是让更多患者享受到医用耗材价格治理的政策红利，让"以耗养医"成为历史，推动医用耗材治理改革加速前进。

2. 有效降低医用耗材的虚高价格

"5·30"价格谈判是在医用耗材价格探索过程中引入价格谈判机制，对更好地协调平衡各方利益，科学制定、调整价格具有重要意义。本次谈判涉及的 17 个产品价格平均降幅达 12%。其中价格降幅最高的单个产品从 5 723 元降至 3 083 元，价格降幅达 46.13%。截至 2023 年 6 月底，吻合器采购金额达 1.5 亿元，共计节省采购金额达 1 757.2 万元，既有效遏制了医疗费用的不合理增长，又能减轻参保群众的医疗负担，减少医保基金的不合理支出，还有助于医药服务供应企业主动控制成本。

3. 为继续探索医用耗材价格治理新模式积累经验

"5·30"价格谈判是南京市医用耗材价格治理的开端，本次谈判从前期遴选产品品种、确定价格降幅、遴选谈判专家到设计谈判规则，完整的谈判经验为南京市后续探索量价挂钩的集中采购新模式提供了借鉴，有利于南京市进一步加大医用耗材治理力度，从被动"买单"转变为主动"问价"，进一步理顺医用耗材价格体系。南京市医保局也将以此为契机，充分发挥医保支付的引导和激励作用。一方面促使医疗机构优化医用耗材采购和使用环节，尽快回款，保证生产厂家的经济利益；另一方面通过带量采购、逐步实现以量换价，在保持生产厂家可持续发展的前提下，不断为患者提供更先进有效的医疗设备，向市场释放最大的善意，打造医用耗材治理的"南京品牌"。

第二节　探索品种带量采购价格谈判

一、开展具有南京特色的单品种带量采购

1. 组织做好前期各项准备工作

（1）成立南京联盟医用耗材集中带量采购工作组

为保障谈判顺利开展，南京市医保局成立由局领导及局招标采购和价格处、医用耗材集中采购保障中心工作人员参加的医用耗材集中带量采购工作组。

工作组需要完成对南京地区定点医疗机构采购和使用情况的摸底调查，组织召开医疗专家座谈会论证方案可行性，对产品的销售量、网上和网下采购量、实际使用量、价格差等相关数据进行深度分析整理，形成对应产品数据报表。并通过讨论，结合采购品种和谈判企业特点，形成正式谈判的工作方案和谈判细则。

（2）召开医用耗材带量采购工作推进会议

在正式谈判前召开各项工作确认推进会：与医疗机构开医用耗材采购工作部署会；与企业方面开宣讲会、通气会；工作组内部开谈判前动员会。

与医疗机构开医用耗材采购工作部署会：带量采购谈判的基础是"量"的确定，以医院联盟形式保障企业的采购量，有利于确保医用耗材价格合理形成。对于延续采购的产品，联盟采购工作组会以与医疗机构开座谈会的形式进行调研，目的是全面掌握产品带量采购执行情况和临床使用变化情况。

与企业方面开通气会和宣讲会：为保证谈判现场秩序，调动谈判企业参与积极性，谈判前首次创新性采取了开放的沟通方式，以通气会的形式充分解读相关谈判原则，打消企业降价的顾虑，强调南京市医保局医用耗材治理的决心。对于延续采购的产品，与相关生产企业开座谈会，调研带量采购执行情况和市场变化情况。

工作组内部开谈判前动员会：细化工作组各部门人员的工作职责，制定分工明细表，确定谈判地点。并开展桌面推演，完善价格谈判及后勤保障流程，复核相关材料，选定谈判专家、临床专家。

2. 形成南京市特色的品种带量采购价格谈判方案

2019 年起，南京市以南京地区定点医疗机构联盟和"南京联盟"两个带量主体开展了"8·16""10·30""12·30"等一系列具有南京特色的医用耗材品种带量采购价格谈判。

截至 2023 年 6 月底，"8·16"已经开展第二次延续带量采购，"10·30"和"12·30"也完成了首个带量采购周期，正在开展第一次延续带量采购。

表 4-1　南京市组织开展带量采购

谈判性质	谈判时间	带量采购主体	采购品种	参与的医疗机构数量/家	平均价格降幅/%
带量采购（按品类）	"8·16"带量采购（2019-08-16）	"南京联盟"	精密输液器、静脉输液留置针、输液港、预充式导管冲洗器	86	74.14
	"8·16"第一次延续带量采购（2020-12-24）	"南京联盟"	精密输液器、静脉输液留置针、输液港、预充式导管冲洗器	63	23.42
	"8·16"第二次延续带量采购（2022-07-21）	"南京联盟"	精密输液器、静脉输液留置针、输液港、预充式导管冲洗器	51	73.85
	"10·30"带量采购（2019-10-30）	"南京联盟"	中心静脉导管、血液透析器、口腔正畸托槽	86	48.65
	"10·30"延续带量采购（2021-04-21）	"南京联盟"	中心静脉导管、血液透析器、口腔正畸托槽	86	38.91
	"12·30"带量采购（2020-12-30）	南京单体	一次性腹腔穿刺器、一次性血糖试纸	63	67.42
	"12·30"延续带量采购（2020-03-01）	南京单体	一次性腹腔穿刺器、一次性血糖试纸	51	67.42

（1）明确产品采购范围和采购周期

南京市开展的"8·16""10·30""12·30"等一系列耗材带量采购，在采购品种的选择上，具有以下四个原则：①临床使用量大，选择临床使用量大的耗材有利于释放耗材带量采购这一政策红利；②耗材价格差高，价格差距意味着为获得一定的市场份额，原有价值相对较高的医用耗材可能会采取以较大的降价幅度换取市场的策略；③临床可替代性强，选择这样的耗材可以最大程度地规避临床医用耗材具有品牌黏性这一弊端；④耗材适用惠及面广，将使更多患者享受到价格谈判的福利。

"8·16"带量采购作为南京首次带量采购，通过调研 50 余家企业的 6 类 300 余种品规的医用耗材采购和使用情况，确定列入谈判的品种为精密输液器、静脉输液留置针、输液港、预充式导管冲洗器四类。这四类医用耗材在南京地区仅网上采购量就达到 2.7 亿元，占所有普通耗材采购量的 1/6。

"10·30"带量采购选择了原三地采购金额达到 1.4 亿元的血液透析器、口腔正畸托槽、中心静脉导管三类医用耗材。

"12·30"带量采购继续攻克低值医用耗材领域，将一次性腹腔穿刺器、一次性血糖试纸纳入南京联盟采购范围。

在采购周期的设置上，首个带量采购周期为1年，延续带量采购期间适当延长采购周期，将采购周期调整到2年。采购周期的适当延长有利于市场稳定，也可以让企业放心降价。

表4-2 南京市医用耗材带量采购涉及品种基本情况（地市联盟）

谈判主体	谈判时间	采购品种	采购周期
"南京联盟"	"8·16"带量采购（2019-08-16）	精密输液器、静脉输液留置针、输液港、预充式导管冲洗器	一
	"8·16"第一次延续带量采购（2020-12-24）		1年
	"8·16"第二次延续带量采购（2022-07-21）		2年
	"10·30"带量采购（2019-10-30）	口腔正畸托槽、血液透析器、中心静脉导管	1年
	"10·30"延续带量采购（2021-04-21）	口腔正畸托槽、血液透析器、中心静脉导管	2年
南京地区医疗机构联盟	"12·30"带量采购（2020-12-30）	一次性腹腔穿刺器、一次性血糖试纸	1年
	"12·30"延续带量采购（2022-03-01）	一次性腹腔穿刺器、一次性血糖试纸	1年

（2）设置入围企业基本要求

入围标准是企业能否参与竞标的先决条件，会影响进入评标环节企业的数量，进而影响投标的竞争格局。南京市带量采购入围标准主要考量企业产品近一年内在医疗机构发生实际采购量和产品挂网情况。表4-3详细列出了"8·16""10·30"和"12·30"耗材带量采购入围企业基本条件。

（3）确定产品分组规则

医用耗材种类繁多、标准不一，且我国并未建立起与仿制药一致性评价类似的耗材质量评价体系，在不分组的情况下不同企业同品类的医用耗材无法直接比价。目前，南京市医用耗材带量采购有三种分组方法，具体如下。

按功能/材质/部位分组：按照功能/材质/部位分组的主要目的是防止临床使用过程中缺失某些品类的医用耗材，同时也将属性相同的医用耗材合并为一组，以达到公平竞争的目的。"8·16""10·30""12·30"带量采购均采用了这一分组方式。

表 4-3　南京市医用耗材带量采购入围企业基本条件

谈判主体	谈判时间	入围企业基本条件
"南京联盟"	"8·16"带量采购 （2019-08-16）	涉及此次采购品种的 2015 年以来南京市医用耗材集中采购（含备案采购）入围企业（进口医用耗材全国总代理视为生产企业，2018 年 7 月 1 日以来南京招采平台无采购量的除外，联盟其他从城市根据情况自定）
	"8·16"第一次延续带量采购 （2020-12-24）	在一个采购年度内（2019 年 11 月 1 日—2020 年 10 月 31 日）在南京医用耗材阳光监管平台上实际发生采购量的企业
	"8·16"第二次延续带量采购 （2022-07-21）	在一个采购年度内（2019 年 11 月 1 日—2022 年 6 月 30 日）在南京医用耗材阳光监管平台、江苏省药品（医用耗材）阳光采购和综合监管平台上实际发生采购量的企业
	"10·30"带量采购 （2019-10-30）	2015 年以来，南京市、淮安市、泰州市医用耗材集中采购（含备案采购）涉及上述三类产品的生产企业均应参加（进口医用耗材全国总代理视为生产企业，此次南京市、淮安市、泰州市联盟医院 2018 年 10 月 1 日—2019 年 9 月 30 日无网上交易记录的除外）。若相关企业不参加本次联盟采购，则不得在南京市、淮安市、泰州市挂网销售
	"10·30"延续带量采购 （2021-04-21）	参与企业为"10·30"带量采购原中选企业及部分符合条件的原未中选企业（2018 年 9 月 1 日以来，南京分平台采购目录内能提供全产品供应且实际发生采购量的）
南京地区医疗机构联盟	"12·30"带量采购 （2020-12-30）	2019 年 12 月 1 日—2020 年 11 月 30 日，在南京医用耗材（药品）招采结算系统实际发生三类普通医用耗材采购量的生产企业
	"12·30"延续带量采购 （2022-03-01）	上一采购周期在南京地区挂网销售供应产品的生产企业

按进口 / 国产分组：进口产品市场和国产产品市场拥有相对独立的市场份额，带量采购产品的分组方式考虑进口产品和国产产品，既是对医用耗材进行"同质同价"的分组，同时也是为了满足不同患者的实际需要。"10·30"带量采购在按功能 / 材质 / 部位进行分组的基础上，叠加采用了这一分组方式。

按市场占有率分组：在南京医用耗材阳光监管平台、江苏省药品（医用耗材）阳光采购和综合监管平台上实际发生采购量的企业均可参与，以有交易记录的企业为主要参与对象，能够最大程度保证临床使用的习惯不被改变。"12·30"带量采购在按功能/材质/部位进行分组的基础上，叠加采用了这一分组方式。表4-4详细列出了"8·16""10·30"和"12·30"医用耗材带量采购产品分组规则。

表4-4　南京市医用耗材带量采购产品分组规则

谈判主体	谈判时间	产品分组	产品分组原则
"南京联盟"	"8·16"带量采购（2019-08-16）	精密输液器按照不含塑化剂和含塑化剂分为两类； 密闭式静脉留置针分为普通型、安全型、耐高压型； 输液港和预充式导管冲洗器各一类	按功能/材质/部位分组
	"8·16"第一次延续带量采购（2020-12-24）		
	"8·16"第二次延续带量采购（2022-07-21）		
	"10·30"带量采购（2019-10-30）	血液透析器按照国产/进口、高通/中低通分为四类； 中心静脉导管按照单腔、双腔、三腔分为三类； 口腔正畸托槽按照普通/自锁、陶瓷/金属、分为六类	按功能/材质/部位分组； 按照进口/国产分组
	"10·30"延续带量采购（2020-04-21）	血液透析器按照国产/进口、高通/中低通分为四类； 中心静脉导管按照单腔、双腔、三腔分为三类； 口腔正畸托槽按照普通/自锁、陶瓷/金属，分为四类	按功能/材质/部位分组； 按照进口/国产分组
南京地区医疗机构联盟	"12·30"带量采购（2020-12-30）	一次性腹腔穿刺器按照常规/单孔多通道进行分组； 一次性血糖试纸按照葡萄糖脱氢酶法/葡萄糖氧化酶法进行分组； 除腹腔穿刺器（单孔多通道组）外，其余分组均需区分大小销量	按功能/材质/部位分组； 按照市场占有率分组
	"12·30"延续带量采购（2022-03-01）	一次性腹腔穿刺器按照常规/单孔多通道进行分组，一次性血糖试纸按照葡萄糖脱氢酶法/葡萄糖氧化酶法进行分组；分组均需区分大小销量	按功能/材质/部位分组； 按照市场占有率分组

在延续带量采购过程中，根据南京市医保局组织开展带量采购执行效果相关调研，通过与企业、医疗机构和临床医生沟通交流，在充分考虑市场变化和临床使用习惯后，对原有产品分组进行了归并优化。其中，"10·30"延续带量采购过程中对口腔正畸托槽分组进行了优化，具体优化方式见图4-1。

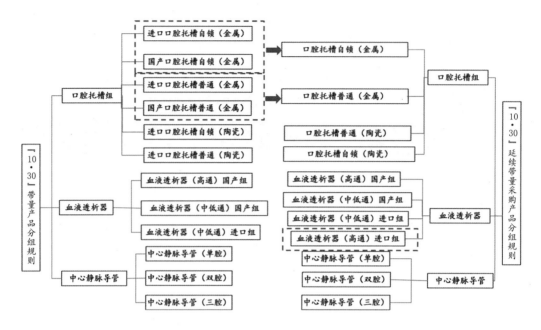

图 4-1 南京"10·30"延续带量采购产品分组规则变化

（4）确定报价规则和中选规则

①报价规则。南京市医用耗材带量采购形成的报价规则主要有三种，分别是比较价格绝对值、比较降价幅度、设置参考降幅。

比较价格绝对值这一方式主要应用于"8·16"带量采购，由申报企业进行产品报价，并将专家论证的该品类产品全国历史最低价格设置为参考价，一旦有产品的报价高于参考价，报价则为无效报价，产品所属企业可能会面临淘汰。在"8·16"延续带量采购中，增补企业的报价则以首轮带量采购中选企业最高中选价格为"门槛"，所有参与企业在延续带量采购过程中仅允许进行一轮报价。

比较降价幅度这一方式主要应用于"10·30"带量采购，以加权平均价格为基础进行一轮报价，根据企业报价计算各产品组对应降幅，降价幅度低于30%的企业会面临淘汰。

设置参考降幅这一方式主要应用于"12·30"带量采购，每个企业每组全规格产品平均价格（根据采购量和采购金额计算加权平均价格）作为竞价谈判基础。竞价报价设定参考降价幅度，企业根据参考降价幅度，按每组全规格产品竞价报降价幅度。每轮报价结束后，宣布中选企业和下一轮参与报价的企业名单。

②中选规则。根据南京市医用耗材带量采购方案，二级目录分组医用耗材允许多个产品中选，但一般要求每个二级目录分组下的中选企业的数量不超过3家。对于比较价格绝对值报价的带量采购而言，其中选规则为：根据中选名额的数量，按照申报企业报价从低

到高依次确定中选产品。对于比较降价幅度的带量采购而言,其中选规则为:根据中选名额数量的限制和降价幅度不小于 30% 的条件,申报企业报价依照降幅从高到低确定中选产品。对于设置参考降幅的带量采购而言,其中选规则为:以降价幅度确定报价企业是否中选,要求中选企业中至少有一个为量大组企业,如果中选企业中包含量小组企业,量小组企业列至中选企业最后。

当前所有产品均已经开展延续带量采购,南京市在保障原产品稳定供应的前提下,还引入新的竞争,允许能提供全产品供应且在南京地区实际发生采购的原未中选企业通过补全产品的方式参与增补。

表 4-5　南京市医用耗材带量采购报价规则、中选规则

谈判主体	谈判时间	报价规则	中选规则
"南京联盟"	"8·16"带量采购(2019-08-16)	降价谈判	所有中选企业执行同一个谈判价格
	"8·16"第一次延续带量采购(2020-12-24)	原中选企业报价不高于"8·16"集中带量采购价格	一轮报价(按照价格高低确定中选位次):其中原中选企业报价低于上一轮中选价格,价格最低的原中选企业为第一中选企业 + 报价较高的企业与原未中选企业所报最低价比较确定中选位次,报价最低的原未中选企业为第二中选企业(中选企业数量≤3家)
	"8·16"第二次延续带量采购(2022-07-21)	原中选企业保持中选价格、中选位次和带量份额不变,增补企业以上一轮同产品组原中选企业最高中选价格为限价	延续上一轮中选结果的基础上,采取限价方式增补中选企业,不限制增补中选企业的数量
	"10·30"带量采购(2019-10-30)	—	—
	"10·30"延续带量采购(2020-04-21)	以加权平均价格为基础进行一轮报价,根据企业报价计算各产品组对应降幅	按照一轮报价,两步确定中选企业:增补企业按照降价幅度(不低于30%)确定是否中选,原中选企业 + 增补企业按照降价幅度确定中选位次(中选企业数量≤3家)
南京地区医疗机构联盟	"12·30"带量采购(2020-12-30)	每个企业每组全规格产品平均价格作为竞价谈判基础	设定参考降幅,进行最多三轮报价,每轮报价结束后,宣布中选企业和参加下一轮报价的企业名单(中选企业数量≤3家)
	"12·30"延续带量采购(2022-03-01)	一次性腹腔穿刺器、一次性血糖试纸集中带量采购中选产品生产企业按照上一采购周期在南京地区挂网的销售价格供应产品	

（5）采购量的确定与分配

明确约定采购量，是实现带量采购以量换价、量价挂钩的基础。一般需要先确定约定采购量基数，再根据约定采购量基数取一定比例得到约定采购量。

南京地区带量采购采购量基数的确定包含两个部分的内容：首先，明确采购主体，以二级及以上公立医疗机构和军队医疗机构为采购主体，并鼓励医保定点社会办医疗机构积极参加带量采购。第二，以该品种近1年在采购平台上发生的实际采购量的70%~80%为约定采购量。约定采购量最终还要依据中选企业的数量进一步确定，中选企业数量越多，约定采购量越大。仅有一家企业中选时，约定采购量占比为70%；当中选企业的数量超过2家（包含2家）时，约定采购量占比为80%。

对于约定采购量的分配，南京市医保局严格按照量价挂钩的原则将中选企业产品按比例分配给医疗机构，按照第一中选企业分配比例最高、其他位次中选企业中选比例依次递减的分配机制为每个医疗机构分配采购量。表4-6详细列出了"8·16""10·30"和"12·30"医用耗材带量采购采购量的确定与分配详细规则。

当前所有产品均已经开展延续带量采购，虽然中选企业的中选资格得以保留，但是在采购量的分配上与增补企业均需要按价格降幅确定原中选企业和增补企业中选位次，根据中选位次确定带量占比。

表4-6　南京市医用耗材带量采购采购量的确定与分配详细规则

谈判主体	谈判时间	带量采购主体（参与医疗机构）	采购量	带量额度分配
"南京联盟"	"8·16"带量采购（2019-08-16）	二级及以上定点医疗机构（36家）	—	—
	"8·16"第一次延续带量采购（2020-12-24）	二级及以上定点公立医疗机构和军队医疗机构，鼓励医保定点社会办医疗机构参加（50家）	原参与带量采购的36家医疗机构以2019年11月1日—2020年10月31日预采购量的80%为约定采购量，其他定点公立医疗机构以2019年11月1日—2020年10月31日网上实际发生采购量的80%为约定采购量	中选企业为3家的产品组，第一名分配额度不少于50%，第二名分配额度不少于20%，第三名分配额度不少于10%；中选企业为2家的产品组，第一名分配额度不少于50%，第二名分配额度不少于30%；中选企业为1家的产品组，带量70%

谈判主体	谈判时间	带量采购主体（参与医疗机构）	采购量	带量额度分配
"南京联盟"	"8·16"第二次延续带量采购（2022-07-21）	二级及以上定点公立医疗机构和军队医疗机构，鼓励医保定点社会办医疗机构参加（50家）	2021年2月1日—2022年2月28日网上实际发生采购量的95%为约定采购量	各产品组原中选企业以上一轮延续采购采购量作为约定采购量，剩余约定采购量由同产品组所有中选企业共享
	"10·30"带量采购（2019-10-30）			中选企业为3家的产品组，第一名分配额度不少于50%，第二名分配额度不少于20%，第三名分配额度不少于10%；中选企业为2家的产品组，第一名分配额度不少于50%，第二名分配额度不少于30%；中选企业为1家的产品组，带量70%
	"10·30"延续带量采购（2020-04-21）	二级及以上定点公立医疗机构和军队医疗机构，鼓励医保定点社会办医疗机构参加	本次带量额度为参与医疗机构带量采购医用耗材约定采购量的80%或70%（根据每组中选企业个数具体确定）	
南京地区医疗机构联盟	"12·30"带量采购（2020-12-30）	二级及以上定点公立医疗机构和军队医疗机构，鼓励医保定点社会办医疗机构参加	参与带量采购医用耗材全规格产品年度采购量的70%	中选企业为3家的产品组，第一名分配额度不少于40%，第二名分配额度不少于20%，第三名分配额度不少于10%；中选企业为2家的产品组，第一名分配额度不少于50%，第二名分配额度不少于20%；中选企业为1家的产品组，带量70%
	"12·30"延续带量采购（2022-03-30）	二级及以上定点公立医疗机构和军队医疗机构，鼓励医保定点社会办医疗机构参加	参与带量采购医用耗材全规格产品年度采购量的71%	

（6）进行产品评审

对中选医用耗材进行技术评审，建立中选产品综合考核评估机制。具体含义为：依据谈判结果对入围及备选企业的产品进行评审，对产品的疗效、质量、安全性、包装等进行再评价，同时对生产供应服务企业的供应能力进行再评估，确保中选企业后续可以按照产品品规和标准供货。同时加强带量采购产品执行情况的监督管理，对中标产品进行跟踪考核，对评估中发现突出问题的产品，适时调整整体带量额度计划，让中选产品更加符合临床需求。

3. 开展品种带量采购价格谈判

（1）"8·16"带量采购谈判

按照既定工作方案，带量集中采购谈判 8 月 16 日 9：30 正式开始至 16：30 结束。各部门通力合作，积极有效应对各类突发问题，有序、保质完成了首次以联盟形式开展的单品种带量采购谈判工作。"8·16"带量采购将精密输液器、密闭式静脉留置针、输液港、预充式导管冲洗器四类医用耗材从 323 个品规归并为 14 个品规 7 个价格，最高价格降幅为 87.39%，最低价格降幅 51.67%；三市这四类医用耗材平均价格降幅为 72.61%，其中南京市这四类医用耗材价格降幅为 75.14%。

2020 年 12 月 24 日下午，"8·16"普通医用耗材延续带量采购在南京医用耗材博览馆开展。正式谈判前，联盟办公室对带量采购产品执行情况展开调研，发现密闭式静脉留置针、预充式导管冲洗器价格保持在全国最低水平，并在此基础上以优化结构和扩大医疗机构选择面为原则，设置新的谈判规则。市医保局还针对本次延续带量采购提前一周公告并组织参与谈判的企业召开座谈会。规则具体表现在：在产品中选规则方面，保留原中选企业中选资格的基础上，原未中选企业也可参与竞争；在报价规则方面，以"8·16"首次谈判中选价格为限价，采取一轮报价的方式，确定企业名单。经历 1 小时 20 分钟的谈判，中选结果为：第一中选企业均为原中选企业，保证了原中选企业的权益。原中选企业平均降价幅度为 21.15%，最高降价幅度达 31%。其中，有两家原第二中选企业通过主动降价成为第一中选企业，平均降价幅度为 21.28%。通过本次竞价，共有 7 家企业增补进入中选名单，平均降价幅度为 23.43%，最高降价幅度达 52%，扩大了医疗机构选择范围，更好地适应了临床的需求。

（2）"10·30"带量采购谈判

2019 年 10 月 30 日正式开展谈判前，南京市医保局根据《南京联盟第三次部分医用耗材带量采购工作方案》精神，发布带量采购品种、数量、采购方式以及参加企业资质等相关要求。谈判于 9：45 正式开始，根据相关谈判规则开展口腔正畸托槽、血液透析器、中心静脉导管三类全规格产品集中带量采购，三类产品价格分别下降 33.59%、41.54%、70.82%。

2021年4月21日，南京地区定点医疗机构医用耗材集中采购联盟办公室开展"10·30"产品延续谈判，延续采购前，联盟办公室分别与生产企业和医疗机构召开座谈会，充分了解市场和临床变化，从分组规则、报价规则、采购量分配三个方面科学优化谈判规则。在产品分组方面，基本延续"10·30"带量采购产品分组框架，血液透析器、中心静脉导管分组不变；将口腔正畸托槽分组由原来的6个归并为4个。在产品中选规则方面，延续了"10·30"带量采购原中选企业中选资格，同时引入竞争，允许能提供全产品供应且近年在南京地区实际发生采购的原未中选企业通过补齐全产品的方式参与增补。在采购量的确定和分配上，虽然原中选企业的中选资格得以保留，但是在争取市场份额方面，原中选企业与增补企业站在了同一起跑线上。延续带量采购额度从"10·30"的70%提高到了70%~80%，谈判专家组在组别内根据企业报价，按价格降幅确定原中选企业和增补企业中选位次，根据中选位次确定带量占比，引导企业以降价诚意换取市场份额。"10·30"延续带量采购中，新增中选企业三类产品平均价格降幅为49.47%，原中选企业产品在"10·30"带量采购大幅降价的基础上，又实现了5.53%的平均价格降幅。

（3）"12·30"带量采购谈判

"12·30"带量采购谈判于2020年12月30日13:30正式开始，一直持续到19:00。本次竞价不再以最低价作为标准，而是通过设置参考降幅和所有量小组中标企业直接列至最后等规则，让谈判成为良性博弈，让各企业找到自己的定位，同时也给量小组企业优化产品提供机会。一次性腹腔穿刺器、一次性血糖试纸两类医用耗材平均价格降幅达到67.42%，最高价格降幅为91.23%，最低价格降幅为41%。单组价格降幅最高的产品组为腹腔穿刺器常规组，价格降幅为90.16%；单组价格降幅最低的产品组为单孔多通道组，价格降幅为41.26%。

4、组织落实医用耗材带量采购工作

南京市医保局出台文件助力医用耗材集中带量采购落地，文件对定点医疗机构、生产供应企业、市医疗保险管理中心、市医药集中采购保障中心提出相关要求，目的是明确相关责任单位和具体落地实施方案，使得各单位协调配合以保障带量采购顺利落地。

（1）建立集中带量采购中选产品跟踪机制

建立中选产品质量跟踪机制：利用阳光监管平台开展跟踪考核和加强日常监管，对于未能保障产品质量、未能按照谈判价格保障供应以及频繁发生临床不良事件的中选企业，相应减少带量份额甚至取消中选产品资格，并将情节恶劣的企业纳入南京医用耗材阳光监管平台黑名单。

建立中选产品供应执行情况跟踪机制：公布参加集中带量采购的中选产品、生产供应企业、定点医疗机构带量计划；要求各个定点医疗机构与生产供应企业签订购销合同和廉政协议；市医药集中采购保障中心加强对定点医疗机构和中选产品的生产供应企业进行网上采购、配送、货款结付等情况的指导，监督定点医疗机构在南京市医用耗材招采结算系统网上集中采购中选产品带量采购计划执行情况和中选产品的生产供应企业保质保量保供情况，按照"每月监测、年度考核"方式，定期提供分析报告，通报相关情况。

（2）落实医保基金预付政策，及时与企业结清货款

要求市医疗保险管理中心在规定的时间节点按照不低于采购总金额 30% 的标准向医疗机构预付相应的医保基金，确保医疗机构可以及时与企业结算货款。

（3）实施结余留用等激励机制

当定点医疗机构规范使用中选产品且完成带量采购计划时，对因使用中选产品而减少的医保统筹基金支出部分实施结余留用；对机构实施按病种结算的定点医疗机构，不因为其使用中选产品降低其医保支付标准；对采购进度之后、未能完成带量采购计划的定点医疗机构，相应减扣下一年度预算总额。

（4）实施采购结果共享机制

所有中选产品和采购价格在南京医用耗材（药品）招采结算系统挂网，供参与报量采购之外的其他定点医疗机构采购，中选产品的生产供应企业需要按照谈判价格保障供应。

（5）落实分类采购

同时根据分类采购管理要求，属于单品种带量采购的医用耗材属于"优先采购"类别，在南京医用耗材招采结算系统中赋予绿色标识。

二、配合国家组织、省级联盟开展医用耗材带量采购

南京市在探索医用耗材治理改革"南京方案"的过程中，积极配合国家组织、省级联盟开展耗材带量采购，采购品种覆盖支架、起搏器、球囊、初次置换人工膝关节等高值医用耗材。其中国采品种冠状动脉药物洗脱支架平均价格降幅最大，达到 94.62%。

表 4-7 南京市医保局配合国家、省级联盟开展耗材带量采购

谈判时间	带量采购性质	采购品种	参与的医疗机构数量/家	平均价格降幅/%
2019-07-31	配合省级联盟带量采购	支架和起搏器	3	33.48
2019-09-29	配合省级联盟带量采购	人工晶体、血管介入球囊、髋关节	8	40.69
2020-07-31	配合省级联盟带量采购	初次置换人工膝关节、人工硬脑（脊）膜、疝修补材料	36	70.81
2020-11-30	配合省级联盟带量采购	干式胶片、吻合器	40	83.87
2020-12-21	配合国家带量采购	冠状动脉药物洗脱支架	15	94.62
2021-06-11	配合省级联盟带量采购	人工晶体类、冠脉导引导管、冠脉导引导丝、冠脉扩张球囊、双腔起搏器	42	55.83
2021-10-01	配合省级联盟带量采购	初次置换人工膝关节、人工硬脑（脊）膜、疝修补材料	51	70.81
2021-11-19	配合省级联盟带量采购	介入药物涂层球囊	19	70.00
2022-01-01	配合国家带量采购	冠状动脉药物洗脱支架	15	94.62
2022-03-01	配合省级联盟带量采购	干式胶片、吻合器	37	83.87
2022-07-19	配合省级联盟带量采购	超声刀头、腔镜吻合器、神经专用弹簧圈、真空采血管	93	73.81
2022-11-29	配合国家带量采购	球囊扩张雷帕霉素及其衍生物药物支架	15	92.87

第三节　探索企业全产品整体带量采购价格谈判

一、企业全产品整体带量采购价格谈判的提出

1. 医用耗材带量采购正向常态化、制度化、规范化发展

国家层面、省级层面均开展多次多品种带量采购，医用耗材带量采购进入常态化、制度化、规范化的新阶段。市级层面面临多方挑战、多重博弈、多元诉求，应如何破解难题？这就要求我们坚持为民导向、保持"乱云飞渡仍从容"的定力，不断巩固扩大改革成果，让群众享受更多质优价宜的医药产品。

表 4-8　带量采购政策主要内容

中共中央、国务院决策部署	时间	关于带量采购的主要内容
中央全面深化改革委员会第五次会议	2018 年 11 月	中央全面深化改革委员会第五次会议审议通过《国家组织药品集中采购试点方案》，明确探索完善药品集采机制和以市场为主导的药价形成机制
国务院办公厅	2019 年 1 月	国务院办公厅印发《国家组织药品集中采购和使用试点方案》，提出"国家组织、联盟采购、平台操作"的总体思路和"带量采购、以量换价、招采合一、保证使用、确保质量、保障供应、保证回款、降低交易成本"的主要原则
中央全面深化改革委员会第八次会议	2019 年 5 月	中央全面深化改革委员会第八次会议审议通过《关于治理高值医用耗材的改革方案》，要求理顺高值医用耗材价格体系，推进分类集中采购
国务院深化医药卫生体制改革领导小组	2019 年 11 月	国务院深化医药卫生体制改革领导小组印发《关于以药品集中采购和使用为突破口　进一步深化医药卫生体制改革的若干政策措施》，要求从国家组织药品集采和使用试点工作入手，推进"三医"联动改革
中共中央、国务院	2020 年 2 月	中共中央、国务院印发《关于深化医疗保障制度改革的意见》，要求深化药品、医用耗材集采制度改革，充分发挥其在深化医药服务供给侧改革中的引领作用
国家医保局等八部门	2020 年 4 月	经国务院同意，国家医保局等八部门印发《关于开展国家组织高值医用耗材集中带量采购和使用的指导意见》，标志着高值医用耗材集采上升为制度性安排

中共中央、国务院决策部署	时间	关于带量采购的主要内容
国务院办公厅	2021年1月	国务院办公厅印发《关于推动药品集中带量采购工作常态化制度化开展的意见》，标志着药品集采工作进入常态化、制度化、规范化的新阶段
国务院办公厅	2021年9月	国务院办公厅印发《"十四五"全民医疗保障规划》，将集采品类纳入主要发展指标，提出到2025年，各省（自治区、直辖市）国家和省级药品集采品种达500个以上，高值医用耗材集采品种达5类以上

2. 单品种带量采购具有一定局限性

2019年，南京市在积极配合省医保局开展"7·31"和"9·29"联盟带量采购的同时，还组织成立了省内首个地市联盟——"南京联盟"，开展"8·16"普通医用耗材带量采购，医用耗材价格降幅显著，但医用耗材单品种带量采购具有一定局限性。表现在以下几个方面：

单品种耗材集中带量采购效率相对较低。医用耗材种类繁多、规格型号不统一，组织谈判前期产品归类分析难度较大，仅南京地区招标的五大类医用耗材目录就有1.3万多条。药品集中带量采购有药品质量和疗效一致性评价做基础，但医用耗材并没有如此权威的评价依据。且耗材的临床使用和伴随服务具有一定复杂性，因此医用耗材难以像药品一样大规模复制化地开展带量采购。

耗材相比药品，最大的不同之处在于其具有"品牌黏性"，这主要是因为医用耗材特别是高值医用耗材具有使用风险大、使用方法复杂、医生参与度深的特点。若贸然更换临床医生使用的高值医用耗材，医院对更换产品的使用方法不是很了解和适应，不仅会导致中标产品临床使用落实困难，还会加大手术操作风险，危及患者。患者对更换产品及降价产品的质量也存在顾虑。

单品种耗材集中带量采购中中选产品突增的市场份额给企业造成了一定的供货压力，断货、缺货时有发生。同时由于中选产品价格降幅显著，生产厂商为最大限度地控制成本，免费提供伴随服务的积极性降低。

在此背景下如何利用已有优势为国家集采站好位、补好台？如何将医药集中带量采购继续深入推进？如何协调医保、医药、医疗和医价之间的关系实现"四医"联动？南京市医保局积极探索创新价格谈判方式，对南京市场上占有率高、临床认可度高、行业龙头型医用耗材的生产企业，由政府组织"南京联盟"内医疗机构开展企业全产品整体谈判，在不降低企业已有市场份额的前提下，对现有挂网产品和备案产品进行整体价格谈判降价覆盖，实现量价挂钩，以生产企业在南京地区原采购金额为带量任务量，由采购的定点医疗机构完成采购量。企业全产品整体带量采购应运而生。

二、开展企业全产品整体带量采购价格谈判

1. 向企业发送联盟谈判邀请

南京市医疗保障局发布《南京地区公立医疗机构医用耗材集中采购联盟邀请公告》：为深化医用耗材集中采购改革，降低医用耗材价格，创新医用耗材集中采购形式，南京地区公立医疗机构医用耗材集中采购联盟邀请医用耗材生产供应企业，就本企业在宁销售的全部产品整体降价采购谈判。

2. 开展谈判

邀请公告发出后，南京地区医用耗材销售总额排名第四的 BD 公司应约而至。2019 年 9 月 26 日下午，南京、淮安医院联盟与 BD 公司就企业全部产品整体降价进行采购谈判，这在全国尚属首次。BD 公司在南京地区销售的产品包括静脉留置针、导管冲洗器等 250 多个品种。仅 2018 年，南京、淮安两地医疗机构采购总金额就达到 3 亿元。此次谈判产品涉及该公司在南京、淮安两地定点医疗机构销售的除"8·16"带量集中采购产品外的其他各个品种。

在取得第一次企业全产品带量集中采购谈判成功的基础上，10 月 30 日下午，南京、淮安医院联盟与大博医疗科技股份有限公司就企业全部产品带量集中采购谈判，大博医疗科技股份有限公司在南京地区销售供应的产品价格平均下降 30%。11 月 29 日，南京、泰州、淮安医院联盟邀请山东威高集团，就企业在三地销售的全部产品进行带量集中采购谈判，经过长达 6 小时的疲劳战，企业最终让步：骨科耗材降价 24%，普外科类耗材降价 33%，心外科类耗材降价 33%。

3. 企业积极响应

直接与企业进行全产品带量集中采购谈判，降价后企业已有的市场份额可以得到保障，就可以按照既定销售量合理安排生产，更好地与市场对接，实现从带金销售到带量销售的转变，从过去的更多关注营销转变为更加关注产品质量、售后服务。深圳迈瑞生物医疗电子股份有限公司、深圳普门科技有限公司和南微医学科技股份有限公司等企业积极主动与南京市医保局展开了谈判。

4. 实施现状

自 2019 年以来，南京市陆续开展了 15 次企业整体谈判，谈判对象分别为碧迪医疗器械（上海）有限公司、威高集团有限公司、大博医疗科技股份有限公司、南微医学科技股份有限公司、深圳普门科技有限公司、深圳迈瑞生物医疗电子股份有限公司等。其中碧迪医疗器械（上海）有限公司、威高集团有限公司、大博医疗科技股份有限公司在 2019 年完成首轮谈判后分别于 2021 年和 2022 年进行了两次续约谈判。南微医学科技股份有限公司、深圳普门科技有限公司、深圳迈瑞生物医疗电子股份有限公司于 2023 年完成首次续约谈判。15 次谈判累计节约医疗费用 3.6 亿元，共涉及 19 类医用耗材，涵盖了高值医用耗材、低值医用耗材和 IVD 试剂三大领域。表 4-9 显示了当前企业整体谈判的基本情况。

表 4-9　南京市企业全产品整体带量采购价格谈判情况

日期	谈判企业	谈判范围	涉及文件	采购品种	采购数量	参与的医疗机构数量/家	平均价格降幅/%	预计节约年医疗费用/万元	实际节省年医疗费用/万元
2019-09-26	碧迪医疗器械（上海）有限公司	宁淮	宁医发〔2019〕99号	电生理类、非血管介入类、检验耗材、普外科类卫生材料及敷料类、医用高分子类、注射穿刺剂类、专科使用耗材	8类204种	34	25	2135.8	4277.2
2019-10-30	大博医疗科技股份有限公司	宁淮	宁医发〔2019〕100号	骨科创伤类、骨科脊柱类	2类290种	20	30	1500	2074.9
2019-11-29	威高集团有限公司	宁淮泰	宁医发〔2019〕101号	普外科耗材、体外循环及血液净化类、骨科类、心胸外科类	3类729种	86	30	5000	1792.1
2021-03-19	威高集团有限公司	宁淮泰	宁医采组〔2021〕19号	骨科类、普耗类、体外循环及心胸类	3类729种	86	30	3128.7	2070
2021-03-19	碧迪医疗器械（上海）有限公司	宁淮	宁医采组〔2021〕19号	电生理类、非血管介入类、检验耗材、普外科类卫生材料及敷料类、医用高分子类、注射穿刺剂类、专科使用耗材	8类214种	60	25	2634.8	4048.5
2021-03-19	大博医疗科技股份有限公司	宁淮	宁医采组〔2021〕19号	骨科创伤类、骨科脊柱类	2类290种	60	30	1344.6	1939.5
2021-09-09	南微医学科技股份有限公司	南京	宁医发〔2021〕102号	消化介入、呼吸介入类	1类196种	38	36.29	3900	1642.9

日期	谈判企业	谈判范围	涉及文件	采购品种	采购数量	参与的医疗机构数量/家	平均价格降幅/%	预计节约年医疗费用/万元	实际节省年医疗费用/万元
2021-09-29	深圳迈瑞生物医疗电子股份有限公司	南京	宁医发[2021]100号	体外诊断试剂、骨科耗材	2类1031种	32	35.51	1 431.5	478.8
2021-09-29	深圳普门科技股份有限公司	南京	宁医发[2021]103号	检验检测试剂、普通耗材	2类75种	26	45.72	810.0	117.7
2022-06-23	威高集团有限公司	宁淮泰	宁医发[2022]50号	骨科类、普耗类、体外循环及心胸外科类	3类729种	32	26.12	3 128.7	135.4
2022-06-23	碧迪医疗器械（上海）有限公司	宁淮	宁医发[2022]50号	电生理类、非血管介入类、检验耗材、普外科类卫生材料及敷料类、医用高分子类、注射穿刺类、专科使用耗材	8类214种	31	24.89	2 634.8	244
2022-06-23	大博医疗科技股份有限公司	宁淮	宁医发[2022]50号	骨科创伤类、骨科脊柱类	2类290种	20	30	1 344.6	126.5
2023-03-15	南微医学科技股份有限公司	南京	宁医发[2023]19号	—	1类196种	38	36.29	3 900	1825
2023-03-15	深圳普门科技股份有限公司	南京	宁医发[2023]19号	免疫发光试剂及其他	2类75种	26	45.72	810	261.6
2023-03-23	深圳迈瑞生物医疗电子股份有限公司	南京	宁医发[2023]38号	体外诊断试剂、骨科耗材	2类1 364种	41	38.18	1431.5	554.1

5. 组织落实

针对企业全产品整体带量采购价格谈判降价的医用耗材，南京市医保局也从①建立集中带量采购中选产品跟踪机制；②落实医保基金预付政策，及时与企业结清货款；③实施结余留用等激励机制；④实施采购结果共享机制；⑤分类采购等五个层面进行组织落实，保障谈判结果顺利落地实施。

第四节　开展共享耗材治理成果机制的探索

一、医用耗材成果共享机制的提出

以 2022 年度耗材采购数据为例，该年度耗材招标采购品种达 26 822 种，耗材带量采购品种为 1 595 种，耗材谈判采购品种为 1 452 种，带量采购品种和谈判品种仅占耗材招标品种数量的 11.36%。在南京市医用耗材治理取得一定成效的同时，耗材价格治理仍有很大空间。南京市医保局为进一步实现治理全覆盖、无盲区，更快实现全面降低医用耗材价格、减轻群众医疗负担、节约医保基金支出的目标，开展最低价谈判并实施联动降价机制，积极引入外省市耗材价格治理成果。

二、开展医用耗材最低价对接谈判

1. 筛选品种

南京市医保局通过招采信息系统价格采集平台，搜集市中标产品（阳光挂网）对应的全国最低价，与市中标价格进行比对，筛选出价格高于外地中标价格的产品，经综合研究确定需进行价格调平的产品。向相关企业发布公告，明确企业调价产品种类、调价方式和时间。

2. 开展谈判

最低价谈判一般在南京市医药集中采购保障中心进行，谈判过程中可能遇到的情形和面对不同情形的处理方式如下：当企业同意调整价格时，登录南京市平台对系统提供的外地中标价格及价格来源进行确认；当企业拒绝降价时，开展价格谈判；当企业对提供的外地中标价格有异议的，可提供相关证明材料；企业既不进行价格确认，也不递交拒绝降价书面材料的，则视为同意降价。

约谈结果由约谈小组和生产供应企业被授权人签字确认，约谈结果及相关资料统一递交医用耗材集中带量采购工作组审议。

3. 谈判结果

截至 2022 年 12 月，南京市已经开展 5 次最低价谈判对接，品种涉及"五大类"高值

---

① 数据来源：医保高铁

医用耗材、低值耗材和检测检验试剂，历次谈判最高价格降幅达 98.45%，平均价格降幅在 20% 左右。具体谈判时间、谈判品种和降价幅度如表 4-10 所示。

表 4-10　最低价谈判基本情况

最低价谈判开展时间	相关文件	品种	品种数量 / 个	最高降幅及品种	平均降幅 /%	预计节省金额 / 万元	实际节省金额 / 万元	参与的医疗机构数量 / 家
2020-01-21	宁医函〔2020〕23 号	"五大类"高值医用耗材	1 767	98.45%，金属接骨螺钉	19.44	1 003.0	4 240.2	36
2020-03-19	宁医函〔2020〕74 号	"五大类"高值医用耗材	1 269	96.75%，脊柱前路固定器	20.63	2 575.2	8 369.3	36
2020-11-06	宁医函〔2021〕96 号	—	873	96.25%，医用消毒超声耦合剂	20.44	9 134.7	33 000	36
2022-01-15	宁医函〔2021〕96 号	—	215	64.29%，医用激光胶片	18.29	2 118.7	1 463.8	36
2022-07-07	宁医函〔2022〕45 号	—	660	79.94%，Vertecem V+ 骨水泥用注射包	19.34	3 360.2	2 309.3	36

4. 组织落实

（1）明确各主体责任

南京市医保局发文《关于做好南京地区五大类高值医用耗材最低价谈判价格调整工作的通知》（宁医函〔2020〕12 号）、《关于做好南京地区五大类高值医用耗材最低价谈判价格调整和医保对接工作的通知》（宁医函〔2020〕23 号）要求市医疗保险管理中心做好价格调整后相应医保支付方面的调整；要求市医药集中采购保障中心利用阳光监管平台加强监管，保障谈判工作落实；要求各有关定点医疗机构于文件要求时间落实价格谈判结果。

（2）实施分类采购

根据分类采购管理要求，响应最低价谈判对接的医用耗材属于"鼓励采购"类别，在南京医用耗材招采结算系统中赋予蓝色标识。

三、探索医用耗材联动降价机制

联动降价机制的具体含义是：对已经在外省市开展的医用耗材集中带量采购结果，通过系统梳理分析市阳光监管平台同品种挂网产品情况和价格水平，经相关中选企业确认，将外省市医用耗材集中带量采购中选结果引入南京市。

进行联动降价的产品按照市集中带量采购中选结果进行管理，在确定产品价格方面，产品挂网价格按照其产品在外省市中选价格予以挂网销售；在确定带量份额和采购周期层面，以不低于上年度实际总采购量的 30% 为带量份额，并给予相关产品 1 年的采购执行期。联动降价机制未来将根据医用耗材集采情况设置具体规则，进行探索。

第五节　实施未中选产品梯度降价

一、医用耗材非中选产品梯度降价的提出

1. 中选品种无法完全满足市场需求

对于中选医用耗材而言，首先，医务人员与患者对部分中选产品质量不够信任，存在主观上不愿意使用中选产品的情况。一般来说，市场占有率低的耗材对市场占有率高的耗材替代性不高，部分国产高值耗材对同类型进口耗材的替代率也相对较低。第二，医用耗材如冠脉支架作为植入类高风险医疗器械，进入患者体内长期使用，其安全性和有效性对患者生活质量有重大而深远的影响，临床操作中医生需根据患者病情选择适宜的冠脉支架。医用耗材带量采购中选产品品种及型号有限，中标品类可能无法满足部分亚组患者对特定品类的需求，在实际使用过程中，必然会存在带量采购品种和临床需求不匹配的情况。因此，在医用耗材临床使用过程中不可避免地会涉及非中选产品。

2. 非中选品种使用负担较高

一般来说，带量采购是医保经办机构拿出历史数据 60%~70% 的市场量换取医用耗材（药品）带量采购企业的产品降价，但仍有 30%~40% 的市场不做要求，非中选产品仍具有相当可观的一部分市场。由于带量采购的"溢出"效应，非中选产品为争取这一部分未被中选产品占有的市场，在一定程度上会通过小幅度降低市场价格来获取市场份额，但相较于中选产品价格仍较高，患者负担仍较重。

基于这一背景，为保障患者临床诊疗多样性，进一步推进医用耗材治理改革，减轻患者医疗负担，将中选和非中选产品价差控制在较合理的范围内，南京市开展了医用耗材带量采购非中选产品梯度降价的探索。

二、开展非中选产品梯度降价

1. 遴选梯度降价产品品种

南京市医保局将梯度降价医用耗材的品种遴选聚焦在已经开展国家、省、市组织医用耗材集中带量采购的非中选产品上，并按照"中选产品降幅超过 30% 的同品种非中选产品"这一原则选择进行梯度降价的医用耗材。南京市选择非中选产品与中选产品价格差异较大

的一次性腹腔穿刺器为首个品种实施梯度降价政策探索，创新实施梯度降价与医保支付政策联动，引导集中带量采购非中选产品主动、有序降价，保持合理价差。

2. 明确梯度降价规则

（1）设定降价幅度。以带量采购中选结果执行期为起点，以1个采购周期为限，设定非中选产品梯度调降幅度为不低于60%。

（2）医保支付协同。集中采购医用耗材医保支付标准与采购价的协同，在渐进调整支付标准的基础上，按降价幅度高低调整个人自付比例，鼓励非中选产品大幅降价。对于积极响应并且价格降幅达到规定的产品，价格调降后，挂网价格低于200元的产品，调整个人自付比例为0；价格降幅超过60%、挂网价格高于200元的产品，调整个人自付比例为0.1，支付上限不变。

（3）分步限时调降。对逾期未降价或价格降幅未达到规定的产品统一按规定降幅限时调整挂网采购价，并同步调整医保支付标准和自付比例。首次限时调降幅度不低于40%，第二次调降幅度须达60%。

3. 企业申报和执行

（1）企业自主申报。在南京市医保局规定期限内，非中选企业自行申报挂网价格。相关非中选企业登录南京医用耗材招采结算系统，点击"招标模块—价格响应"菜单，进入"梯度降价"模块，对模块内提供的产品按照梯度降价规则进行报价，并下载打印价格确认表（"一次性腹腔穿刺器非中选产品自主降价信息汇总表"），加盖生产企业（进口产品的国内总代理视为生产企业）公章后寄送至南京市医药集中采购保障中心。

（2）企业执行。企业申报价格经确认后，即调整该产品挂网价格，并执行对应的医保个人自付比例。对逾期统一按规定降幅调整挂网价格后拒不供货的，取消该产品在南京市的挂网销售资格。

4. 组织落实

（1）实施分类采购。将积极响应且梯度降价达到相应梯度降幅的相关企业产品纳入"优先采购"类别，赋予绿色标识。

（2）正式建立梯度降价机制。南京市医保局通过对一次性腹腔穿刺器梯度降价进行探索实践，进一步总结经验做法，形成了《关于建立医用耗材集中带量采购非中选产品梯度降价机制（试行）的通知》。该通知首先规定各医疗机构要认真落实集中带量采购结果，优先采购和使用中选品种，正确引导合理使用医用耗材；在确保中选产品约定采购量完成的前提下，可采购使用价格适宜的非中选品种。政策目标为引导非中选企业有序降价，在提高临床应用的选择面的同时，不增加参保人员负担。在汲取前期一次性腹腔穿刺器非中选产品梯度降价的经验后，做出了以下调整：

①将调整原则由"确定目标、循序渐进、分步实施"更新为"确定目标、主动响应、分步实施"，企业可选择直接按目标降幅降价或分步降价，强调非中选企业的主观能动性。

②调整目标降幅为原则上不低于中选产品最小降幅的70%，首次梯度降幅应不低于目标降幅的40%。举例说明：某产品中选产品的最低降幅为60%，则其非中选产品梯度降价目标降幅则为42%，首次降幅不低于16.8%。

③调整非梯度降价周期由原来"带量采购中选结果执行起一个采购周期"至当下的"带量采购中选结果执行起两年内"，在一定程度上延长了梯度降价结果的有效期。

④医保支付上限可以适时调整。

⑤调整未响应企业措施，将两年内未响应梯度降价或未达到相应梯度降幅的相关企业产品纳入"限制采购"类别，赋予黄色标识。对"限制采购"类别产品采购使用量较大的医疗机构予以约谈提醒。

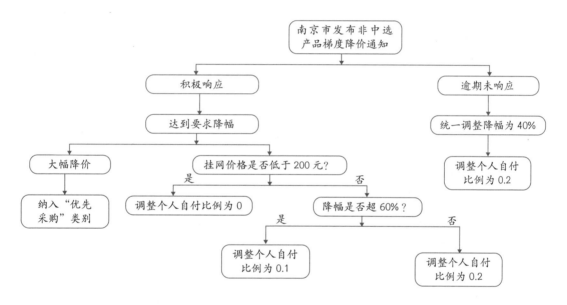

图4-2 未中选一次性腹腔穿刺器梯度降价工作措施

5. 实施现状

2021年8月20日—2022年3月31日为未中选一次性腹腔穿刺器梯度降价第一周期执行时间，该期间价格降幅达70%的产品有2个：D-HC359052101、D-HC6215011。第二个周期开始后（2022年4月1日至今），降价幅度达到70%以上的产品数达到7个：D-HC359052101、D-HC6215011、D-HC621501102、D-HC6262427、D-HC6262428、D-HC6262429、D-HC6262432。但第二周期执行过程中统一调降未响应产品由19个增加为55个，暂停挂网产品达到10个。

表 4-11　未中选产品梯度降价文件政策发布情况

发文时间	文件名称
2021-06-08	《关于探索医保支付促进集中带量采购非中选产品梯度降价的通知》（宁医发〔2021〕39号）
2021-08-13	《关于做好一次性腹腔穿刺器带量采购非中选产品首次梯度降价工作的通知》（宁医函〔2021〕58号）
2022-03-30	《关于做好一次性腹腔穿刺器带量采购非中选产品梯度降价工作的通知》（宁医函〔2022〕21号）
2022-04-29	《关于建立医用耗材集中带量采购非中选产品梯度降价机制（试行）的通知》（宁医函〔2022〕42号）

第六节　单品种医用耗材带量采购实施效果评估

一、从企业角度对医用耗材带量采购实施效果进行评估

1. 医用耗材降价幅度显著

以"8·16"带量产品——静脉留置针、输液港、预充式导管冲洗器、精密输液器为主要分析对象，数据统计结果显示：带量采购后，采购需求进一步释放，采购量升高的同时，采购金额反而下降，可见带量采购对降低医用耗材价格具有显著效果。

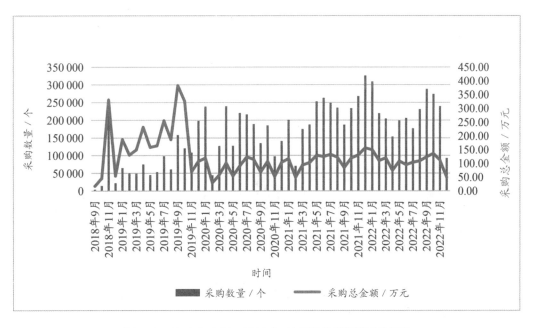

图 4-3　2018 年 9 月—2022 年 11 月静脉留置针采购情况

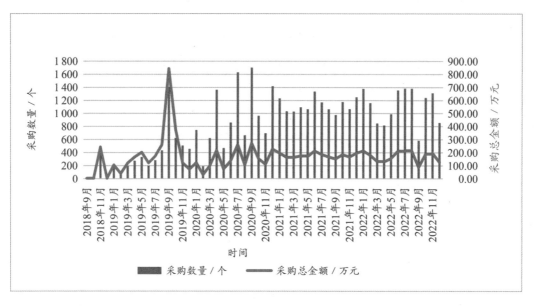

图 4-4　2018 年 9 月—2022 年 11 月输液港采购情况

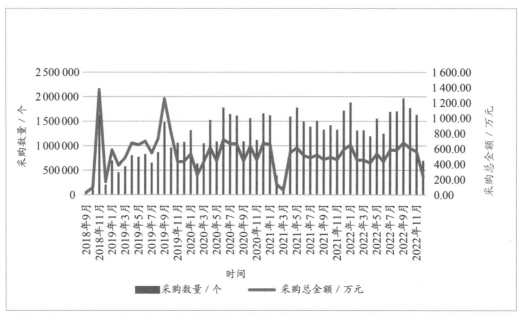

图 4-5　2018 年 9 月—2022 年 11 月预充式导管冲洗器采购情况

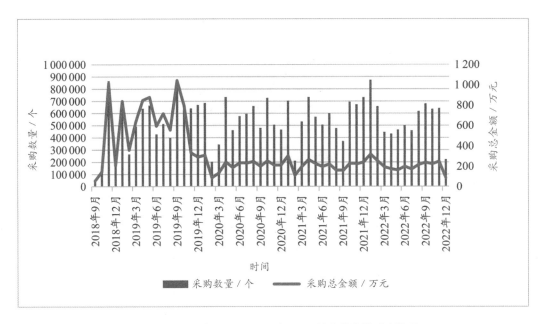

图 4-6　2018 年 9 月—2022 年 11 月精密输液器采购情况

2. 集中带量采购是否中选对企业市场份额影响较大

以"8·16"带量采购为例——"8·16"带量采购按照产品报价确定企业是否中选。带量采购实施前后不同企业市场份额发生了较大程度的变化，意味着该品种的耗材市场发生洗牌，也间接影响了临床医生的原有使用习惯。图 4-7 至图 4-10 示一次性静脉留置针集采前（2018 年 9 月—2019 年 11 月）、集采首年（2019 年 12 月—2021 年 2 月）、第一次延续带量期间（2021 年 3 月—2022 年 8 月）、第二次延续带量期间（2022 年 8 月—2022 年 12 月）产品市场份额的变化情况。数据结果统计显示：原市场份额高达 30.94% 的 W 公司因其产品未能中选，在集采首年市场份额下降至 5% 以下。尽管在延续带量采购中，采购规则允许未中选企业加入竞争，从而进一步挤压耗材价格水平，W 公司也获得了中选资格，但通过第一次延续带量采购和第二次延续带量采购期间其市场份额的变化可以看出该公司的市场份额未能获得较大幅度的提升。

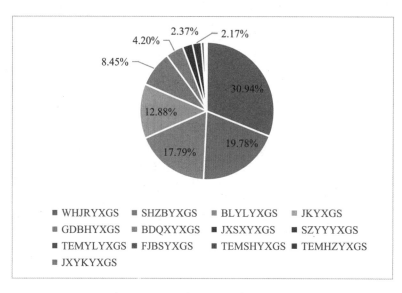

图 4-7　2018 年 9 月—2022 年 11 月一次性静脉留置针企业市场份额

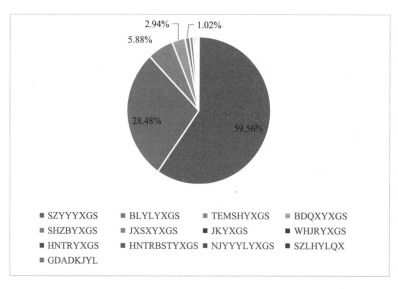

图 4-8　2019 年 12 月—2021 年 2 月一次性静脉留置针企业市场份额

3. 集中带量采购规则设定也会对企业市场份额造成影响

本部分对南京市"8·16"精密输液器和"12·30"血糖试纸两类低值耗材带量采购的分组规则进行研究，发现两次耗材带量采购的主要差异体现产品分组方式上，精密输液器以材质进行分组，血糖试纸在按照检测原理分组的基础上按照市场份额进行分组，即"12·30"血糖试纸带量采购的产品分组方式中体现了"质量分层"的原则。

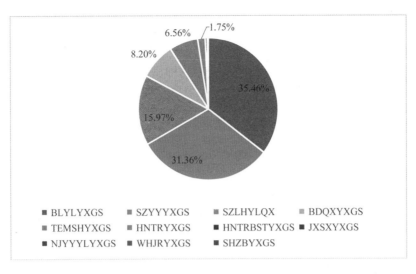

图 4-9　2021 年 03 月—2022 年 8 月一次性静脉留置针企业市场份额

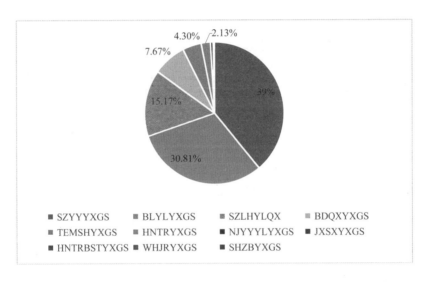

图 4-10　2022 年 8 月—2022 年 12 月一次性静脉留置针企业市场份额

　　从现有文献中可以看出，目前尚无学者专门针对医用耗材按质量分层问题开展研究。因此，本部分将从医用耗材采购主体（医疗机构）和供应主体（生产企业）两个角度入手，以"有效均衡控价效应与保障临床使用习惯"为目标导向，以利益平衡理论作为支柱，基于规则制定差异研究不同产品分组规则对企业和医疗机构的影响，通过对比不同产品分组规则，制定更加符合医用耗材特性的分配规则，从而保障耗材带量采购工作顺利开展。

　　（1）对企业的影响

　　图 4-11 为"8·16"带量采购精密输液器集采前（2018 年 9 月—2019 年 11 月）、

集采首年（2019年12月—2021年2月）、第一次延续带量采购期间（2021年3月—2022年8月）产品采购数量和采购金额的变化情况。需要说明的是"8·16"带量采购中精密输液器按照是否含有塑化剂（分组属性为耗材材质）进行分组，但是由于无法通过所获得数据中的耗材规格型号区分各个企业在南京销售的精密输液器的类型，因此将所有精密输液器供应企业统一进行研究。

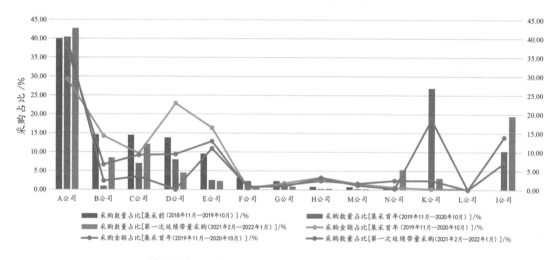

图4-11　"8·16"精密输液器2018年11月—2019年10月、2019年11月—2020年10月、2021年2月—2022年1月期间采购数量及采购金额基本情况

研究发现：2018年11月—2019年10月期间，前5家耗材供应企业的精密输液器采购数量之和占全部精密输液器采购数量的90%以上，这5家企业分别是A公司、B公司、C公司、D公司和E公司；2019年11月—2020年10月，前5家耗材供应企业的精密输液器采购数量之和同样占全部精密输液器采购数量的90%以上，但是企业构成发生了变化，分别是A公司、K公司、I公司、D公司、C公司。集采首年K公司、I公司因获得中选资格，K公司市场份额涨幅达18%，I公司其市场份额从0上升到7.12%，其市场份额获得大幅提升。2021年2月—2022年1月延续采购期间，医疗机构范围扩大使得部分中选企业的采购数量显著上升，I企业作为不含塑化剂组的第一中选企业，采购数量翻倍。但因延续带量采购需进一步降价从而获得中选资格，并根据降价幅度重新确定中选企业中选位次。K公司因由第一中选企业变为第三中选企业，在延续带量采购年度，采购数量和市场份额都下降。

在该分组规则下，通过不断扩大带量医疗机构范围和增加入围企业数量，企业采购数量确实能够获得一定程度的增长，但是并非所有中选企业市场份额都能获得提升。在2018年11月—2022年1月（三个采购年度）期间，D公司市场份额由22.84%连续下降至9.39%。

"12·30"带量采购规则与"8·16"带量采购不同,首先依据市场份额对产品进行分组,而后按照降价幅度排序确定中选企业名单,"12·30"带量采购规则为部分原有小份额组的产品提供了发展空间,也使得大份额组产品受规则影响程度小。图 4-12、图 4-13 显示了一次性血糖试纸(葡萄糖氧化酶法)和一次性血糖试纸(葡萄糖脱氢酶法)在集采前(2019 年 12 月— 2020 年 11 月)、集采首年(2021 年 2 月—2022 年 2 月)、第一次延续采购期间(2022 年 3 月—2022 年 12 月)产品采购数量和采购金额占比情况。

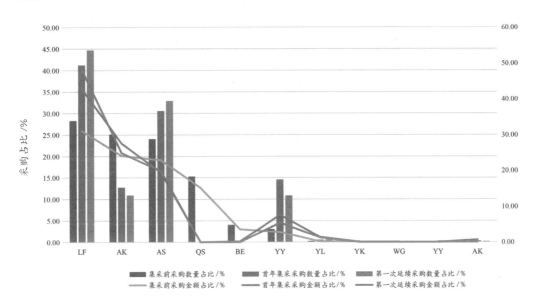

图 4-12　"12·30"一次性血糖试纸(葡萄糖氧化酶法)2019 年 12 月— 2020 年 11 月、2021 年 2 月—2022 年 2 月、2022 年 3 月—2022 年 12 月期间采购数量及采购金额基本情况

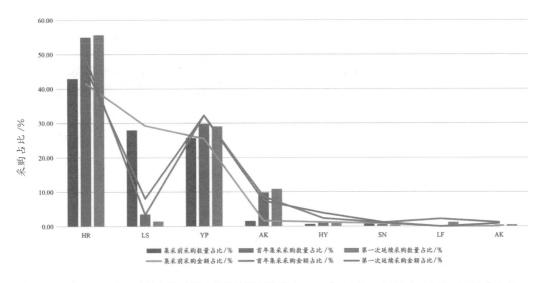

图 4-13　"12·30"一次性血糖试纸(葡萄糖脱氢酶法)2019 年 12 月— 2020 年 11 月、2021 年 2 月—2022 年 2 月、2022 年 3 月—2022 年 12 月期间采购数量及采购总额基本情况

研究发现：一次性血糖试纸（葡萄糖氧化酶法）产品中 QS 公司和 BE 公司两家企业供应量减少，QS 公司在带量采购首年即不再供应一次性血糖试纸（葡萄糖氧化酶法）产品。一次性血糖试纸（葡萄糖氧化酶法）产品量大组企业获得两个中选名额，量小组企业获得一个中选名额，该类产品市场供应稳定，没有出现小份额组产品企业市场份额突增的现象。一次性血糖试纸（葡萄糖脱氢酶法）三家中选企业采购数量占比和市场份额自集采后稳定上升，实现了"以量换价"的政策目标。研究还发现，WG 公司一次性血糖试纸（葡萄糖氧化酶法）为企业整体带量采购产品，在 2019 年 12 月—2020 年 11 月期间仍然有一定采购量，在该产品集中带量采购后，医疗机构以完成带量采购产品和保证临床用量为优先选择，自 2021 年 2 月起 WG 公司的血糖试纸市场份额下降为 0。

综上所述，"8·16"精密输液器按照材质分组保障了产品"同组"竞价而忽视了医疗机构的临床使用习惯；"12·30"血糖试纸带量采购在按照功能属性分组的基础上叠加质量分层，保障了产品"同质""同组"竞价，同时也最大程度地保留了医疗机构的使用习惯。

（2）对医疗机构的影响

2018 年 9 月—2019 年 11 月"8·16"精密输液器带量采购期间，使用量较大的 B 公司和 E 公司的未中选产品，即便在延续带量采购期间，其采购市场份额分别达 6.67% 和 12.82%，甚至高于部分中选企业市场份额（图 4-11）。以江苏省 H03 医疗机构为例，该医疗机构在不同采购周期（12 个月）的精密输液器采购金额呈上升趋势，且采购金额占比较高的企业均为非中选企业（表 4-12）。因此在分组规则忽视医疗机构临床使用习惯的情况下，中选企业也未能较好地实现其通过低价中选以换取更大采购量的利益诉求。

表 4-12　医疗机构（H03 医院）精密输液器采购金额占比

集采时间段	中标企业	采购金额占比 / %
集采前	H 公司	47.81
集采前	B 公司	33.62
集采前	A 公司	9.17
集采前	O 公司	4.78
集采前	D 公司	4.22
集采前	I 公司	0.32
集采前	K 公司	0.09
集采前 汇总		—

集采时间段	中标企业	采购金额占比 / %
集采时期（2019 年 12 月—2021 年 2 月）	H 公司	50.68
集采时期（2019 年 12 月—2021 年 2 月）	B 公司	24.21
集采时期（2019 年 12 月—2021 年 2 月）	K 公司	10.05
集采时期（2019 年 12 月—2021 年 2 月）	A 公司	9.48
集采时期（2019 年 12 月—2021 年 2 月）	I 公司	4.55
集采时期（2019 年 12 月—2021 年 2 月）	D 公司	1.02
集采时期（2019 年 12 月—2021 年 2 月）汇总		—
第一次延续采购（2021 年 3 月—2022 年 8 月）	H 公司	40.61
第一次延续采购（2021 年 3 月—2022 年 8 月）	B 公司	35.72
第一次延续采购（2021 年 3 月—2022 年 8 月）	I 公司	11.52
第一次延续采购（2021 年 3 月—2022 年 8 月）	A 公司	7.35
第一次延续采购（2021 年 3 月—2022 年 8 月）	N 公司	2.29
第一次延续采购（2021 年 3 月—2022 年 8 月）	K 公司	1.52
第一次延续采购（2021 年 3 月—2022 年 8 月）	C 公司	0.65
第一次延续采购（2021 年 3 月—2022 年 8 月）	D 公司	0.35
第一次延续采购（2021 年 3 月—2022 年 8 月）汇总		—
第二次延续带量采购（2022 年 9 月—2022 年 12 月）	B 公司	40.22
第二次延续带量采购（2022 年 9 月—2022 年 12 月）	H 公司	32.22
第二次延续带量采购（2022 年 9 月—2022 年 12 月）	I 公司	15.96
第二次延续带量采购（2022 年 9 月—2022 年 12 月）	A 公司	10.23
第二次延续带量采购（2022 年 9 月—2022 年 12 月）	N 公司	0.87
第二次延续带量采购（2022 年 9 月—2022 年 12 月）	D 公司	0.48
第二次延续带量采购（2022 年 9 月—2022 年 12 月）	C 公司	0.03
第二次延续带量采购（2022 年 9 月—2022 年 12 月）汇总		—

研究还对"8·16"未中选产品进行研究，探讨在各个医疗机构完成带量采购任务后，影响剩余量产品分配的因素。研究结果如图 4-14、图 4-15 所示。研究发现，完成带量采购后，剩余量的分配一定程度上取决于耗材单价，未中选产品的采购量与产品单价成反比；剩余量的分配一定程度上还取决于该企业的历史耗材使用量，未中选产品剩余量与历史耗材采购量成正比。而历史采购量在一定程度上反映了医疗机构的临床使用习惯。

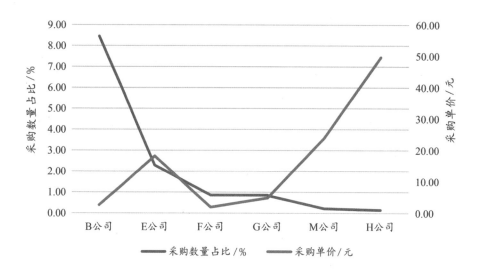

图 4-14　未中选产品的采购量与未中选产品的单价的关系（以第一次延续带量采购为例）

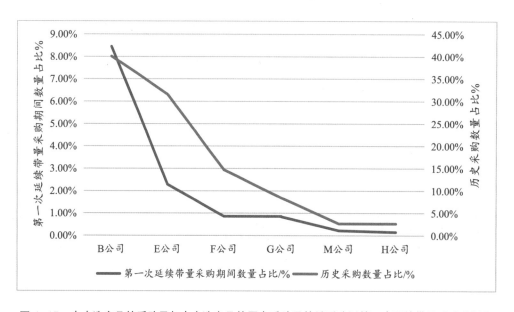

图 4-15　未中选产品的采购量与未中选产品的历史采购量的关系（以第一次延续带量采购为例）

"12·30"一次性血糖试纸（葡萄糖氧化酶法）带量采购 QS 公司的产品因未中选，在集采首年市场份额锐减为 0。研究统计了 2019 年 12 月— 2020 年 11 月期间使用 QS 公司产品的医疗机构的采购金额占比，H04 医疗机构采购该公司产品的采购金额占比超过 50%，在采购 QS 公司血糖试纸产品的医疗机构中居于首位。因此以 H04 医疗机构为研究对象，分别统计了该医疗机构从 2019 年 12 月—2022 年 12 月的血糖试纸采购情况（表 4-13）。结果显示，集采落地实施后，该医疗机构供货商中 QS 公司原有的市场份额被中选企业抢占，且医疗机构在剩余量的分配上仍然延续了其原有的临床使用习惯。

表 4-13　QS 公司产品未中选后 H04 医疗机构一次性血糖试纸（葡萄糖氧化酶法）采购情况

时期	中标企业名称	采购金额占比 / %
集采前（2019 年 12 月—2020 年 11 月）	LF 公司	69.36
集采前（2019 年 12 月—2020 年 11 月）	QS 公司	30.64
集采第一阶段（2021 年 2 月—2022 年 2 月）	LF 公司	85.02
集采第一阶段（2021 年 2 月—2022 年 2 月）	AS 公司	13.05
集采第一阶段（2021 年 2 月—2022 年 2 月）	YY 公司	1.93
集采第二阶段（2022 年 3 月—2022 年 12 月）	LF 公司	84.17
集采第二阶段（2022 年 3 月—2022 年 12 月）	AS 公司	14.71
集采第二阶段（2022 年 3 月—2022 年 12 月）	YY 公司	1.12

综上所述，就医疗机构而言，"8·16"带量采购由于未能充分考虑医疗机构的临床使用习惯，出现了产品供应与临床实际需求不匹配的情况，使得企业难以保障中选耗材临床使用量的落实。"12·30"采购中选品种因较大程度考虑了医疗机构的临床使用习惯，产品带量采购执行较好。

4. 实现了中选产品对非中选产品的"替代"

以 2021 年 3 月—2022 年 8 月"12·30"一次性血糖试纸带量采购首年和 2022 年 8 月—2022 年 12 月延续带量采购期间中选产品和非中选产品市场份额的变化为研究对象，发现首年带量采购产品中，中选产品的市场份额为 66.45%，非中选产品市场份额为 33.55%；2022 年 8 月—2022 年 12 月延续带量采购期间中选产品的市场份额升至 79.67%，非中选产品市场份额下降至 20.23%，中选产品有替代非中选产品的趋势（图 4-16、图 4-17）。

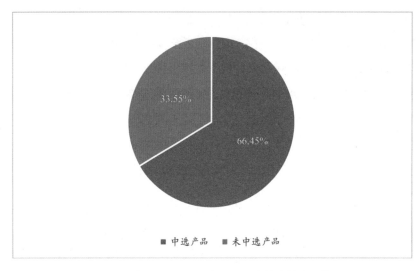

图 4-16　2021 年 3 月—2022 年 8 月一次性血糖试纸带量采购
首年中选产品和未中选产品的市场份额

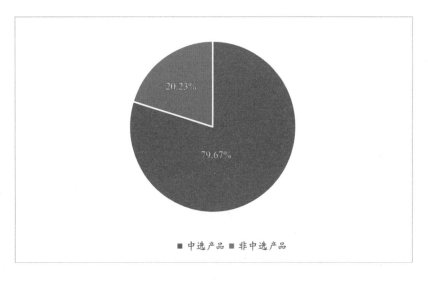

图 4-17　2022 年 8 月—2022 年 12 月一次性血糖试纸
第二次延续带量采购期间中选产品和未中选产品的市场份额

二、从医疗机构、医保、患者角度对医用耗材实施效果进行评估

以 2018 年 4 月—2022 年 6 月南京市某三甲医疗机构 I25.1 病种住院患者为研究对象进行回顾性分析，研究选取 I25.1 病种患者的医疗费用、费用结构变化情况及以住院天数为代表的医疗效率指标。时间段的划分结合冠脉支架集采在南京市落地执行时间（表 4-14）、南京市 DRG 支付方式改革正式落地实施时间（2022 年 1 月），同时考虑数据可比性，确

定研究阶段共分为集采前（2019年1—6月）、省采阶段（2020年1—6月）、国采阶段（2021年1—6月）、集采与DRG协同实施阶段（2022年1—6月）四个时间段。

表4-14　南京市I25.1病种涉及耗材带量采购落地执行情况

集采耗材种类	集采落地执行时间（所属集中带量采购批次）
冠脉支架	2019年10月［省级联盟采购（第一批）］
	2021年1月（国家带量采购）
冠脉药物涂层球囊	2022年1月（省际联盟采购）
血管介入球囊	2020年1月［省级联盟采购（第二批）］
冠脉扩张球囊	2021年8月［省级联盟采购（第五批）］
冠脉导引导丝	
冠脉导引导管	

选择I25.1病种进行研究的原因是该病种包含I25.101~I25.105(冠心病、急性心肌缺血、冠状动脉狭窄、冠状动脉粥样硬化与冠状动脉粥样硬化心脏病）共五个疾病类型，该病种冠脉支架临床使用量大，耗材集中带量采购落地时间较为充分，且其临床替代品种和临床配套使用品种也为高值耗材，研究该病种耗材带量采购实施成效具有更多现实意义。共选取符合上述条件的有效病例人次共计4 969人次。

1. 具有协同性和互相替代作用的医用耗材未被集采或集采落地存在时间差，可能会抵消部分政策红利

冠脉支架是I25.1病种患者使用的主要耗材中首个带量采购的高值医用耗材，其降价幅度达到94.59%。药物涂层球囊平均降价幅度也达到75.01%。作为配套产品使用的血管介入球囊经历了联盟二批和联盟五批带量采购两次降价，最终降价幅度达到80.08%；导引导管和导引导丝价格平均降幅分别为21.78%和24.87%（表4-15）。在高值医用耗材价格显著降低的情况下，对不同研究阶段I25.1病种患者医疗费用变化情况进行分析（表4-16），省采阶段和国采阶段患者次均医疗总费用、次均基本医保基金支出和次均个人负担费用与集采前相比并未下降，由此可知集采阶段医疗总费用控制不佳，集采政策成果并没有惠及广大患者。DRG医保支付方式改革落地实施后患者次均医疗总费用、次均基本医保基金支出和次均个人负担费用较集采阶段（省采阶段＋国采阶段）分别降低14.81%、14.16%和19.74%。住院效率指标统计结果显示，DRG实施后平均住院日较集采前缩短1.30天，较集采期间（省采阶段＋国采阶段）缩短1.58天。

江苏省药物涂层球囊集采落地时间晚于冠脉支架。临床使用数据（表4-17）显示，冠脉支架集采后次均使用数量下降，而尚未进行集采的药物涂层球囊次均使用数量上升。2022年因药物涂层球囊集采落地，其需求得到了更加充分的释放。综合冠脉支架和药物涂层球囊在同一阶段的平均单价（表4-15）和次均使用数量（表4-17）的差异和不同阶段其平均单价变化和次均数量变化情况可知，功能上协同性和互相替代作用的耗材未被集采或集采落地时间有差异时，临床上存在一定的替代使用现象，可能导致冠脉支架集采带来的政策红利被部分抵消。

表4-15　I25.1病种相关耗材价格变化

耗材类型	平均价格/元				价格降幅/%
	集采前（2019年1—6月）	省采阶段（2020年1—6月）	国采阶段（2021年1—6月）	DRG实施阶段（2022年1—6月）	
冠脉支架	10 984.61	6 533.36	859.18	593.88	94.59
冠脉药物涂层球囊	25 293.1	24 820	24 414.06	6 321.29	75.01
血管介入球囊	3 244.49	1 326.02	675.05	646.4	80.08
冠脉导引导丝	626.47	641.11	557.82	490.01	21.78
冠脉导引导管	974.24	937.46	830.79	731.93	24.87

数据来源：南京市某三甲医疗机构使用数据。

表4-16　不同阶段I25.1病种患者医疗费用、基本医保基金支出、患者个人负担及住院情况

集采时间段	集采前（2019年1—6月）	省采阶段（2020年1—6月）	国采阶段（2021年1—6月）	DRG实施阶段（2022年1—6月）
平均住院日/天	7.93	9.1	7.66	6.63
次均医疗总费用/元	45 760.43	46 185.05	46 267.55	39 387.76
次均基本医保基金支出/元	27 530.83	27 858.39	26 434.38	23 162.89
次均患者个人负担费用/元	14 764.83	14 899.05	16 815.44	12 904.22

表 4-17　不同阶段 I25.1 住院患者主要耗材使用数量

单位：个

集采时间段	次均冠脉支架使用数量	次均药物涂层球囊使用数量	次均导丝类耗材使用数量	次均导管类耗材使用数量	次均使用血管介入球囊数量
集采前（2019 年 1—6 月）	0.76	0.06	2.27	2.26	1.24
省采阶段（2020 年 1—6 月）	0.70	0.12	2.00	2.31	3.15
国采阶段（2021 年 1—6 月）	0.70	0.12	1.89	2.30	1.00
DRG 实施阶段（2022 年 1—6 月）	0.74	0.29	1.98	2.54	1.57

数据来源：南京市某三甲医疗机构使用数据。

2.DRG 医保支付方式改革后控费效果显著，集中带量采购对控制重点医用耗材成本具有积极意义

DRG 医保支付方式改革目的之一就是激励医疗机构主动规范医疗服务行为，在节省成本的基础上提高诊治水平和服务质量，使有限的医保基金被更高效地使用，实现医保、医院和患者三方共赢。I25.1 病种患者住院费用结构情况（表 4-18）显示，该病种下耗材费用占比最高，集采前该项费用占总医疗费用的比例超过 50%。该病种控制医疗总费用路径有两条：路径一是持续规范诊疗行为；路径二则是对该病种下使用量较大的球囊、导引导丝和导引导管类耗材进行带量采购，从而起到控制医疗机构成本的作用。

3. 集采控费为调整医疗服务项目价格调整提供空间，DRG 支付方式改革有助于费用结构进一步合理化

观察不同阶段 I25.1 病种患者住院医疗费用结构（表 4-18）可以发现，药品费用占比分别为 14.85%、19.37 %、23.56 %、19.71%，呈上升趋势。费用占比上升可能是药品使用品种和人均使用量发生变化、临床药品使用结构调整所致，这也表明对于合理用药包括辅助用药在内的情形还需不断深化。该病种患者住院费用中占比最高的耗材费用的比例由 58.18% 下降至 45.07%，耗材费用占比下降明显可见。医用耗材集采改变了原有的临床上大量使用昂贵进口产品的情况，医疗机构转而考虑使用质优价宜的国产耗材，改变了原有临床过程中"以耗养医"的局面。以物耗为主的其他医疗服务项目费用（床位费、放射费、化验费）占比变化不显著。体现医务人员劳务价值的医疗服务项目费用（护理费、检

查费、手术费、诊察费、治疗费）占比持续上升，分别为 17.42%、18.26%、21.31%、24.21%。其中手术费用占比由 2.84% 上升至 4.61%，治疗费用占比由 9.78% 上升至 14.16%。反映医疗机构临床医生劳务价值的各项费用占比上升明显，医疗费用结构发生变化。

表 4-18　不同阶段 I25.1 病种患者住院医疗费用结构

项目	医疗费用 / 元				费用占比 / %			
	集采前（2019 年 1—6 月）	省采阶段（2020 年 1—6 月）	国采阶段（2021 年 1—6 月）	DRG 实施阶段 (2022 年 1—6 月)	集采前	省采阶段	国采阶段	DRG 实施阶段
次均药品费用	6 795.04	8 946.24	10 900.15	7 761.75	14.85	19.37	23.56	19.71
次均耗材费用	26 625.69	23 950.30	20 375.87	17 751.02	58.18	51.86	44.04	45.07
次均护理费用	588.56	673.34	584.39	515.33	1.29	1.46	1.26	1.31
次均检查费用	1 460.39	1 458.22	1 396.65	1 449.57	3.19	3.16	3.02	3.68
次均手术费用	1 301.11	1 705.58	2 106.31	1 815.93	2.84	3.69	4.55	4.61
次均诊察费用	147.23	170.22	151.91	176.22	0.32	0.37	0.33	0.45
次均治疗费用	4 477.44	4 426.05	5 620.76	5 575.63	9.78	9.58	12.15	14.16
次均床位费用	656.57	745.12	569.98	492.07	1.43	1.61	1.23	1.25
次均放射费用	454.26	377.15	374.72	281.23	0.99	0.82	0.81	0.71
次均化验费用	3 022.31	3 278.55	3 660.83	3 281.10	6.60	7.10	7.91	8.33
次均医疗费用	45 760.43	46 185.05	46 267.55	39 387.76	100.00	100.00	100.00	100.00

第七节　企业全产品整体带量采购实施效果评估

一、企业整体谈判理论层面的可行性

1. 谈判实现的三个前提条件

谈判能够顺利开展，最终取得谈判各方都能接受的成果，需要满足以下三项基本前提条件：

其一，谈判的主体应是理性的[1]。谈判需要多方主体共同参与完成。尽管每一次谈判的情形不同，但谈判主体追逐各自利益最大化是所有谈判的基本出发点和最终目的。谈判各方为了达到这一目的就需要做出理性的抉择，因此谈判常常是需要做理性抉择的过程。在企业整体谈判背景下，谈判主体主要为医保管理部门和耗材生产企业两方。医保管理部门以实现医保基金战略购买和进一步减轻患者个人负担为最终目标；耗材生产企业或以保住南京市已有市场份额，或以进一步打开南京市场为最终目标。两方为实现各自利益最大化进行谈判。

其二，谈判涉及利益的协调与交换。一般来讲，双方会寻求怎样达到它们的共同点，找到对双方都公正、合理的方案。换言之，成功的、公平的谈判都会取得双赢的结果。医保管理部门和企业双方的利益不完全一致，分歧是客观存在的，由此引发的对降价幅度协商的过程正是双方追求各自利益最大化的一种博弈行为。双方因彼此的存在而存在，存在着互惠互利的共同利益，同时双方又有着不同的利益，双方都想以最少的付出换来最大的回报。这是个矛盾的统一体，但同时也是谈判进行的基础，双方也必须在各自所追求的目标间寻找平衡，使双方的利益都能得到一定程度的满足。

其三，谈判应当是制度化的。既然谈判双方认定谈判是解决彼此分歧的最佳方式，那么为了维护各自长久的利益，双方会选择将谈判制度化，因为制度化的做法可为双方提供信息，减少成本，提高透明度，以促进协议达成。

2. 谈判适用场景的理论依据[2]

基于不完全信息静态博弈理论和拍卖理论，在将所有的采购者（医保方）和投标者（耗材生产企业）均认定为风险中性、投标者对称、产品成本服从均匀分布且买卖双方具有同

---

[1] 佘云霞. 对集体谈判的理论分析 [J]. 工会理论与实践. 中国工运学院学报，2004(1): 13-17.
[2] 马俊，吴兴海. 谈判采购与招标采购的交易效率比较 [J]. 管理评论，2008(9): 26-32, 64.

等耐心的情况下，当参与耗材生产企业数量在 3 家以内时，采用谈判这一方式更容易达成双方效益最大化的目标。

二、单品种带量采购与企业全产品带量采购差异的比较

基于与单品种耗材带量采购的对比，企业整体谈判作为南京市耗材治理的创新谈判方式，创新之处在于：

1. 带量方式新

耗材集中带量采购中，约定采购量原则上不低于统计年度内采购联盟中具备相应资质的公立医疗机构在采购平台总采购量的 80%；而企业整体谈判以定点医疗机构上一年度实际采购该公司本次谈判产品采购金额作为指导性预采购量。采购量的确定由带量采购转变为带金额采购。

2. 测算方式新

企业整体谈判根据参与企业产品种类进行分组谈判，对不同产品因材施策，设置不同的降价幅度，只需所有产品种类综合降价幅度达到专家组对该企业的预期降幅；而传统意义上的带量采购采取竞价的方式得到最终降幅。

医用耗材不同于药品，绝大多数医疗机构需要企业提供伴随服务，而降价势必会使企业提供免费伴随服务的积极性降低。除此之外，降价幅度过大也会影响企业在研发费用方面的投入，导致企业可持续发展受阻，进而影响产业创新与发展，最终影响医疗机构的医疗服务水平和患者的医疗体验。因此，合理降低价格是企业整体带量采购降低价格谈判的关键所在。

想要推进企业整体产品降低价格谈判顺利实施，就需要明确谈判的目的不是把企业淘汰出局，而是通过协商谈判的方式促进企业降低医用耗材价格，充分体现医保管理部门对企业的尊重，让企业以更容易接受的方式参与到改革的过程中来。根据医药上市公司销售额在 30% ~ 50% 的历史数据，以全产品线产品综合降价幅度控制在 30% 为企业整体谈判目标。在适度降低医用耗材费用的基础上，企业不仅可以通过"带量"弥补损失，还可以锁定市场份额，留足后期服务、研发费用。这样不仅能使医用耗材价格降低，惠及患者，还保持了企业的创新动能，有利于企业可持续发展。

3. 谈判流程新

谈判不设企业报价轮次的限制，给予企业充分沟通的时间和空间。整个谈判共分为三个时期：

（1）谈判前期准备：在企业响应邀约到最终谈判期间由医保局组建专家小组，围绕应

表 4-19　企业整体降低价格谈判实施方案基本情况

企业整体谈判具体内容		选择原则
范围选择	谈判品种的选择	市医保局重点将部分临床使用量大、采购金额高、临床使用较为成熟、市场竞争较充分、同质化水平较高的医用耗材纳入采购范围
	谈判企业的选择	①已经取得集中带量采购范围内产品合法资质的医疗器械注册人（备案人）； ②在江苏省药品（医用耗材）阳光采购和综合监管平台（以下简称"省平台"）阳光挂网（含备案采购，下同），且已维护国家医保医用耗材分类与代码，在质量标准、生产能力、供应稳定性、企业信用等方面达到带量采购要求的生产企业均可参加； ③境外医疗器械注册人（备案人）应当指定我国境内唯一企业法人协助履行相应法律义务； ④申报产品应符合国家有关部门的质量标准要求，并按国家有关部门要求组织生产，在本次联盟带量采购申报截止日前两年内无省级及以上药品监督管理部门的质量检验不合格记录； ⑤申报产品及对应的所有规格型号在采购周期内应满足省内参与医疗机构的采购需求； ⑥申报企业未被列入当前《全国医药价格和招标采购失信企业风险警示名单》，未被江苏省依据医药价格和招标采购信用评价制度评定为"特别严重"或"严重"失信等级
	医疗机构的选择	具备相关品种采购资质的公立医疗机构（含军队医疗机构）均应按要求参加。医保定点社会办医疗机构自愿参加
约定采购量		以该产品原有市场份额涉及采购金额为约定采购量
采购规则		①根据医用耗材临床使用特点、标准化程度等因素因材施策，确定平均初始降幅； ②资质符合要求的企业自愿参加，自主报价，采购联盟专家和企业就产品价格进行谈判； ③按照量价挂钩的原则，明确中选企业的约定采购量，合理订立采购协议
配套政策	确保优先使用	医疗机构应优先采购集中采购中选产品，中选产品列入"优先采购"的管理类别，鼓励引导医疗机构优先采购使用
	确保回款	建立集中带量采购预付机制，医保基金按不低于年度约定采购金额 30% 的比例预付，并按照医疗机构采购进度从医疗机构申请拨付的医疗费用中逐步冲抵预付金
	探索医保支付协同标准	对于医保支付范围内的集中采购高值医用耗材，中选产品医保支付标准按照中选价格确定，非中选产品医保支付标准不高于类别相同、功能相近的产品的最高中选价格
	开通挂网绿色通道	对整体谈判企业 600 种新产品予以挂网采购
	完善医疗机构激励机制	当年不纳入 DRG 结算体系，对集中带量采购节约的医保资金实施结余留用政策

约企业产品进行价格、质量等方面的评估，形成预降价幅度。专家小组成员由医保局根据谈判涉及的产品品类从专家库中随机抽取相关方面的专家组成谈判小组与企业进行谈判。

（2）谈判中期：谈判主要围绕着应邀企业产品降幅，谈判专家以采购使用量、市场份额和市场开拓为抓手，多角度鼓励企业降价，以期获得双方满意的成果。

（3）谈判后期：谈判结果实施以一至两年采购周期为界，多政策、多渠道保障谈判结果落地实施。针对企业关心的医疗机构实际使用、采购金额及时结算等问题均给予充分保障，在企业方能切实保障供应、保障质量的前提下给企业续约谈判以及新上市品种优先纳入医保支付范围的机会，多层次保障整体谈判成效。

4. 谈判效率高

国务院常务会议为 2022 年集中带量采购工作划定了工作重点，要求逐步扩大高值医用耗材集采覆盖面。而如今"一品一策"的集中带量采购从谈判到落地，实施效率相对较低。在医用耗材种类繁多的背景下，企业整体降低价格谈判是以企业为单位对企业全产品系列实施整体带量降低价格谈判。这样做可以达成一次谈判覆盖多个品种的目标，临床应用广，可以大大提高医用耗材治理效果。

综上所述，相比于单品种耗材集中带量采购，企业整体谈判有自己的特点和优势如表4-20 所示。

表 4-20　单品种耗材集中带量采购与企业整体谈判情况的对比

谈判方式	单品种耗材集中带量采购谈判	企业整体谈判
价格降幅	高，以冠脉支架为例，降价幅度达到 93%	较为温和，普遍在 30% 左右
降价范围	相对较窄，以"12 · 30"带量采购为例，经过谈判降价的品种有 29 种	范围广，以深圳迈瑞生物医疗电子股份有限公司为例，经过谈判降价的品种有 1 224 种
谈判效率	相对较低，耗费大量精力对可互相替代的医用耗材进行分类，对联合使用的多种高值医用耗材需要进行科学组套	高，不涉及临床替换，企业全产品打包谈判
谈判产品限制	限制较多，更适用于竞争充分的医用耗材，部分类别医用耗材在细分领域无可替代产品的很难进行集中带量采购	没有限制
中选产品品质	竞价方式，中选结果具有一定的不可控性	龙头行业，产品品质有保障
供应格局	容易出现供应不足	与过去一致
落地难度	医疗机构可能面临需要改变过往熟悉的临床使用习惯，改用新的产品。需要一定的磨合期	临床使用习惯不会被轻易改变，避免产生新的适应期

三、企业全产品整体带量采购价格谈判实施效果

企业整体谈判对于实现医疗、医保、医药和医院"四医"利好，主要表现在以下几个方面：

1. 对患者的影响

（1）患者可获得性明显提高

企业整体谈判选取临床认可度高、市场占有率大的优质企业，将其所有产品"打包"谈价，可极大降低参保群众的医疗费用，使临床操作流程、患者使用体验不必因厂家更替而变化，做到降价格不降质量，减利润不减服务，更好地为参保群众提供优质、高效、便捷的医疗服务。

企业整体谈判覆盖医用耗材产品范围广，能够满足患者的多样化需求；企业整体谈判后保留了原有的供货渠道，耗材产品进院流程畅通，产品供应稳定，患者可以及时快速地用到降价后的医用耗材产品。

医保局在市场准入和医疗机构准入中对参与企业整体谈判的企业所拥有的创新产品或者尚未进入南京市医疗机构使用的产品开放"绿色通道"，即简化了该类产品入院流程。这一举措使得企业产品能够快速进入医疗机构，并率先投入临床使用，使患者能够更快使用新的医疗产品，享受到更加优质、高效和便捷的医疗服务。

（2）患者可负担性明显提高

以 WG 公司参与企业整体谈判的耗材品种之一骨科耗材为例，在假设患者一次仅使用一个关节类耗材的前提下，根据 WG 耗材参与企业整体谈判后平均采购价推算使用该种耗材进行治疗的人均耗材费用变化情况，结果如表所示。根据《南京市医疗保险支付目录管理办法》和江苏省《关于高值医用耗材联盟采购支付配套措施的通知》文件，明确纳入医保支付范围内的特殊医用耗材的支付标准。参保人在定点医疗机构检查时，先由个人自付一定比例，剩下费用按医疗保险规定结付，患者使用关节类胫骨近端外侧微创锁定板人均自付费用占人均可支配收入比例的变化如表 4-21 所示。

表 4-21　患者使用胫骨近端外侧微创锁定板人均自付费用占人均可支配收入比变化情况

项目	企业整体谈判前（2019 年）	企业整体谈判后（2020 年）
人均耗材费用 / 元	14 982	10 488
人均自付耗材费用 / 元	5 987.4	2 390.4
人均可支配收入 / 元	57 610	60 606
人均自付耗材费用 / 人均可支配收入	10.39%	3.9%

企业整体谈判前后患者人均自付耗材费用占人均可支配收入的比例有明显下降趋势，由原先的 10.39% 降到现在的 3.9%，从另一个角度再次证实企业整体谈判的实施落地能在一定程度上能减轻患者的医疗费用负担。

综上所述，企业整体谈判通过选择惠民力度大、临床认可度高、市场占有率大的优质企业，将其所有产品"打包"谈价，可极大降低参保群众的医疗负担，并通过扩大医用耗材覆盖品种、加快新产品从准入到医院推广的进程，更好地为参保群众提供优质、高效、便捷的医疗服务。因此企业整体谈判提升了医用耗材的可及性和可负担性。

2. 对医药企业的影响

（1）企业通过企业整体谈判实现其市场策略

在集中带量采购大势的驱动下，企业的市场策略必须谨慎。在充分竞价的模式下，一到两个百分点的价格差距就有可能导致企业错失一整个医用耗材市场；而企业整体谈判是一个共同形成决定的过程，谈判各方都需要遵守共同价值、共同目标、共同利益和共同解决问题等原则，目的是寻找到一个各方都能接受且兼顾各方利益的解决方法，最终实现双赢。其中 DB 公司在企业整体谈判中，其 8 类耗材成功保住了原有市场份额，并在带金额采购的约定下实现了企业医用耗材产品在南京地区销量的增加；MR 公司则实现了其体外诊断试剂（IVD）和骨科耗材打入南京市场的战略目标。

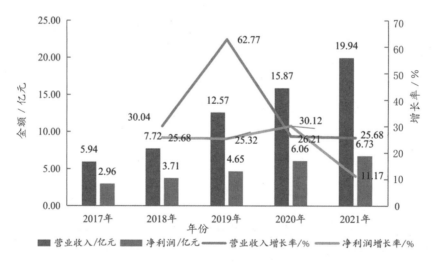

图 4-18　2017—2021 年 DB 公司营业收入、净利润及其增长率

（2）企业利润整体保持平稳，主打产品在总营业额中比重有所提升

DB 公司致力于高值耗材的研发，主要聚焦骨科医疗器械领域。企业的主要产品包括骨科创伤类植入耗材、脊柱类植入耗材、关节类植入耗材、运动医学及神经外科类植入耗材、

微创外科类耗材、口腔种植类植入耗材等多个领域的各类耗材产品，覆盖骨科植入类耗材领域全产品线。2021年6月人工关节开启国采模式，DB公司的髋关节产品系统及膝关节产品系统均中标。自2017年以来DB公司营收整体处于高增长状态，但2021年营收和净利润的增长有所放缓，可能由于人工关节医用耗材集采在该年进行，企业中选的骨科耗材产品的营收和净利润受到影响。整体而言DB公司整体营收和净利润均在持续增长，集采常态化背景下，多产品线能够为企业抵御行业变化带来的冲击。DB公司整体谈判品种为占其总营业收入比重最高的骨科创伤类和骨科脊柱类产品。两类产品带来的营业收入不断提高，尤其是骨科脊柱类产品，它所带来的营业收入占总营收的比重不断提高（表4-22）。

表4-22　2019—2021年DB公司不同医用耗材营业收入情况

项目	2019年		2020年			2021年		
	金额/亿元	占营业收入比重/%	金额/亿元	占营业收入比重/%	同比增减/%	金额/亿元	占营业收入比重/%	同比增减/%
营业收入	12.57	100	15.87	100	26.21	19.94	100	25.68
创伤类产品	7.97	63.38	9.8	61.80	23.06	11.27	56.54	14.97
脊柱类产品	2.65	21.08	3.69	23.27	5.65	5.65	28.35	53.14
微创外科类产品	0.92	7.29	1.11	7.03	21.69	1.49	7.50	34.20
神经外科类产品	0.34	2.74	0.38	2.40	10.64	0.44	2.20	14.93
手术器械	0.21	1.69	0.29	1.80	34.51	0.2	1.03	-28.36
其他产品	0.48	3.82	0.58	3.70	22.31	0.87	4.38	48.87

以IVD耗材为例进行研究，IVD是指在疾病的预测、预防、诊断、治疗监测、预后观察和健康状态评价的过程中，用于人体样本体外检测的试剂、试剂盒、校准品、质控品等产品，可以单独使用，也可以与仪器、器具、设备或者系统组合使用。IVD耗材可根据风险程度、检测原理和检测场所进行分类。其中按风险程度高低分类，IVD可分为三类。按照检测原理分类，IVD可分为五类：分子诊断试剂，生化诊断试剂，微生物诊断试剂，血液、体液诊断试剂和免疫诊断试剂。按照检测场所分类，IVD可分为两类：即时检验（POCT）试剂、中心实验室诊断试剂。

选择IVD为个案进行研究的原因如下：①图4-19、图4-20统计结果显示2019年全球体外诊断行业市场规模在医疗器械市场中占13%，居首位。在我国同样如此。②基于当前 IVD 采购现状。截至 2022 年 7 月，25 个省份发文将 IVD 挂网，IVD 属于挂网目录内的产品，各级医疗机构与供货企业均需统一在省级采购平台进行公开网上交易；对于尚未挂网的 IVD，医疗机构可进行备案采购或者在申请挂网增补后采购。其余省份采取院级采购以及地市集中采购的形式进行体外诊断试剂的采购，由医疗机构与供货企业自行结算。
③ IVD 带量采购无论从规模和品种来讲相对较小。对 IVD 带量采购地区、带量采购品种和降价幅度进行统计，结果如表 4-23 所示。

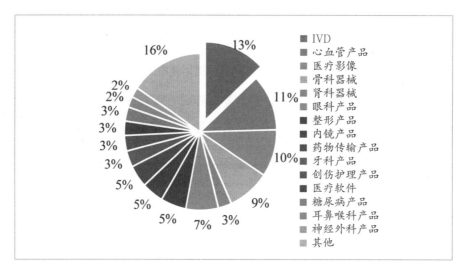

图 4-19　2019 年全球医疗器械细分市场占比

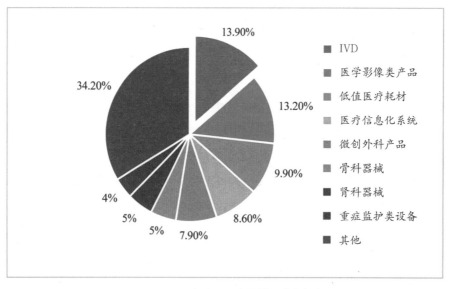

图 4-20　2021 年中国医疗器械细分市场占比

表 4-23　全国范围内开展 IVD 带量采购的省市基本情况

	江西省牵头 23 省以省际联盟为形式开展耗材带量采购	江苏省与某邻省省际带量采购	南京市牵头以地市联盟开展带量采购	福建省宁德市《关于开展 2022 年第一批医用耗材带量采购的公告》	南京市"12·30"带量采购	三明联盟—2 省 17 市联盟
带量采购模式						
采购主要产品类别	生化诊断试剂（肝功能类生化检测实验测定、附带材校准品和质控品）	免疫诊断试剂（化学发光法）（包含肿瘤相关抗原测定、感染性疾病检测、心肌疾病实验诊断、激素测定、降钙素原检测等 5 大类 23 小类产品）	涉及免疫诊断试剂，血液、体液诊断试剂，生化诊断试剂等多项分类（肝功能三项、血常规、尿常规用试剂、乙肝病毒抗体测定试剂盒、癌抗原测定试剂盒、钙素原检测试剂盒等）	凝血功能检测项目试剂、血细胞分析项目试剂、感染性疾病检测项目试剂、POCT 试剂、一次性血糖试纸	一次血糖试纸	一次性血糖试纸
涉及企业	中选企业 131 家	中选企业	深圳迈瑞生物医疗电子股份有限公司、深圳普门科技股份有限公司	凝血功能检测项目试剂（2 家）、血细胞分析项目试剂（2 家）、感染性疾病检测项目试剂（2 家）、POCT 试剂（2 家）、一次性血糖试纸（2 家）	中选企业（葡萄糖氧化酶法 3 家，葡萄糖脱氢酶法 3 家）	中选企业（4 家）
平均价格降幅	52.70%	47.02%	深圳迈瑞生物医疗电子股份有限公司产品综合降幅 35.5%，深圳普门科技股份有限公司产品综合降幅 45.72%	52.70%	47.02%	62.92%
落地执行时间	2022 年 11 月开展，暂未落地执行	2021 年 11 月	2022 年 1 月	2022 年 11 月开展，暂未落地执行	2021 年 11 月	2022 年 1 月

研究统计了南京企业整体谈判实施前后 IVD 主要企业的市场份额，进口、国产企业市场份额的变化，如表 4-24、表 4-25 所示。统计结果显示：前 50 位 IVD 耗材采购供货企业中进口企业的数量由 2020 年的 23 个下降为 2022 年的 17 个，相对应的国产企业数量由 2020 年的 28 个上升至 2022 年的 33 个，国产企业市场份额和数量占比均呈上升趋势。IVD 耗材企业整体谈判落地时间为 2022 年 1 月，以 MR 公司为研究对象，从 2020 年开始，该企业的 IVD 市场份额由 1.60% 上升至 2022 年的 2.48%，该企业 IVD 耗材的市场份额总排名由第 12 位上升至第 6 位，2 年内排名跃升较快，在国产企业中的排名则由第 5 位上升至第 3 位。可见企业整体谈判对企业而言整体利好。

同时研究还统计了医疗机构带量采购企业产品的完成程度（表 4-26），发现 MR 公司 2022 年全年医疗机构 IVD 带量采购任务为 4 179.56 万元，2022 年 12 月底 MR 公司 IVD 实际带量采购金额为 5 238.43 万元，IVD 带量采购任务完成进度超过 100%，高达 125.33%，该现象反映出医疗机构带量采购执行良好且对该企业耗材认可度较高。

表 4-24　2020—2022 年南京 IVD 市场销售情况

年份	总销售金额 / 元	前 50 位企业中进口企业销售金额 / 元	前 50 位企业中进口企业数量 / 家	前 50 位企业中进口企业销售金额占比 / %	前 50 位企业中国产企业销售金额 / 元	前 50 位企业中国产企业数量 / 家	前 50 位企业中国产企业销售金额占比 / %
2020	1 061 608 677	455 407 137.3	23	58.62	321 480 598.9	28	41.38
2021	1 429 893 533	636 508 140.1	22	61.20	403 599 192.2	28	38.80
2022	2 115 401 463	727 811 562.5	17	51.05	697 797 592.3	33	48.95

表 4-25　2020—2022 年 MR 公司南京 IVD 市场销售情况

年份	销售金额 / 元	南京 IVD 市场份额 / %	市场份额总排名（在国产企业中排名）
2020	16 975 675.88	1.60	12（5）
2021	28 849 080.78	2.02	8（2）
2022	52 384 317.40	2.48	6（3）

表 4-26　2022 年 MR 公司整体谈判带量采购完成程度

计划完成总金额 / 万元	4 550.50	实际完成总金额 / 万元	8 428.40	总金额完成进度	185.21%
计划完成 IVD 试剂带量 采购总金额 / 万元	4 179.56	实际完成 IVD 试剂带量 采购总金额 / 万元	5 238.43	IVD 试剂带量采购 总金额完成进度	125.33%

对医保部门而言，目前根据《国家医疗保障局对十三届全国人大四次会议第 1593 号建议的答复》（医保函〔2021〕90 号），"现行医疗服务项目的设立，对医用耗材进行了捆绑式的管理，尽可能将医用耗材合并在医疗服务项目内，不允许单独向患者收费。对于少数高值、使用数量不确定、品规差异较大的医用耗材，通过除外内容的方式，允许医疗机构在项目之外向患者收费。"可见目前 IVD 耗材的医保支付方式主要是打包在医疗服务项目中付费，因此医保控费对该类耗材的影响尚不显著。

对于患者而言，IVD 耗材属于医疗机构成本，IVD 耗材的带量采购可以使医疗机构从成本端进行费用控制，且医疗服务项目价格调整存在滞后性，因此该类耗材集采红利不能立马从患者端看出。由此体现出技耗分离在 IVD 收付费机制中的必要性。

（3）有助于企业加大研发投入，实现转型

以 DB 公司为例，自 2019 年以来其用于研发的人员数量、投入研发金额呈现增长态势，用于研发的投入不断提高，集采模式下，企业转型研发领域已经初现端倪（表 4-27）。

表 4-27　2019—2021 年 DB 公司研发投入情况

项目	2019 年	2020（同比增减 / %）	2021 年（同比增减 / %）
研发人员数量 / 人	352	416（18.18）	523（25.72）
研发人员数量占比 / %	15.49	16.67（1.18）	16.65（-0.02）
研发投入金额 / 亿元	1	1.28（27.54）	1.67（30.50）
研发投入占营业 收入比例 / %	7.98	8.07（0.09）	8.38（0.31）

企业整体谈判为企业创新产品开通了绿色挂网通道，并实施耗材分级分类管理等一系列配套措施，有助于提高临床检验产品与临床使用的契合度，有助于企业不断优化升级自己的产品，加速企业转型以及实现多方共赢。

（4）通过医疗机构临床使用过程中的不断筛选，帮助企业实现产品更新换代

由于企业整体谈判并不要求所有医疗机构严格按照约定采购量完成带量任务，而是以完成最终总体采购金额任务量为目标，医疗机构可以适当调整各采购品种的数量。因此与医疗机构严重不适配的产品或者在临床使用中发现的"不合格"产品，必然会被淘汰。医疗机构为完成带量任务，需要加大与临床适配度高的产品或者临床中使用的"优秀产品"的采购数量，从而帮助企业实现产品更新换代。

3. 对医疗机构临床使用习惯的影响

南京市企业整体谈判总体来说保留了现有的市场结构，尊重医疗机构临床科学，促使使用成熟的产品整体降价。于医疗机构而言，医院以低价获取同质的产品及服务，节约了采购资金，也能够保证医用耗材产品稳定供应；在引导降价的同时，保留医患双方选择其他同类产品的空间，维持良性市场竞争格局。

对医务人员来说，产品配送及配套服务与过去一致，充分考虑了医生的临床使用习惯，避免新的适应磨合，对医生所使用医用耗材的选择范围影响不大。同时，在企业整体谈判模式下，医用耗材使用方式和数量将受到更严格的监管，诊疗工作流程将更加标准化、规范化。

综上，企业整体谈判能够充分尊重南京地区三级医疗机构集中的特点，尊重医院医生临床使用先进技术优质产品的习惯，尊重本地参保消费者对使用高品质医疗产品的实际需求，实现了产品价格下降、基金节约与各方面的良好结合，得到了医疗机构、企业两方面的配合，体现了"三医"联动的效应，形成了一个良好、互利共赢的局面。

4. 企业整体谈判问题及对策

企业整体谈判作为南京市医用耗材治理的创新谈判方式，大大提高了医用耗材治理效果，为医用耗材治理提供了新思路、新方法，为其他有条件的地市提供了可以借鉴的新经验。尽管在政策实施过程中从采购品种遴选、参与采购的企业遴选，再到采购规则等都在不断完善，但因为谈判涉及的医用耗材品种繁多、各个医疗机构情况不同，企业整体谈判在落地实施过程中仍会面临各种各样的问题。

（1）耗材治理仍需深入推进

医用耗材全领域治理仍然任重道远。经过 6 家企业整体谈判，共计有 3 000 种医用耗材进行了降价，但对比整个医用耗材目录，仍然只覆盖了临床使用的医用耗材中较小的一部分，多数耗材价格虚高、中间费用突出的现象仍然十分普遍，医保基金和群众支出负担仍然需要进一步减轻。理顺医用耗材价格体系，完善全流程监管，仍需深化改革、持续创新，推进集中采购提速扩面。

（2）谈判产品执行还有提升空间

集采耗材落地均存在不平衡。总体采购量和采购金额能够顺利达成，但是部分产品在医疗机构落地仍然存在困难，具体表现在：一些 IVD 为专机专用试剂，一旦决定启用，需要完成购买仪器、装修厂房、进入临床、与既往试剂结果进行差异性分析等一系列前期工作，整个过程需要耗费一定的时间，极有可能导致医疗机构不能在规定时间内完成采购任务；除此之外，由于国家集采、省级采购以及联盟采购过程中可能会碰上需要医院同时完成多项带量任务（采购不同品牌同类医用耗材）的情况，医疗机构存在带量压力。带量采购还需考虑特殊科室的医用耗材，比如儿科医用耗材。

因此，接下来要在不降低企业已有市场份额的基础上，进一步扩大企业医用耗材整体带量降低价格谈判的范围，扩大挂网产品降价覆盖面，针对未参与整体谈判的企业实施集采产品联动降价和开展未中选产品梯度降价两项配套措施；同时进一步探索分类采购计划的实施，通过实施分类采购计划指导医疗机构分类采购，进一步规范定点医疗机构采购行为，引导医疗机构优先使用质优价宜的医用耗材。

第八节　南京市共享耗材成果机制实施效果评估

一、最低价格谈判对接和联动降价的区别与联系

最低价谈判对接与联动降价，本质都是为了提高价格治理效率，引入外省市耗材价格，共享耗材集中带量采购成果而建立的耗材价格治理模式。本节将从降价方式、作用效果、价格形成机制、价格确定方式等多个方面对比两种耗材治理新模式（表 4-28）。

表 4-28　最低价谈判对接和联动降价的区别与联系

耗材治理模式		最低价谈判对接	联动降价
相同点	降价方式	针对现有挂网耗材，引入外省市耗材价格	
	作用效果	持续提高了价格治理效率	
		最大程度地保留了原有临床诊疗习惯	
不同点	价格形成机制	抓取外省市同品种耗材价格，当价格高于南京市耗材挂网价格且企业不同意价格调平方案时，开展最低价谈判	引入外省市同品种耗材集中带量采购价格，通过以量换价，实现降价
	价格确定方式	系统抓取或企业自行申报降价	外省市中选价
	价格抓取方式	系统既可能抓取现有最低价，也可能抓取既往最低价	现有中选价格
	对现有市场和企业的影响	主要针对现有挂网耗材及相关企业	会引入部分未在市阳光监管平台挂网的中选产品
	对临床诊疗习惯的影响程度	较低	相对较高
	耗材降价幅度	不同品种降价幅度不同，降幅或大或小	降价幅度整体较大
	价格调整灵活程度	较为灵活	取决于外省市降价谈判的进展程度
	分类采购类别（标识）	"鼓励采购"（蓝色标识）或"限制采购"（黄色标识）	"优先采购"（绿色标识）
	实施情况	落地应用	机制构建探索阶段

最低价谈判对接和联动降价两种耗材价格治理模式通过直接引入外省市耗材治理成果，免去了带量采购招标所需的前期流程，缩短了耗材价格降低到耗材临床使用落地的时间，提高了耗材价格治理效率。同时两种价格治理模式主要针对现有挂网耗材的价格治理，其中最低价对接谈判无带量要求，对临床诊疗习惯的影响较小；联动降价有带量要求，但是带量仅为上年度实际用量的30%，相对于由省市独立开展耗材带量采购对量的要求而言，其对临床习惯的影响相对较小。

研究用对比的方式梳理两种耗材价格治理模式在价格形成机制、价格确定方式、价格抓取方式、对现有市场和企业的影响、对临床诊疗习惯的影响程度、耗材降价幅度、价格调整灵活程度、分类采购类别九个方面的特点，进一步阐述两种耗材价格治理方式。

在价格形成机制方面，联动降价的本质仍然是带量采购，以量换价；而最低价谈判对接则要求企业对市阳光监管平台上挂网价格高于其在外省市销售价格的耗材，将其挂网价格按照外省市相同品种耗材的销售价格进行调平，因没有量作为谈判条件，因此南京市在抓取价格与企业进行谈判时，并非直接要求企业将价格降低至抓取到的最低价，而是在原有价格基础上，考虑地区差异、物流配送和比价关系，以"调平价格"的形式降低耗材费用。

在价格确定方式方面，开展最低价谈判对接价格确定方式更具多样性，一方面通过价格监测定期抓取全网耗材最低价，另一方面鼓励企业自主降低供货价格；而联动降价则以外省市中选价为准。

在价格抓取方式方面，最低价谈判对接抓取的不仅是当前的挂网最低价，甚至还会对既往最低价格进行锁定；联动降价则主要依据外省市带量采购规则下的现有中选价格。

在对现有市场、企业和临床使用的影响程度方面，开展最低价谈判对接主要面向现有挂网企业产品，不会改变医疗机构现有的临床使用习惯；联动降价可能会引入新的外省中选企业，且因为联动降价机制执行的是"以量换价"，医疗机构需要完成带量任务，这部分带量任务使得医疗机构需要改变原有使用习惯，但因为带量范围较小，且带量品种的确定需要经过大量的临床调研和专家论证，因此对医疗机构行为的影响有限，仅相较于最低价谈判对接模式对临床影响较大。

在降价幅度方面，开展最低价谈判对接的产品价格降幅差异较大，主要原因是降价品类较多，不属于同一竞价组，平均降幅一般在20%左右，整体降幅相对较小；联动降价引入的是外省市带量采购产品，其降价幅度具有一定的规律性，一般呈梯度分布且差异不大，降价幅度相比最低价谈判对接大。但本研究未能收集到联动降价产品的相关资料，不能给出联动降价产品降价幅度。

在价格调整灵活程度方面，开展最低价谈判对接灵活程度更高，可通过"最低价"监测进行定期调价；而联动降价，价格调整则很大程度上取决于其他省市开展耗材集中带量采购的进度和品种。

在分类采购类别方面，根据《关于实行医用耗材分类采购管理的实施意见（试行）》（宁医函〔2022〕41号）文件规定，对参与医用耗材集中带量采购联动降价产品实施优先采购，赋予绿色采购标识；对主动申请以全国最低价挂网价下调价格的产品和响应最低价谈判的产品实施鼓励采购，赋予蓝色采购标识；对未按照要求如实申报全国最低价挂网的产品实施限制采购，赋予黄色标识。

二、南京市共享耗材成果机制实施效果

1. 对于患者，耗材可获得性、可负担性提高

随着最低价谈判对接进一步开展和联动降价机制的实施，降价耗材的品种和数量显著上升。根据不完全统计，仅开展最低价谈判对接和企业自主申报降低医用耗材价格的耗材数量就达到 6 157 个，意味着将更多的耗材产品纳入降价控费范围之中，且最低价谈判对接、联动降价等从谈判到临床落地的时间缩短，使得耗材治理覆盖范围进一步扩大，临床患者可使用的价廉质优的耗材品种数增多，进一步满足了患者对所使用耗材的多元化需求。同时在耗材价格共享机制下，耗材价格综合降幅约为 25%，进一步减轻了患者负担。

2. 进一步挤压耗材价格水分，引导建立合理耗材价格形成机制

价格的形成受多种因素影响，是一个综合、复杂、多变的过程，医用耗材特别是高值医用耗材的价格直接影响患者的医疗服务需求和对卫生服务利用的横向公平性①。现有耗材价格形成主要通过阳光挂网、耗材"零加成"以及耗材带量采购形成规模效应进一步挤压耗材价格水分；而开展最低价格谈判对接和实施联动降价，通过建立起政府间接调控和价格管理体制，可以对价格间接调控的手段和措施进行优化，进一步挤压耗材价格水分，引导建立合理的耗材价格形成机制。

3. 最大程度地保留了原有临床医生耗材的使用习惯

医用耗材由于型号繁杂、使用繁复，在使用中普遍存在"品牌黏性"现象。若频繁更换临床使用耗材，可能会给临床诊疗使用带来困扰。南京市推行的共享治理成果机制主要针对目前已挂网、已使用的耗材。在降低耗材价格的同时也尽量减少临床使用耗材品种的变化，充分考虑临床实际的使用需求，最大程度地保证医疗机构临床诊疗行为的质量。

---

① 横向公平是指具有同样卫生服务需求的人群可以得到相同的服务。

第九节　非中选产品梯度降价实施效果评估

目前，由于南京市仅以一次性腹腔穿刺器做非中选产品梯度降价实践，一次性腹腔穿刺器型号较多、较为复杂，且为低值耗材，难以体现其价格变动与医疗负担的相关性。因此，本部分拟选用一次性腹腔穿刺器中带量采购的较高值的品种——多通道单孔腹腔穿刺器进行使用与费用分析，以南京市 2020 年 8 月—2022 年 6 月多通道单孔腹腔穿刺器使用患者医保明细数据实证研究非中选产品梯度降价成效。

1. 显著降低产品价格

通过对带量采购与非中选产品梯度降价前后产品单价进行分析可见，中选产品与非中选产品价格差异确实较大。中选产品价格出现大幅下降，平均降幅为 40.42%，最高降幅达 41.52%。非中选产品梯度降价后，相应多通道单孔腹腔穿刺器价格也显著降低，由 9 825 元下降至 5 895 元，降幅达 40%，满足梯度降价要求（表 4-29）。

表 4-29　一次性多通道单孔腹腔穿刺器价格变化情况

产品	政策前价格 / 元	政策后价格 / 元	价格降幅 /%
中选国产产品 1	3 500	2 163.8	38.18
中选国产产品 2	3 700	2 163.8	41.52
中选进口产品 1	5 500	3 245	41.00
中选进口产品 2	4 200	2 478	41.00
非中选梯度降价产品	9 825	5 895	40.00

以 2021 年 2 月 1 日 "12·30" 带量采购政策落地时间以及 2021 年 8 月 20 日非中选产品梯度降价落地时间作为两个时间节点，以实际临床使用费用来分析患者使用多通道单孔腹腔穿刺器的费用变化情况。可见，带量采购后、非中选腹腔穿刺器梯度降价后，患者次均腹腔穿刺器费用呈不断下降的趋势，非中选医用耗材梯度降价显著降低了耗材价格（表 4-30）。

表 4-30　不同时间段患者次均使用腹腔穿刺器费用变化

时间段	使用人次	次均腹腔穿刺器费用 / 元
带量采购前 （2020 年 8 月—2021 年 1 月）	76	3 306.19
带量采购后梯度降价前 （2021 年 2—8 月）	549	2 673.63
梯度降价后 （2021 年 9 月—2022 年 6 月）	1 355	2 400.13

2. 切实减轻患者负担

对 2020 年 8 月—2022 年 6 月多通道单孔腹腔穿刺器使用人次按月进行汇总分析，可以清楚地看见，带量采购与非中选产品梯度降价两个时间节点前后，多通道单孔腹腔穿刺器使用人次均明显出现上升，相比带量采购前的使用人次，带量采购后使用人次上涨显著，非中选产品梯度降价后，使用人次再次上涨至新高度，为患者临床提供了多样性（图 4-21）。

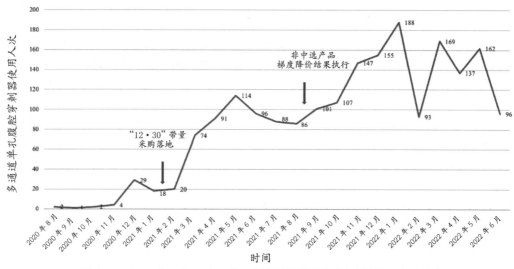

图 4-21　2020 年 8 月—2022 年 6 月多通道单孔腹腔穿刺器使用人次变化

伴随使用人次的上涨，患者医疗负担变化如何成了新的研究焦点。同样，以 2021 年 2 月 1 日 "12·30" 带量采购政策落地时间以及 2021 年 8 月 20 日非中选产品梯度降价落地时间作为两个时间节点，对非中选产品梯度降价政策效果进行分析。由表 4-31 可见，带量采购后，由于使用量增加，患者使用多通道单孔腹腔穿刺器的各项费用均有所增加，虽然次均耗材费用上升幅度较小，但患者总体医疗费用并未如期减少，反而出现了增加趋势。

在引入非中选产品梯度降价机制后，次均医疗费用总额、次均耗材费用均显著减少，同时，由于非中选产品梯度降价与医保支付标准挂钩，因此次均统筹基金支出金额、次均统筹支出占比在梯度降价后均增加，患者对政策红利的感知度更高。可见，非中选产品梯度降价能切实减轻患者负担。

表 4-31　不同时间段患者医疗负担变化情况

时间节点	次均医疗费用总额 / 元	次均统筹支出金额 / 元	次均统筹支出占比 / %	次均药品费用 / 元	次均诊疗费用 / 元	次均耗材费用 / 元
带量采购前（2020 年 8 月—2021 年 1 月）	20 115.80	1 321.97	6.57	3 546.62	10 220.97	6 324.52
带量采购后梯度降价前（2021 年 2—8 月）	25 953.89	1 324.93	5.10	4 982.33	13 688.33	7 260.12
梯度降价后（2021 年 9 月—2022 年 6 月）	18 444.50	1 517.33	8.23	2 768.13	9 403.25	6 217.88

本 章 小 结

南京市医保局不断将医药集中采购工作推向深入，把握新发展阶段，贯彻新发展理念，深入贯彻落实习近平经济思想，全方位、多层次推进医用耗材集中带量采购，着力构建医药价格治理新格局，推动医药行业高质量发展。本章重点介绍了南京市医用耗材价格治理过程中的创新谈判方式方法，从方法的提出、具体实施过程两个方面展开。以南京市"5·30"价格谈判为开端，详细介绍了南京市医用耗材价格治理模式体系：以耗材带量采购为主，辅以企业整体谈判、实施梯度降价以及开展耗材价格共享机制（联动降价和最低价谈判）等医用耗材集中采购方式。此外，还对南京市单品种医用耗材带量采购、企业全产品整体带量采购、最低价谈判、联动降价和非中选产品梯度降价五种创新谈判方式进行效果评估。在品种层面，南京市实现了耗材全面阳光挂网采购，开展了对高值医用耗材、普通耗材和诊断试剂三大领域全方位的产品集中带量采购工作。在价格层面，耗材价格治理在使医用耗材价格降低的同时，还使得医疗费用结构趋于合理，使得医务人员的医技价值得以体现。未来南京市将在扩大治理医用耗材产品覆盖面和价格形成机制方面进一步探索。

第五章
实施网上集中结算

第一节　为什么要实施网上集中结算

第二节　如何开展网上集中结算

第三节　网上集中结算工作成效

南京市开展网上集中结算探索较早。早在2007年，南京市为配合药品招标采购，深化"药房托管"改革，积极推行市属三级医疗机构药品集中托管，经市政府批准成立了南京市药品集中托管中心，对市属三级医疗机构采取以下管理办法：①药品收支纳入托管中心设立的专门账户集中管理，并研制开发了药品集中结算管理系统；②网上集中采购当期入库药品的应付货款由托管中心统一向各医疗机构收缴，再集中向供货人结付。南京市医保局成立后，在原结算基础上实现"双扩大"，将结算范围由市属11家医疗机构、24家供货商扩大至全部定点医疗机构和3 000多家供货商，采购范围由药品扩大至药品与医用耗材。

第一节　为什么要实施网上集中结算

一、开展网上集中结算的必要性

在坚持问题导向，通过优化制度、完善政策、创新方式，理顺高值医用耗材价格体系，完善全流程监督管理，净化市场环境和医疗服务执业环境的高值医用耗材治理环境中，费用结算环节总体上还是改革的空白点。费用结算是价格虚高问题的"冰底"，是少数医院维持主导地位及与不法企业利益输送的灰色链条，是耗材治理进一步突破的关键环节。

1. 优化营商环境，降低交易成本的需要

国务院为促进机关、事业单位和大型企业及时向中小企业支付款项，维护中小企业合法权益，优化营商环境，发布了《保障中小企业款项支付条例》。该条例规定机关、事业单位从中小企业采购货物、工程、服务，应当自货物、工程、服务交付之日起30日内支付款项；合同另有约定的，付款期限最长不得超过60日。机关、事业单位和大型企业不得要求中小企业接受不合理的付款期限、方式、条件和违约责任等交易条件，不得违约拖欠中小企业的货物、工程、服务款项。

根据2015年商务部发布的《药品流通行业运行统计分析报告》，2014年179家药品批发企业对医疗机构平均应收账款周转天数为122天，应收账款总额高达587.07亿元，占对公立医疗机构销售总额的37.6%——竟有三成以上医院在最快半年多后才实现付款。医疗机构在医疗市场终端处于垄断地位，企业无法承担与医院断绝业务往来的风险而通过法律手段强制执行欠款返还，因此，医疗机构拖欠货款的现象在各地屡见不鲜。

医疗机构严重占压医用耗材（药品）供应服务企业的资金，不仅导致医药企业承担着沉重的财务费用，而且严重影响了整个药品流通行业现金流状况，制约了医药行业的发展。

企业为谋求发展，往往会选择在一定程度上提高产品价格，从而保证有足够的现金流周转，提高资金周转率。因此，医疗机构拖欠供应服务企业货款是耗材价格虚高的重要诱因。

2. 减少医药腐败现象的需要

2019 年南京辖区内医院共实现收入 477 亿元，收入增长较快。按收入来源细分，医疗收入占 45%，药品收入占 39%，耗材收入占 16%，近来药品、耗材收入还有上升趋势。由于医疗服务具有特殊性和信息不对称性，患者对药品和耗材没有自主选择权，临床使用高度依赖医疗机构和医务人员，而个别医院和医务人员为了自身利益乱开方、乱用药、乱检查、乱收费。医疗卫生领域的商业贿赂主要集中在医疗设备、耗材和药品采购环节。过度治疗、带金销售、拖欠货款、收受回扣、药价虚高导致社会和群众看病贵、负担重，成为医患关系紧张的重要因素。

3. 填补治理改革空白的需要

南京市为配合药品招标采购，早在 2007 年即开始探索药品结算改革。南京市纪委、原南京市卫生局根据市政府下发的《关于推进市属三级医疗机构药品集中托管工作的实施意见》（宁改发〔2007〕307 号），经市政府批准成立南京市药品集中托管中心，对全市 11 家市属三级医疗机构集中采购药品的货款，实行由托管中心统一向各医疗机构收缴，再集中向供货人结付货款的费用结算模式，药品结算改革取得了一定的成效。2019 年 8 月，南京市医用耗材集中采购工作领导小组印发《关于开展医用耗材集中采购工作的实施意见》（宁医采组〔2019〕1 号）、《关于建设南京市医用耗材阳光监管平台的实施方案》（宁医采组〔2019〕2 号）两个文件，提出"两个扩大"的结算改革思路，即将结算的医院范围由 11 家市属公立医疗机构扩大为所有定点医疗机构，供货商范围由 24 家供货商扩大至 3 000 多家供货商；即将结算的品种由药品扩大到药品和耗材，并限定结算周期，全面实行网上集中结算。2019 年 3 月国家医保局印发《关于国家组织药品集中采购和使用试点医保配套措施的意见》，提出要保证回款，降低交易成本。医疗机构作为货款结算第一责任人，应按合同规定与企业及时结算，降低企业交易成本，严查医疗机构不按时结算货款问题；医保基金应及时向医疗机构支付结算款，鼓励有条件的地区由医保基金与企业直接结算货款。

4. 完善全流程监管的需要

集中结算需要定点医疗机构的医用耗材及药品收支纳入市医药集中采购保障中心设立的专门账户集中管理，从而实现医用耗材及药品货款向供货方统一结算。结算作为医用耗材监管过程中的重要一环，将定点医疗机构的医用耗材与企业货款结算情况纳入协议管理和年度考核，对定点医疗机构不按期回款、变相延长货款支付周期等行为及时督促纠正，对情节严重的通过协议管理予以约束。这既维护了医疗机构和生产配送企业的双方利益，也保障了集中带量采购和价格谈判等各项治理政策措施的落实，从而实现了医用耗材全流程闭环监管。

二、开展集中结算的现实基础

1. 政策基础

为进一步深化医用耗材集中采购改革，加强医用耗材规范化管理，落实国务院《治理高值医用耗材改革方案》，江苏省转发了国务院深化医药卫生体制改革领导小组印发《关于以药品集中采购和使用为突破口进一步深化医药卫生体制改革若干政策措施的通知》（国医改发〔2019〕3号），南京市紧随其后多次发文对医用耗材集中结算做出指示，以出台政策助推医用耗材治理改革，不断提升医保等管理部门专业指导和监测水平（表5-1）。

表5-1　集中结算相关政策汇总

制定政策的层级	政策名称	集中结算相关政策要点
国家层面	《关于以药品集中采购和使用为突破口进一步深化医药卫生体制改革若干政策措施的通知》（国医改发〔2019〕3号）	鼓励探索更加高效的药品货款支付办法，确保医疗机构按采购合同规定支付药品货款。鼓励有条件的地方探索药品货款支付方在省级药品集中采购平台上集中结算。加强采购药品货款支付实时监测
南京市级层面	《关于推进医疗机构、医药企业开展医用耗材（药品）集中采购和集中结算工作的通知》（宁医发〔2020〕36号）	加大集中采购和结算在年度考核中的倾斜力度，强化集中采购和结算监督管理
	《关于进一步落实定点医疗机构、医药企业医用耗材（药品）集中采购和集中结算》（宁医函〔2020〕56号）	1.规范定点医疗机构和医药企业集中采购、集中结算工作； 2.明确医用耗材（药品）集中结算周期； 3.落实结算"五率"，强化集中采购、集中结算监测考核
	《关于进一步加强医药企业医用耗材（药品）集中结算工作的通知》（宁医药采字〔2021〕5号）	细化申请率考核
	《关于深入推进医用耗材治理改革的实施意见》（宁医发〔2022〕22号）	提出完善集中结算管理，推进"五率"监管，探索医保基金直接结算
	《关于开展市属定点医疗机构中药饮片、中药配方颗粒集中采购、集中结算工作的通知》（宁医药采字〔2020〕43号）	各市属定点医疗机构、供货企业必须通过南京医用耗材（药品）招采结算系统进行中药配方颗粒的网上集中采购、集中结算

2. 技术基础

为实现集中结算政策平稳落地运行，南京市阳光监管平台与东软集团、万达信息股份有限公司和北京泰茂科技股份有限公司3家开发商对接；实现与纪委、医保局、大数据局、卫健委、医院的多方对接；最终实现其数据存储中心功能、数据治理中心功能、数据汇聚交换中心功能、服务开放中心功能等。因此，为达到整个功能上线运行的要求，采用了原型迭代的方式，经过标准制定、系统对接、开发、测试、试运行、汇报沟通等一系列工作，最终实现了系统正式上线运行。同时，引入了内外网隔离技术、微服务以及ordin7c技术，对系统进行升级，从而确保系统操作和数据流安全。

3. 平台基础

南京市依托阳光监管平台自2020年起全面推行网上集中采购、联合采购、带量采购，实现了医用耗材及药品集中结算。按照"统一、规范、高效"的原则，定点医疗机构的医用耗材及药品收支纳入市医药集中采购保障中心设立专门账户集中结算管理，以实现医用耗材及药品货款向供货方统一结算，降低交易成本，净化交易环境，维护交易双方合法权益。

依托阳光监管平台可以实现以下两大集中结算目标。一是监控配送企业保障供应，实时跟踪配送企业、配送产品、配送数量、配送时间、价格执行和产品交接等配送企业供货情况，强化对配送企业保障供应情况的监管，实行企业信用等级管理，保障临床药品和耗材及时供应。二是监控资金集中结算，在平台监管下统一收支，强化医疗机构对合同履约行为的监管，特别是对带量采购情况的监管，减轻供应企业资金占用负担，为价格谈判、降低医用耗材价格提供保障。

同时，要加强南京市招采结算平台与省阳光采购平台的联系。南京平台与省平台是一个共同促进、联动服务的整体，是省平台服务公立医院采购的延伸，是南京市非公立定点医疗机构的采购源头，是定点药店采购的重要依靠，是定点医药机构集中结算的载体。应积极做好南京平台与省平台对接工作，完善南京平台医用耗材采购目录，满足南京地区所有定点医疗机构使用医用耗材和药品集中采购需求，使南京地区所有定点医疗机构使用医用耗材能实现集中采购、集中结算、阳光运行。

第二节　如何开展网上集中结算

为切实落实全市医用耗材和药品集中结算，南京市采用综合治理手段，在阳光监管平台上实现了所有定点医疗机构与3 000多家供应商有关医用耗材和药品的全品种集中结算。同时积极探索开展集中结算推进月活动，创新引入了"五率"指标，对未完成或达到指标的医疗机构和医药企业采取日发工单、月发通报、年度考核、带量产品考核、集中结算监测月报等措施，打出监控"组合拳"，完善全流程监管。

一、明确集中结算具体流程

集中结算由南京市医药集中采购保障中心负责，在南京市医用耗材（药品）结算系统中进行，依托南京市医用耗材阳光监管平台实现监督管理。集中结算流程见图5-1。

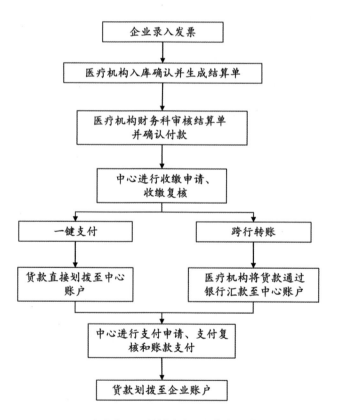

图5-1　南京市医用耗材（药品）集中结算流程图

1. 企业登录，进行发票录入

企业登录南京医用耗材（药品）结算系统，根据耗材属性——"网上采购""省标六大类""应急采购"，分门别类进行发票录入。

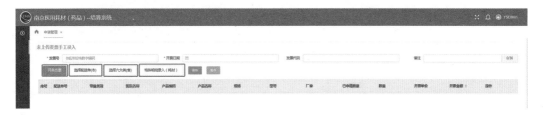

图 5-2　南京市医用耗材（药品）结算系统企业发票录入

2. 医疗机构（货物）入库确认，生成结算单

耗材的入库确认由医疗机构器械科（采购中心）根据企业送达的耗材，按照医用耗材采购平台省标和市标的不同分类标准，分别在结算系统和交易系统进行入库确认。

医疗机构药剂科或器械科收取企业提交的发票，核实无误后，点击"生成当天结算单"（同一企业同一结算期生成一张结算单），结算单进入待审核状态。结算单流转进入"医疗机构财务科"操作端进行审核。

从货物入库时间起计算结算期，系统按照带量产品 25 日、非带量产品 55 日设置倒计时提醒。

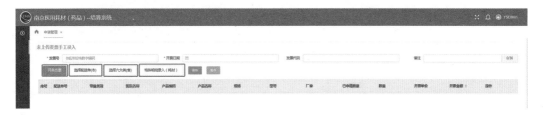

图 5-3　南京市医用耗材（药品）结算系统医疗机构入库确认

3．医疗机构财务科进行结算单审核

医疗机构财务科对结算单进行审核，点击"结算单审核"，结算单进入待付款状态。结算单流转进入"市医药集中采购保障中心"操作端。

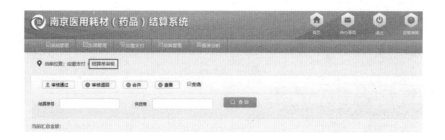

图 5-4　南京市医用耗材（药品）结算系统医疗机构财务科结算单审核

4．市医药集中采购保障中心进行收缴申请、收缴复核和账款收缴

市医药集中采购保障中心对医疗机构确认付款的到期结算单进行收缴申请，并进行收缴复核。

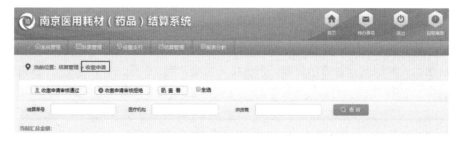

图 5-5　南京市医用耗材（药品）结算系统中心收缴申请

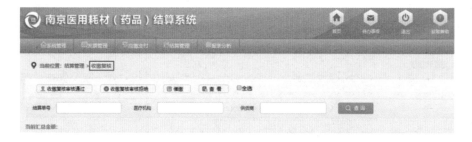

图 5-6　南京市医用耗材（药品）结算系统中心收缴复核

中心进行账款收缴一般通过两种方式：一键支付和跨行转账。一键支付，指已在指定银行开户的医疗机构的货款收缴流程。中心发出"收缴"指令后，将货款从医院账户直接划拨至中心账户。

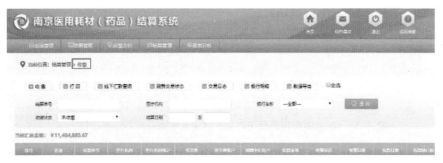

图 5-7　南京市医用耗材（药品）结算系统中心账款收缴

跨行转账，指未在指定银行开户的医疗机构的货款收缴流程。即医疗机构依据保障中心收缴复核后的结算单，通过银行汇款的方式将应付账款划拨至保障中心指定银行账户，并通过"处理跨行转账汇款"功能对银行回单、流水号等信息进行维护并提交。

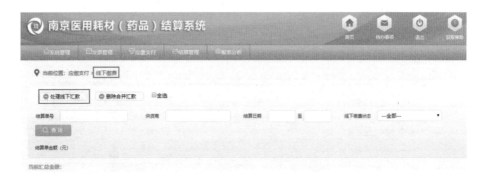

图 5-8　南京市医用耗材（药品）结算系统集中结算跨行转账

中心对医疗机构汇款的结算单进行查询，结算单核对无误后点击"汇款核对"进行核销。

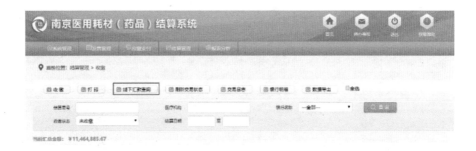

图 5-9　南京市医用耗材（药品）结算系统中心跨行转账查询

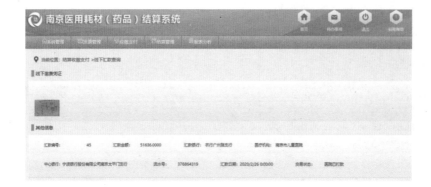

图 5-10　南京市医用耗材（药品）结算系统中心跨行转账核销

5. 市医药集中采购保障中心进行支付申请、支付复核和账款支付

市医药集中采购保障中心对已收缴结算单进行支付申请，并进行支付复核。

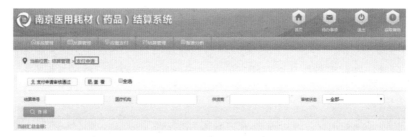

图 5-11　南京市医用耗材（药品）结算系统中心支付申请

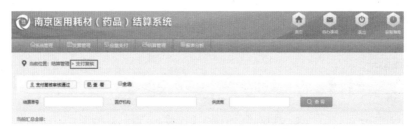

图 5-12　南京市医用耗材（药品）结算系统中心支付复核

点击"支付"按钮，将此结算单账款从中心账户划拨至企业账户，完成货款结算支付全流程。

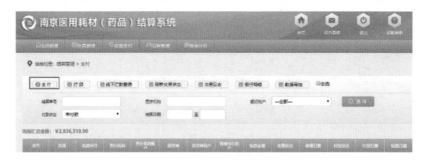

图 5-13　南京市医用耗材（药品）结算系统中心支付

二、开展集中结算推进月活动

南京市医保局于 2020 年 3 月发布《关于开展医用耗材治理改革专项推进月的通知》(宁医发〔2020〕28 号),于 2020 年 3 月 18 日—4 月 18 日开展了医用耗材治理改革专项推进月活动。从组织领导、制度机制、工作措施等角度出发,要求各定点医疗机构认真审视本单位医用耗材治理改革任务完成情况和存在的主要问题,进一步加强组织领导,对已有问题立行立改,确保各项任务落实到位。

1. 成立专项推进月工作领导小组

南京市成立专项推进月工作领导小组,由市医保局主要领导任组长,分管领导任副组长,由市医保局相关处室负责人、各分局负责人、江北新区社会事业局负责人、市医药集中采购保障中心负责人构成领导小组成员,分 8 个工作组对 28 家重点定点医疗机构开展督促指导。

专项推进月工作领导小组根据医用耗材治理改革专项推进月五个层面的工作内容,每日报告专项推进月工作开展情况,及时召开推进会议,研究解决相关问题。

2. 医用耗材治理改革专项推进月工作重点内容

(1)开展改革政策落实情况自查

定点医疗机构需根据市医保局《关于开展 2019 年医用耗材阳光采购及规范管理考核的通知》(宁医函〔2020〕21 号)要求开展自查,重点查找落实网上集中采购、带量采购、集中结算存在的问题及产生问题的原因,研究制定整改措施,完善医用耗材治理改革工作机制。

(2)全面落实医用耗材集中采购

各定点医疗机构严格执行网上集中采购相关规定。确保带量采购按序时进度完成,应急采购和备案采购遵循相应规章制度(具体要求详见本书第三章)。

(3)解决医用耗材货款拖欠问题

对拖欠的医用耗材(药品)货款要及时与供货企业进行结算,严格按合同约定的时间交付货款。南京市要求 2020 年 1 月 10 日后所有货款(包括药品与耗材货款),配送企业要严格按照医院下单到配送企业送货不超过 5 天,配送企业申请付款不超过 5 天,医疗机构从实际收货到确认收货不超过 10 天,且需给医药集中采购保障中心留 5 天时间集中结算。因此,带量产品、非带量产品依照从交货验收合格入库到付款分别不得超过 25 天、55 天的规定进行结算。

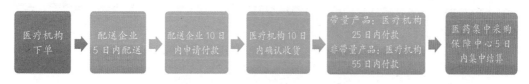

图 5-14　南京市医用耗材采购流程时限

（4）强化集中采购、集中结算监督管理

对不能全面落实网上集中采购、带量采购执行进度缓慢、不能按规定及时开展集中结算的定点医疗机构，阳光监管平台进行通报；对线下采购量大、货款拖欠严重的定点医疗机构进行约谈；对拖欠货款情节特别严重的定点医疗机构予以公开曝光，并提请纪检部门问责。

（5）完善定点医疗机构考核内容

把定点医疗机构执行耗材治理改革情况纳入医疗机构考核，对集中结算工作进行重点改革，对落实不到位的医疗机构进行扣分，与年度考核资金结算挂钩。从 2020 年 4 月 20 日起，对不按规定执行网上集中采购、集中结算的定点医疗机构暂停或中止医保资金结算。

3. 医用耗材治理改革专项推进月成果

自 2020 年 3 月 18 日开展医用耗材治理专项推进月活动以来，截至 2020 年 3 月 29 日，已经有 16 家定点医疗机构迅速响应，整改到位，按照专项推进月工作要求完成了与供应企业的结算。市医用耗材集中采购工作领导小组在对首批定点医疗机构进行通报表扬的过程中，也对进行货款结算提出了新的要求，要求各定点医疗机构在 4 月 10 日前完成 2019 年 12 月 10 日后的拖欠货款集中结算工作。

截至 2020 年 4 月 1 日，市医用耗材集中采购工作领导小组对另外 16 家积极推进集中结算工作的医疗机构予以通报表扬。同时对认识不足、行动滞后、结算不力的定点医疗机构发出整改通知书。

截至 2020 年 4 月 8 日，在已有 32 家定点医疗机构被市医用耗材集中采购工作领导小组通报表扬的基础上，再次新增 16 家集中结算工作推进成效显著的医疗机构。并对整改进展不力、结算仍然滞后的定点医疗机构开展约谈。

医用耗材治理改革推进月成效显著，全部正常开展结算的医疗机构超过 80%，并且大大解决了拖欠货款问题，完成结算的金额占总拖欠金额的 60%。

三、创新引入"五率"指标

医用耗材及药品集中结算的影响因素包括企业、医疗机构、医保部门三个主体，多个环节环环相扣、互相关联，如企业配送、医疗机构确认收货、企业申请付款、医疗机构审核确认及支付、医保部门收付款等。为了加强对集中结算工作的监管，南京市医保部门梳理拆解结算细节，反复研究，提出集中结算创新性指标"五率"——配送率、申请率、确认率、付款率、结算率。

1. 配送率

配送率为企业配送金额与医院采购金额的比率，其计算公式为：

$$配送率 = \frac{企业配送金额}{医院采购金额} \times 100\%$$

配送率是评价生产（配送）企业在采购平台接受医院订单后，响应订单、发货配送的情况的指标。配送率的高低能够反映医用耗材（药品）市场供求关系及配送效率。

2. 申请率

申请率主要通过企业申请金额与企业配送金额的比率体现，其计算公式为：

$$申请率 = \frac{企业申请金额}{企业配送金额} \times 100\%$$

申请率是评价生产（配送）企业发货后，向医保部门报告信息，提出结算申请情况的指标。申请率能够反映定点医疗机构是否及时通知供货企业提出申请，并完成线上审核工作；能够反映企业完成第一轮医药、医疗、医保关联的情况，以及企业对医保部门结算的依赖程度。

3. 确认率

确认率为医院确认发票金额与企业申请金额的比率，其计算公式为：

$$确认率 = \frac{医院确认发票金额}{企业申请金额} \times 100\%$$

确认率是评价医院收到货物后，对生产（配送）企业发出的结算申请予以确认的情况的指标。确认率能够反映企业、医院交易双方完成货物及账款的核对，向医保部门报告实际交易形成，实现第二轮三方关联的情况。

4. 付款率

付款率为医院付款金额与医院确认发票金额的比率，其计算公式为：

$$付款率 = \frac{医院付款金额}{医院确认发票金额} \times 100\%$$

付款率是指医院在规定期限内将货款支付到医保部门结算账户情况的指标。付款率能够反映医院向企业支付货款的及时度、完整度和规范程度。

5. 结算率

结算率为医保支付金额与医院付款金额的比率，其计算公式为：

$$结算率 = \frac{医保支付金额}{医院付款金额} \times 100\%$$

结算率是评价医保部门收到医院的货款后，准确及时向企业结算的情况的指标。结算率能够反映医保部门改革中的驱动力、执行力和监管力，整个结算流程的完成状况，以及实现第三轮三方关联的情况。

依托南京医用耗材阳光监管平台，对定点医疗机构申请率、确认率、付款率进行监测，对配送企业配送率、申请率进行监测，达到对全市定点医疗机构集中结算情况进行动态监测的目的，并制定相关措施督促定点医疗机构落实政策要求。

四、强化监督管理

南京市医保局为深化医用耗材治理改革，进一步推动集中结算，强化对企业和定点医疗机构的监督管理，对医用耗材治理改革三类主体制定了如下举措：

1. 对企业而言

第一，南京市医保局实施生产（配送）企业协议管理。与南京市医疗保障定点医疗机构医用耗材（药品）供应服务企业签订协议，对违反协议规定的生产（配送）企业，医保部门将视情节轻重对其进行工作约谈、限期整改等处理；对拒不整改的企业，可延期支付结算款、暂停服务协议直至解除服务协议；不按国家、省、市规定执行医用耗材集中采购规定，并被处以行业禁入的企业，将被纳入医疗保障信用"黑名单"。

第二，南京市医保局依托阳光监管平台的"异常工单派发"和"重点监控展示"两项功能（详见本书第十章"建设医用耗材阳光监管平台"），通过平台后台点对点向供货企业发送短信，要求企业尽快进行网上配送和付款申请操作，否则将进行约谈；对配送率、申请率均低于60%且采购金额在300万以上的配送企业分批进行约谈，要求其在一周内完成网上配送和付款申请操作；并警示违规线下结算的企业将暂停或取消其配送权。

两项措施将重点解决生产（配送）企业配送率、申请率低下问题，并通过加强企业行为监管，进一步推进集中结算落地实施。

2. 对定点医疗机构而言

第一，南京市医保局依托阳光监管平台的"异常工单派发"和"重点监控展示"两项功能，将集中结算要求纳入平台监管规则中，对存在异常的数据根据其严重情况分为预警和异常两个层级。平台依据监管规则自动识别、抓取数据，通过日发工单的形式，向医疗机构及时传递异常信息。

第二，南京市医保部门将定点医疗机构执行药品和医用耗材网上集中采购、集中结算纳入医疗机构协议管理和信用管理。定点医疗机构应按照规定执行集中采购、集中结算，并及时准确上传医用耗材采购信息；对违反协议管理规定的定点医疗机构，医疗保障经办机构可视情节轻重，按照协议规定对其采取约谈、限期整改、拒付医保基金、暂停医保基金结算、暂停定点服务协议，直至解除定点服务协议等措施；定点医疗机构不按国家、省、市规定执行药品和医用耗材网上集中结算，在一个自然年度内被医疗保障部门约谈和通报批评3次以上，或被医疗保障部门暂停服务协议，认定为一般失信行为。同时，南京医保局将医用耗材集中结算工作执行情况纳入定点医疗机构年度考核。

3. 对医保等管理部门

第一，出台相关政策，为平台监管提供政策依据。

第二，提出"五率"指标，为平台监管提供关键指标。

第三，上线"医保高铁"，实现掌上随时随地动态监管。

第四，在结算流程方面，充分发挥医疗机构在用系统的优势，通过阳光监管平台的有机嵌入，与医疗机构在用系统紧密对接，达到"1+1＞2"的效果，使获取的数据更加精准；在系统操作方面，医疗机构、企业只需确认一次发票信息，即可实现货款支付，过程更加快捷简便；平台优化了监管模块，对企业配送、申请、医疗机构确认、支付和医保结算都设置了科学可行的监管规则和预警提醒，为医保部门激励约束机制的建立提供依据。

第三节　网上集中结算工作成效

集中采购模式推行至今，如何解决医疗机构拖欠应付款问题一直是在不断寻求突破的难点问题。南京市医保局创新性提出集中结算，进一步填补了医用耗材治理改革中费用结算这一环节的空白点，集中结算的实施使得市场环境和医疗服务执业环境进一步改善，也为进一步降低医用耗材价格打下了坚实基础，特别是对于缩短企业回款周期具有积极意义。

一、创新医用耗材治理改革监管指标

过往医保部门对定点医疗机构开展医用耗材治理落实情况考评工作，主要将定点医疗机构执行医用耗材网上采购，执行国家、省组织的集中采购中选品种等结果导向型指标作为评价指标。集中结算"五率"指标的提出，对医用耗材治理改革监管指标进行了创新，使得医保等监管部门可以对医用耗材流通过程开展监管，补齐了医用耗材治理改革监管短板。将"五率"执行情况、集中结算考核通报情况纳入定点医疗机构考评指标，使得医保部门可以更加全面地考核定点医疗机构医用耗材治理改革政策执行情况。

此外，南京市医保局同时还将供货企业纳入协议管理，监督企业配送、到货等保供环节，提高了企业服务效率，保障了医疗机构收到的产品和接受的服务更加规范。

二、集中结算政策执行情况良好

集中结算重要参数指标"五率"均显著上升，采购、配送、申请结算、医疗机构确认、付款、结算各环节得到监管保障，形成了稳定的医药供应链。对 2019 年 1 月—2022 年 11 月期间南京市医疗机构采购医用耗材订单情况进行分析，由于数据可获得性的限制，着重分析了每个月度医用耗材配送率与申请率情况。可见，自开展"五率"考核以来，医用耗材配送率与申请率均有显著提升，配送率基本维持在 99% 以上，申请率也由 20% 以下提升至月均 90% 左右，总体情况较为平稳，"五率"治理成效十分显著（图 5-15）。

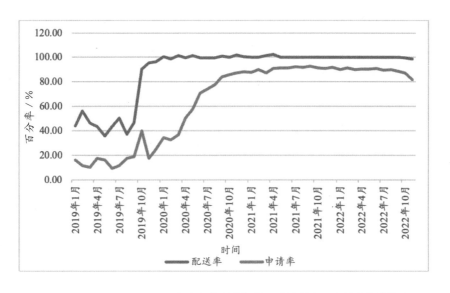

图 5-15　2019—2022 年南京市医疗机构月度配送率、申请率变化情况

三、缩短企业回款时间，解决企业后顾之忧

过去买卖双方自行结算，弊端明显。企业回款时间长，供货企业往往要花费不少时间和医院对接货款。回款周期长给企业带来了考验，企业承担的风险也就变大。医用耗材阳光监管平台启用后，南京市医药集中采购保障中心通过结算平台进行集中采购、集中结算。平台通过设定"结算倒计时"，明确各医疗机构集中结算周期，实时监测医疗机构是否按照合同约定时间交付货款，通过设置"五率"执行情况监测并按月进行通报考核的方式，对不达标的医疗机构采取整改措施。通过一系列的"组合拳"，企业配送到货时间和申请付款时间显著缩短，南京市辖区内医药企业营商环境得到明显优化。

从 2019 年 1 月—2022 年 11 月间南京市医疗机构月度配送时长与申请时长变化情况来看，月度配送时长由 2019 年初的 400 多天下降至 2022 年的不超过 5 天，月度申请时长由集中结算前的 100 多天下降至 2022 年的不超过 10 天，配送时长与申请时长均满足南京市要求，均能在规定时间内完成货款结算，降低医药企业的交易成本，提升医药企业供应服务意愿。随着企业回款问题逐步改善，企业有更大的动力去满足广大患者需求。

表 5-2　2019—2022 年南京市医疗机构月度配送时长、申请时长变化情况

时间	月度平均配送时长 / 天	月度平均申请时长 / 天
2019 年 1 月	469.78	62.54
2019 年 2 月	416.63	93.67
2019 年 3 月	434.33	97.35
2019 年 4 月	437.77	90.13
2019 年 5 月	391.65	104.47
2019 年 6 月	373.35	128.43
2019 年 7 月	330.82	82.09
2019 年 8 月	317.71	161.98
2019 年 9 月	261.03	127.32
2019 年 10 月	113.07	243.71
2019 年 11 月	73.55	238.93
2019 年 12 月	65.08	185.97
2020 年 1 月	77.97	158.47
2020 年 2 月	61.18	122.40
2020 年 3 月	36.85	118.27
2020 年 4 月	26.88	89.63
2020 年 5 月	19.63	72.02
2020 年 6 月	11.38	45.43
2020 年 7 月	7.29	29.70
2020 年 8 月	6.56	23.54
2020 年 9 月	7.14	21.40
2020 年 10 月	5.89	17.71
2020 年 11 月	5.78	15.08
2020 年 12 月	6.33	16.23
2021 年 1 月	6.21	15.24

MEDICAL
CONSUMABLES

时间	月度平均配送时长/天	月度平均申请时长/天
2021年2月	8.01	11.74
2021年3月	6.24	13.06
2021年4月	5.37	10.83
2021年5月	5.28	9.70
2021年6月	4.74	11.41
2021年7月	5.89	10.05
2021年8月	4.75	10.39
2021年9月	5.17	8.40
2021年10月	3.99	7.28
2021年11月	3.96	9.07
2021年12月	4.64	10.54
2022年1月	4.97	8.55
2022年2月	4.09	9.76
2022年3月	4.29	8.95
2022年4月	4.19	8.28
2022年5月	4.27	7.18
2022年6月	3.53	7.01
2022年7月	3.81	6.47
2022年8月	3.59	6.53
2022年9月	3.57	5.50
2022年10月	3.31	3.98
2022年11月	2.98	2.62

本章小结

本章围绕南京医用耗材治理模式中的一大亮点——集中结算展开，从为什么要实施集中结算、如何开展集中结算和实施集中结算的工作成效三个方面对这一亮点工作展开论述。集中结算的实施打破了医用耗材价格虚高问题的"冰层"，斩断了少数医疗机构与不法企业利益输送的灰色链条，也让政策执行者更清醒地认识到医用耗材治理改革的关键所在——结算"五率"，这一数据分析方式能充分展现医疗机构和企业之间的实时联系，并能够有效解决企业回款问题，从而达到净化市场环境和医疗服务执业环境的目的。

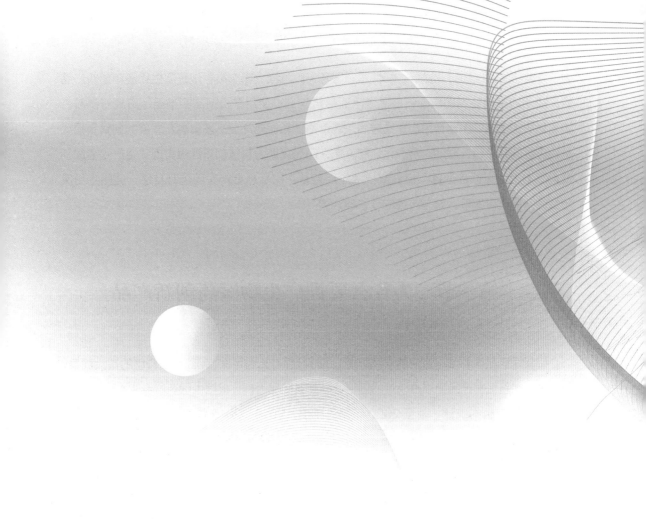

第六章
推广生物医药创新产品

第一节　为什么要推广生物医药创新产品

第二节　常态开展推广生物医药创新产品

第三节　历次推广应用工作情况

为推动生物医药行业发展，加快生物医药进院进程，南京市尝试开展生物医药创新产品推广应用。推动生物医药创新产品进入医疗机构推广使用是贯彻落实市委、市政府创新名城建设决策部署的主动作为；是推进南京医疗事业和医药产业高质量融合发展的创新举措；是积极推动"三医"联动，常态化、制度化、阳光化助力科技创新成果实现"生产—临床"转化，丰富临床诊疗选择，突破新技术应用壁垒，提高患者就医用药可及性，促使生物医药创新产品走进医院、走向市场的"快速通道"。

第一节　为什么要推广生物医药创新产品

创新医药是弥补临床空白的重要环节，是打破患者无药可医、无药可治窘境的重大成果。但目前，创新医药产品面临进院难的困境。以创新药品为例，根据中国药学会 1 420 家二、三级样本医疗机构统计，截至 2020 年第三季度，2018—2019 年纳入国家医保目录的肿瘤创新药进院比例仅为 15%~25%。创新药品进入医疗机构难的原因主要归结为四个方面：第一，医疗机构供应药品数量具有一定的限制，该限制与医疗机构在医疗系统中的功能定位相关。第二，创新产品进院流程复杂。从组织遴选会、全方位评估药品、遴选供应药品供应商到相关科室完成采购任务，药品才算完成入院流程。第三，由于临床缺乏足够的关于创新药的有效性和安全性证据，评估其风险和获益需要一定时间。第四，当前中国创新药研发、审批和生产已驶入"快车道"；与此同时，开展国家层面的药品谈判、阳光挂网集中采购、带量采购等一系列措施，与现实情况下单家医疗机构的特病和罕见病患者数量少、医院收益小、药品准入慢、药品效期不长使得相应的管理难度增加，以及统筹区医保基金承受能力不足的状况存在矛盾。

一、发挥战略优势的需要

生物医药产业是南京市政府大力发展的战略性产业之一。近年来，南京市大力发展生物医药产业，全力打造南京产业地标，政策环境不断优化。南京市自 2018 年开始先后出台了 5 个市委"一号文"、共 87 条有分量的政策举措，推动创新名城建设走深走实，实现了从举措创新到制度创新、从科技创新到全面创新、从对标创新到引领创新的逐步跨越。

在市委、市政府关于南京建设创新名城的发展布局下，南京市不同部门、不同区域多次出台支持政策。在医药领域，拟根据产业优势促进生物医药产业发展推动创新谋划，大力推广生物医药创新产品。通过印发《关于促进生物医药创新产品进入定点医疗机构推广应用的通知》（宁医发〔2020〕70号）、《关于做好新一批生物医药创新推广使用有关工作的通知》等一系列通知推进生物医药创新，一方面通过发挥医保基金战略购买力的优势，降价控费，运用价格谈判、带量采购遏制医疗费用不合理增长；另一方面通过调整医保支付比例，给予生物创新药和国家一类新药政策倾斜，以进一步体现医保政策支持生物医药创新的导向。

南京市生物医药行业拥有优质的创新人才资源、完整的产业链、完备的产业配套、强有力的政策支撑，千亿级新医药与生命健康产业创新集群已初具规模，已然成为走在创新路上的先行者。"十四五"时期，南京市计划建设全球领先的新医药创制中心、独具特色的医疗健康服务聚集地、国内一流的康养目的地。推动生物医药创新产品进入医疗机构推广使用是贯彻落实市委、市政府创新名城建设决策部署的主动作为，是推进南京医疗事业和医药产业高质量融合发展的创新举措。新时期，随着南京市创新名城建设的深入推进，生物医药产业也将迎来全新的发展规划，而生物医药创新发展也势必推动南京市迈向创新名城。

表6-1 南京市部分部门、区域支持生物医药产业发展政策文件

发布时间	发布部门	政策名称
2020年4月11日	市政府	"四新"行动计划："战疫情扩内需稳增长四新行动动员发布会"发布了新基建、新消费、新产业、新都市等四个行动计划
2020年5月12日	市政府	《南京市生物医药创新产品推广医用实施办法（试行）》
2020年8月12日	市政府办公厅	《南京市打造新医药与生命健康产业地标行动计划》（宁政办发〔2020〕35号）
2020年9月	市医保局	《市医保局关于促进生物医药创新产品进入定点医疗机构推广应用的通知》（宁医发〔2020〕70号）
2021年2月	市医保局	《关于做好2021年新一批生物医药创新推广使用有关工作的通知》
2021年4月6日	市医保局	《关于做好2022年第二批生物医药创新推广使用有关工作的通知》
2022年2月23日	市工信局	《推进企业创新促进产业高质量发展政策实施细则》
2022年4月29日	市工信局	《南京市创新产品评价管理办法》
2019年2月	高淳区政府	《高淳区经济发展若干政策意见》
2020年3月	江宁区政府	《南京市江宁区加快推进生物医药产业高质量发展的若干政策》
2020年6月	江北新区管委会	《南京江北新区生物医药产业发展促进政策》

二、发挥产业优势的需要

南京市在生物医药创新领域集聚了一批具有影响力和竞争力的人才和企业，拥有生物经济发展良好的资源禀赋和产业优势，并大力推动主导产业发展。南京依托其生物创新经济发展优势，初步形成了"一谷一镇三园"（即南京生物医药谷、南京生命科技小镇、江苏生命科技创新园、高淳医疗器械产业园、南京化学工业园）的医药健康产业发展格局，表明南京市新医药与生命健康特色化、集聚化发展态势已初步形成。

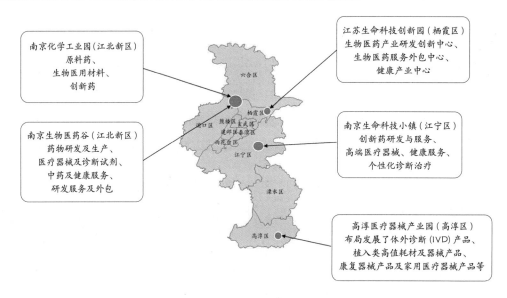

图 6-1　南京市医药健康产业空间格局及产业定位图

南京生物医药谷：南京生物医药谷位于南京市江北新区，成立于 2011 年，规划区域面积 14.92 平方公里，其中研发区 8.1 平方公里，产业区 6.82 平方公里。南京生物医药谷为南京市重点打造的生物医药研发创新产业基地。园区重点发展药物研发及生产、医疗器械及诊断试剂、中药及健康服务、生物医药研发外包等领域。目前园区已经聚集了南京先声东元制药有限公司、山东绿叶制药有限公司、南京健友生化制药股份有限公司、南京药石科技股份有限公司、南微医学科技股份有限公司、南京世和基因生物技术股份有限公司等一批龙头创新企业，目前国内基因测序行业的 20 强企业中已经有大半落户江北新区生物医药谷。

南京生命科技小镇：生命科技小镇位于南京市江宁高新区，规划面积 3.19 平方公里，结合中国药科大学、南京医科大学，坚持自主培育和引进并举，吸引了包括金斯瑞生物科技股份有限公司、奥赛康药业股份有限公司、江苏恒瑞医药股份有限公司、正大天晴药业集团股份有限公司、康宝莱（上海）管理有限公司在内的近 200 家领军企业和一大批高成长型项目入驻。

江苏生命科技创新园：江苏生命科技创新园位于仙林大学城的核心区，教育资源丰富，有南京大学、南京中医药大学等 12 所高校入驻，知识和人才储备丰厚。园区紧紧依托仙林大学城的丰富资源，着力发展高端生物医药产业，把自身打造成生态化科技型生物医药研发集聚区。园区占地 675 亩，总建筑面积约 78 万平方米。园区主要发展医药及器械供应链营销服务平台、创新药物研发及外包服务、抗体药物研发、精准医学及细胞治疗、医疗器械等。已经吸引了包括江苏联环药业集团有限公司、北京双鹭药业股份有限公司、南京海辰药业股份有限公司、优科生物科技有限公司、华威医药科技集团有限公司、华润南京医药有限公司等在内的 300 余家医药企业入驻。

高淳医疗器械产业园：园区位于南京市高淳区，作为高淳经济开发区医药产业发展的核心载体，为医疗器械企业提供了优质发展的"土壤"，围绕医疗健康产业，以创新为动力，布局全域产业链，集聚了江苏红太阳医药集团有限公司、南京泰盛生物科技有限公司、智海基因科技南京有限公司等企业。

南京化学工业园：园区位于南京市江北新区，是南京化学工业园区的"园中园"，是南京唯一的原料药产业集中区，有白敬宇制药有限公司、奥赛康药业股份有限公司、圣和药业股份有限公司、南京优科生物医药股份有限公司、江苏柯菲平医药股份有限公司等一批重点医药企业原料药项目入驻。

目前，南京市已形成中药材种植、原料药生产、化学制药、生物制药、中药、研发服务外包、医疗器械全产业体系，初步建成研发、孵化、中试、生产、流通等生物医药产业链。江苏先声药业有限公司、传奇生物科技股份有限公司、金陵药业股份有限公司、南京海辰药业股份

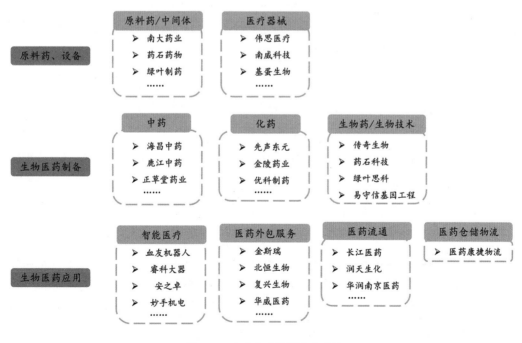

图 6-2 南京市生物医药产业链

有限公司、南京药石科技股份有限公司、基蛋生物科技股份有限公司、上海微创医疗器械（集团）有限公司、南京健友生化制药股份有限公司、江苏凯基生物技术股份有限公司、南京正科医药股份有限公司、三生生物科技有限公司、金斯瑞生物科技股份有限公司等各领域的顶尖企业构成了南京市生物医药产业体系的坚实基础。

在拥有可观生物医药产业规模以及产业链的基础上，更要致力于谋发展。创新生物医药产品的推进工作不仅关注到大型成熟的生物医药企业，也关注到了刚起步的研发型生物医药企业，为企业提供服务工作，及时了解掌握企业在申报推进中遇到的痛点难点堵点问题，切实解决企业困难，激发生物医药企业创新的积极性，帮助生物医药企业不断发展，推动生物医药行业不断创新。

三、发挥资源优势的需要

南京市拥有比较充足的创新后备力量，拥有较为完善的产业服务平台体系，集聚了雄厚的科研力量，拥有较为丰富的医疗资源，具体体现在以下四个方面。

从创新平台方面看，南京市构建了较为完善的产业服务平台体系。截至2020年8月31日，南京市汇聚了7家生物医药领域国家级实验室和工程中心（实验室）（包括南京大学医药生物技术国家重点实验室、生命分析化学国家重点实验室，南京医科大学生殖医学国家重点实验室、转化医学与创新药物国家重点实验室等），汇聚了9个国家级孵化器，吸引了剑桥大学南京创新中心、卡罗琳斯卡学院、迷你硅谷创新集团联合乌普萨拉大学共同打造的5家研究院、北京大学分子医学研究院等一批创新平台落地，集聚了一批优秀并且成果丰富的生物医药产业服务平台[包括国家健康医疗大数据（南京）中心、国家遗传基因工程小鼠资源库等基础服务平台，南京高新生物医药公共服务平台，以及江苏生命科技创新园中试技术服务平台、南京创新药物临床前毒理研究公共技术服务平台、江苏省理化测试中心分中心、南京师范大学分析测试中心等公共技术服务平台]。

从科研资源方面看，南京市集聚一批高质量科研机构和研究型大学。南京市集聚了南京医科大学、南京中医药大学、中国药科大学、南京大学医学院等20多所从事生物医药教学的院校，每年毕业的生物医药专业的博士、硕士、本科生达2万人以上。

从高层次人才方面看，南京市生物医药产业领军人才集聚度高。截至2020年8月31日，南京市拥有生物医药产业领域的国家级高层次人才375名、省级人才333名、市级人才16名，并集聚了一批国内知名的生物生命领域的科学家、一批生物医药大健康产业的知名企业家。

从医疗机构方面看，南京市临床资源丰富。南京共有各类医疗卫生机构2300多家，医疗卫生机构拥有病床5万张以上，拥有25家三甲医院，为生物医药产业发展提供了丰富的临床资源。

第二节　常态开展推广生物医药创新产品

南京市通过逐步探索，当前围绕生物医药创新产品推广应用工作，形成了七大工作环节（如图 7-3 所示），即设立产品申报标准、鼓励企业积极申报、协商确定参评产品、组织专家严格评审、形成医保支持清单、推广医疗机构使用和开展动态监控。本节将重点介绍创新产品申报标准的形成、鼓励企业积极申报的原因、形成医保支持清单的流程以及生物医药创新产品的推广应用四个工作关节。

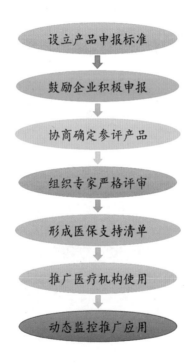

图 6-3　南京市创新产品推广七大工作环节

一、设立产品申报标准

2022 年 4 月 29 日南京市创新产品推广办公室印发了《南京市创新产品评价管理办法》（以下简称为《办法》）。《办法》是南京市首次对创新产品认定提出的系统性管理办法，从事前、事中、事后三个阶段对创新产品申请认定进行了制度设计，涵盖了从创新产品认定、绩效评价到退出的全流程机制设定。

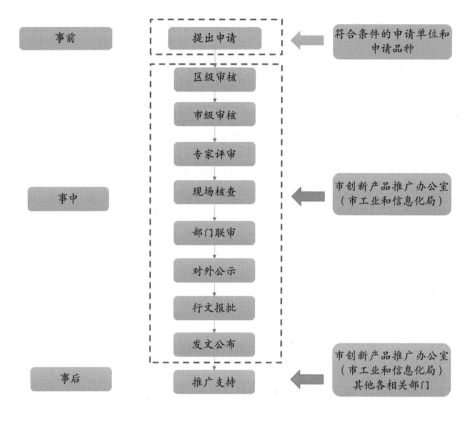

图 6-4　南京市创新产品评审流程

《办法》通过规范创新产品的认定管理，明确创新产品申请认定条件和程序，加快创新产品推广和产业化，使广大企业在统一明确的规则和条件下有序地参与创新产品申请认定，营造公开、公平、公正的政策环境，为创新名城建设提供强有力的支撑。

二、鼓励企业积极申报

打通创新产品进院的"最后一公里"，对企业、患者均具有积极意义。对于企业来说，影响创新产品上市周期的因素除研发周期外，还要考虑进医保、进医院所付出的大量时间成本。医保部门支持生物医药创新产品的系列举措，使得企业能够心无旁骛专注于科技创新和产品质量，以优质的产品造福病人、回报社会。对于患者来说，市场上有一些能够改善患者体验的新技术、新产品，但是这些技术产品从上市到临床应用往往历时长久。新产品规范化、常态化进入临床是对诊疗方案的有效补充，很大程度上丰富了临床选择。

南京市为鼓励企业积极参与创新产品申报，开展医保政策"线上查"和线下解读等服务，方便企业随时了解政策和进行申报。并深入企业开展实地调研，听取企业对医保工作的意见和建议。

1. 开通医保政策"线上查"

医保部门、社会保障部门、教育部门等多部门协作通过"江北新区民生"公众号、"医保高铁"平台，高效推送、及时发布、更新医保政策，聚焦企业最关心、最现实、最直接的医保问题，如创新生物医药产品申报、市招采系统开户、防疫物资申报等，实现"线上医保政策轻松查"，让企业把握准、把握全、用足、用好政策，增强企业获知医保政策的精准度、便利度。

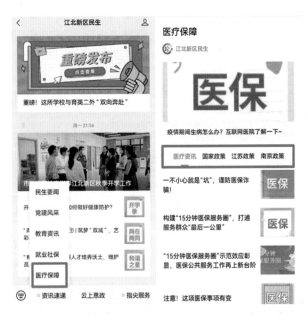

图 6-5 "江北新区民生"公众号

2. 进行线下一对一解读

教育和社会保障局在江北新区自主创新服务中心设立医药产品医保专窗，面向两定医药机构、生物医药企业两类群体，提供创新生物医药产品申报政策咨询、招采结算系统开户、防疫物资申报、医保对接咨询等服务，为机构、企业生物医药产品医保对接实现全流程、一站式、智能化服务，助推企业生物医药产品推广。

专窗通过开展一站式医保服务，宣传国家、省、市医保招采政策；协助企业开通市招采结算系统账户，申报创新生物医药产品、防疫物资等；鼓励机构参与药品（医用耗材）带量集中采购，鼓励生物医药产品参与国家、省、市集中带量采购招标谈判；建立政企沟通渠道，帮助生物医药企业更好地了解医保支持政策。

专窗通过开展精准化生物医药产品推广，面对面听取企业医保意见和建议，针对企业办事过程中遇到的问题，组织召开生物医药产品专家评审专场，邀请省、市专家库和负责部门定期开展生物医药产品推介活动，精准化推广生物医药产品。

专窗通过开展专业化宣传培训，点对点为企业答疑解惑，线上线下组织开展覆盖面更广、更有针对性的专题培训，全方位、多维度普及医保政策，开展"送政策上门"服务，解答企业遇到的困难和问题，确保企业学懂弄通医保相关政策，助力生物医药企业产品推广。

新区教育和社会保障局医疗保障办秉承"小窗口、大服务"的模式，在严把医保监管红线的同时，争当医保服务"排头兵""答卷人"，努力交上生物医药产品推广申报服务的满意答卷。

3. 组织开展集中调研

市医保局通过开展集中调研深入企业，从创新生物医药产品申报、收费项目的备案、进入医保支持清单后与医疗机构的对接、医保目录的对接这几个角度了解生物医药创新产品工作落地情况。

三、形成医保支持清单

市医保局基于《南京市创新产品评价管理办法》对创新产品评审的流程，结合生物医药创新产品本身的特点，探索出一套完整的生物创新产品遴选流程。

第一，明确申报条件。企业运用招采结算系统申报，市医保局根据企业平台申报情况，组织医药企业召开专题座谈会，进一步明确创新产品申报条件、申报方式、申报标准以及审核要求；第二，好中选优，建立规范的评审机制。市医保局广泛听取临床和企业意见，

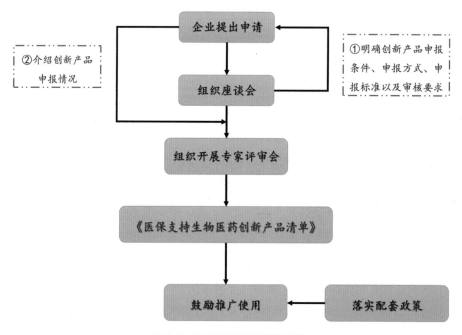

图6-6　生物创新产品遴选流程

综合考量产品安全性、有效性、创新性，对技术特点、市场结构开展分析，制定评审细则。组织召开创新产品专家评审会议，部分医疗机构药学部专家针对药品临床效果和疗效优势进行评价审核，最终形成创新产品入选推广清单。第三，鼓励推广使用，印发《关于做好 2021 年新一批生物医药创新产品推广使用有关工作的通知》，明确进入《医保支持生物医药创新产品清单》的药物，积极支持医疗机构在满足临床需求的前提下，优先使用同类品种中的创新产品。表 6-2 为 2021 年第一批生物创新药《南京市创新产品应用示范推荐目录（生物医药类）》。

表 6-2　2021 年第一批生物创新药《南京市创新产品应用示范推荐目录（生物医药类）》

序号	公司名称	产品名称
1	江苏先声药业有限公司	依达拉奉右莰醇注射用浓溶液
2	前沿生物药业（南京）股份有限公司	注射用艾博韦泰
3	南京正大天晴制药有限公司	注射用盐酸伊达比星
4	南京恒生制药有限公司	碳酸司维拉姆片
5	江苏奥赛康药业有限公司	沙格列汀片
6	特丰制药有限公司	水合氯醛灌肠剂
7	南京海辰药业股份有限公司	注射用盐酸兰地洛尔
8	南京海融制药有限公司	他卡西醇软膏
9	特丰制药有限公司	水合氯醛 / 糖浆组合包装
10	南京康舟医药科技有限公司	醋酸阿托西班注射液
11	南京海纳医药科技股份有限公司	奥美拉唑碳酸氢钠干混悬剂

注：产品 7 ~ 11 待挂网后进医疗机构使用。

四、推广医疗机构使用

南京市为推广生物创新产品创造了良好的生态环境。

首先，支持创新药品纳入医保使用。具体表现在：其一，结合相近产品临床患者使用情况，编制了创新产品使用计划并着手开展医保目录内新增产品的医保对接，调整部分产品医保支付政策，降低个人自付比例；其二，主动完善门诊保障政策，畅通用药保障渠道并合理调整总额控制，进一步提升医保精细化管理水平，进一步打通生物创新产品落地的"最后一公里"；其二，将符合条件的诊疗项目、医用耗材纳入医保支付范围。支持各地发挥商业保险等金融服务作用，构建多层次医疗保障体系，丰富医疗保险产品供给，加快惠及更多需求人群。

其次，在生物医药创新产品价格形成机制上，支持生物医药创新产品挂网销售。具体表现在：①对已备案、未挂网的创新产品开通绿色通道，以全国最低价在南京医用耗材（药品）招采结算系统（以下简称"市平台"）挂网。②针对检验检测试剂，将清单内同一检测设备相关产品同步在市平台挂网，供全市医疗机构阳光采购。③开辟创新产品挂网绿色通道，优化挂网流程，按照企业申报价格直接挂网，促使创新成果尽快转化为临床效果。对纳入国家创新医疗器械特别审查程序或技术在国内领先并有显著临床应用价值的医疗器械，优化其审核流程，促进其挂网上市。

再次，优化创新产品采购产品的应用环境。①依托医用耗材（药品）阳光监管平台，对创新产品的采购、配送、货款结付等情况实施动态监测，对采购进度、供应情况开展年度考核；②优化创新药品、医疗器械和耗材进入医院的招投标等采购流程，督促、引导医疗机构及时将挂网的产品纳入机构采购目录。建立生物医药创新产品进入医疗机构审批"绿色通道"，按需配备、应采尽采，实施分级分类采购，对实施纳入《医保支持生物医药创新产品清单》且有明确指导性预采购量的产品赋予绿色"优先采购"标识；对于通过审核进入《医保支持生物医药创新产品清单》鼓励使用的市阳光监管平台标注蓝色标识的产品，医疗机构在完成带量采购产品后，可以继续采购这类耗材。

最后，积极开展"三医"联动加速推广进程。为全面落实大力促进医药创新产品应用的要求和强化新医药与生命健康等领域先进技术和创新产品推广应用的要求，大力推动生物创新产品的推广工作，南京市在推进三批生物医药创新产品进院后，于2021年5月11日召开了生物医药创新产品进入定点医疗机构推进会，市医保局主要领导和分管领导、部分定点医疗机构分管领导和药品耗材采购部门负责人、相关生物医药企业负责人参加会议。

推进会主要对生物医药创新产品推广使用和全市定点医疗机构医用耗材（药品）集中采购、集中结算监管情况，定点医疗机构交流政策落实情况等进行了通报，并由数十家生物医药企业负责人对企业基本情况和推广创新产品进行介绍。加强与生物医药企业联系，积极推动"三医"联动，常态化、制度化、阳光化助力科技创新成果实现"生产—临床"转化，丰富临床诊疗选择，突破新技术应用壁垒，增强患者就医用药可及性，打造生物医药创新产品走进医院、走向市场的"快速通道"。

南京医保"十四五"规划中，要求常态化开展生物医药创新产品申报审核工作，对评审通过的生物医药创新产品开通采购目录通道，制定医保支付支持政策，予以带量推广，推动创新药品、医用耗材（含检验检测试剂）进入定点医疗机构使用。建立生物医药创新产品使用情况考核机制，动态追踪并分析采购结算、供货配送、市场占有率变化情况，将考核结果与定点医疗机构基金支付适当挂钩。

五、动态监控推广应用

1. 实施"链长"工作责任制度，明确监管职责

2020年6月中旬，南京市发布《关于实施产业链"链长制"的工作方案》，五大地标产业链和三大优势产业链明确由市领导担任"链长"专班推进，实施强链补链专项行动。7月中旬，南京市领导专门前往新医药与生命健康产业链部分关联企业调研，并主持召开"链长制"调度会，专题研究新医药与生命健康产业发展。明确提出要按照"链长制"工作要求，创新举措，整合资源，持续发力，久久为功，不断完善产业链，全力打造新医药与生命健康产业地标。为贯彻落实《关于新发展阶段全面建设创新名城的若干政策措施的通知》《关于深入推进引领性国家创新型城市建设的若干政策意见》以及新医药与生命健康产业"链长"专题调度会议精神，从两方面制定落实"链长"工作责任制度。一方面开展医用耗材（药品）治理，遏制不合理医疗费用增长；另一方面通过生物医药新产品推广应用，打造生物医药从研发生产到临床应用的产业链闭环。

2. 依托阳光监管平台和医保高铁开展动态监管

以月为单位对生物创新产品的使用进行监测，每月底以"医保高铁"为发布平台，发布本月生物医药创新产品采购监测报告，同时会同步发布每批次生物创新产品月度采购监测情况，发布文件名称如下：《2021年第一批生物医药创新产品延续采购产品 × 月份采购监测情况》《2021年第二批生物医药创新产品 × 月份采购监测情况》《2021年第三批生物医药创新产品 × 月份采购监测情况》《2022年第一批生物医药创新产品 × 月份采购监测情况》《2022年第二批生物医药创新产品 × 月份采购监测情况》等。监测围绕采购品种完成进度和采购金额展开。

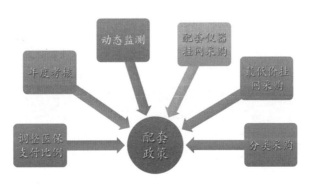

图6-7 生物创新产品推广应用配套政策

第三节 历次推广应用工作情况

一、推广应用完成情况成绩斐然

自 2020 年 11 月 1 日第一批生物创新产品顺利推广使用以来，截至 2023 年 7 月底，南京市医保局共推广 15 批生物创新产品，其中包含 45 种药品、25 种医用耗材、40 种试剂，涉及 33 家企业，推进 44 家医疗机构。首批生物创新产品、2021 年三批产品、2022 年第一批产品均已经开展延续采购。15 批次产品中，2021 年第二批产品和其延续采购产品按数量对医疗机构实际完成采购情况进行统计，其余 13 批次产品按照指导金额对医疗机构实际完成采购情况进行统计，统计结果显示全市医疗机构实际完成不同批次生物医药创新产品推广使用的平均比例达到 155.65%，整体完成情况良好。

表 6-3 生物创新医药产品历次推广情况

生物创新医药推广批次	生物医药创新品种数量/种	推进医疗机构数量/家	指导总金额/万（数量/个）	医疗机构应完成/万（数量/个）	医疗机构累计完成金额/万（数量/个）	实际完成比例/%
2020 年第一批（2020 年 11 月 1 日开始监测）	9	38	5 495	5 495	9 015.2	164.06
2021 年第一批（2021 年 3 月 1 日开始监测）	10	37	2 648	2 648	6 685.53	252.47
2021 年第二批（2021 年 5 月 1 日开始监测）	13	43	183 100（数量）	183 100（数量）	168 270（数量）	91.90
首批生物医药延续采购（2021 年 11 月 1 日监测）	4	38	3 364	3 364	5 845.33	173.76
2021 年第三批（2021 年 12 月 1 日起开始监测）	8	40	2 502	2 502	5 489.41	219.40
2021 年第一批延续采购（2022 年 3 月 1 日监测）	10	37	3 611	3 611	9 287.75	257.21
2022 年第一批（2022 年 4 月 1 日起开始监测）	32	40	1 536	1 536	2 566.14	167.07

生物创新医药推广批次	生物医药创新品种数量/种	推进医疗机构数量/家	指导总金额/万（数量/个）	医疗机构应完成/万（数量/个）	医疗机构累计完成金额/万（数量/个）	实际完成比例/%
2022 年第二批（2022 年 7 月 1 日起开始监测）	12	40	829	829	2 831.57	341.56
2021 年第二批延续采购（2022 年 7 月 1 日监测）	9	43	183 100（数量）	183 100（数量）	488 987（数量）	267.06
2021 年第三批延续采购（2022 年 12 月 1 日监测）	5	39	2 284	—	4 030.42	176.46
2020 年第一批延续采购（二）（2022 年 12 月 1 日监测）	4	37	4 388	—	3 783.91	86.23
2023 年第一批（2023 年 3 月 1 日开始监测）	20	38	1 274.4	—	413.04	32.41
2021 年第一批延续采购（二）	4	36	4 400	—	1 476.8	33.56
2022 年第一批延续采购（2023 年 5 月 1 日监测）	18	38	1 774	—	874.33	49.26
2023 年第二批（2023 年 6 月 1 日开始监测）	5	40	916	—	204.91	22.37

注：表格中"—"部分是因为延续采购周期尚未结束，未进行完整统计。

二、创新发展体系日趋完善

政策支持体系骨架已经初步建立。南京市不仅充分发挥了国家层面的发展规划等战略文件的引领作用，自 2018 年开始先后出台五个市委"一号文"、共 87 条有分量的政策举措，从政策制定、创新体系建设、人才吸引、产业链规划等多个方面推动生物医药产业的发展，进而构建宏观政策支持体系，为南京市生物医药产业的长远发展奠定了基础。

打造了集群化的生物医药产业园区。"一谷一镇三园"医药健康产业发展格局的形成有助于找准产业定位，打造特色产业集群，不断提升创新能力和产业核心竞争力；通过相应的企业入驻提升产业聚集度，完善产业链，提升专业运营水平等，从而构建良好的生物医药产业发展生态。同时南京拥有完善的生物医药创新平台体系和众多的科研院校，为生物医药产业创新提供了人才保障，可以实现产学研结合，以科技引领推动生物医药产业高质量发展。

落实生物医药创新产品推广应用。生物医药创新产品进院使用扎实推进，使得产品应用与南京市生物创新产业战略优势、产业优势和资源优势形成良性循环。生物医药产业是面向未来的产业，其发展对南京市医用耗材、健康服务产业有着较为直接的影响，南京市将生物医药产业作为重点发展的产业之一，由市政府在规划基础上建立并完善生物医药产业发展领域的跨部门、跨领域协调机制，将规划实施和医药工业发展的政策协调在一起，其中医保部门通过优化创新产品医用环境（医保支持创新产品、加强监管等手段），使得目标任务得以落实。

未来，南京市将以此为基础构建更为科学、细致的产业政策体系，推进生物医药产业创新发展，实现经济高质量发展。

本 章 小 结

推广生物医药创新产品有利于打造生物医药创新人才高地，构建生物医药产业发展的良好生态，有利于实现创新名城建设的政策目标。市医保局的主要工作任务是从加快产品挂网上市、支持创新产品纳入医保和不断优化创新产品采购应用环境三个层面加快生物医药创新产品的应用推广。目前，生物创新产品推广扎实落地，医疗机构实际完成生物医药创新产品推广使用的平均比例达到155.65%，整体完成情况良好，完整的生物创新发展产业政策体系将推动南京市生物医药产业继续高质量发展。

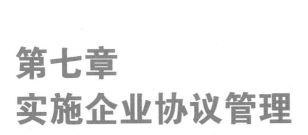

第七章
实施企业协议管理

第一节　开展企业协议管理的重要性

第二节　企业协议管理内容及特色

第三节　供应服务企业协议管理的实践与成效

南京市医保局于 2020 年 8 月发布了《关于开展定点医疗机构医用耗材（药品）供应服务企业协议管理的通知（试行）》（宁医发〔2020〕64 号），率先实行定点医疗机构医用耗材（药品）供应服务企业协议管理（以下简称"供应服务企业协议"）。在原先"两定"的基础上进一步延伸，拓展成包含服务供应企业的"三定"模式，通过对医药企业集中管理落实医用耗材和药品集中采购、集中结算政策，进一步提升了南京市医保局的管理服务水平，有效规范了医药服务行为，对不断健全医用耗材治理体系，维持医疗保障制度平稳运行具有积极意义。

第一节 开展企业协议管理的重要性

一、推动医用耗材治理体系不断健全

医用耗材治理涉及"招标、采购、配送、使用、结算、支付"全流程并且需要医保、卫健、市场监管、财政、工信、大数据、海关等多个部门协同。如何将各部门政策和考核量化指标落到实处从而推动医用耗材治理体系不断健全？让医疗机构和供应服务企业从被动监管转变为主动优化内部管理，探索开展供应服务企业协议管理在这一背景下应运而生。

南京市创新开展与医用耗材（药品）供应服务企业协议管理，是通过行政管理手段，与企业签订协议，通过协议将企业供应明确为企业应尽的义务。过去，对于配送企业无法按时将临床急需的医用耗材送到定点医疗机构的行为，医保部门无法进行有力监管；供应服务企业协议签订后，医保部门可以根据协议内容强化对供应服务企业的监管并采取相应处罚措施，确保临床供应。

供应服务企业协议管理将"五率"、集中采购、集中结算等政策真正落到实处。医用耗材治理相关政策由于发文时间、针对不同时期的要求不同等原因，往往比较分散，阶段性较强，这就使医用耗材（药品）供应服务企业很难全面正确把握本统筹区域内医保改革的具体措施和要求。在具体医疗服务供应过程中企业对应该遵守的规定难以落实到位，也就无从指导相关工作者认真执行医保相关政策，更好地为临床和患者提供服务。供应服务企业协议可以将现行的政策与法规纳入协议管理，使之系统化、条理化，更具有针对性、目的性，使医药供应服务企业更容易把握、贯彻、落实各类医保政策。

二、保障企业、医疗机构、参保人的合法权益

一直以来，公立医院采购医用耗材的程序一般是先货后款、先售后付，回款慢、周期长已经成为业内常态。实行集中采购后，医药医械企业的毛利相对降低，处于产业链下游的配送企业垫资送货，这种购销形态已经难以为继，是群众医疗健康的潜在风险点。

在这一背景下，协议是处理医疗机构与医用耗材（药品）供应服务企业关系的重要依据。一方面，在要求全面实现线上采购的当下，由于医疗卫生体制改革与医用耗材、药品流通改革尚不成熟，受到经济利益等因素的驱动，临床使用的医用耗材、药品尚存在定价虚高的问题，不同企业的医用耗材价格相差几倍乃至几十倍，随意涨价、恶意抬价行为屡见不鲜，无形中侵犯了参保人的利益。加重了医保基金的压力。企业协议管理对线上采购做出约束，有助于线上采购全面铺开，保障临床使用。另一方面，企业协议管理保障了企业自身的利益，尤其是协议管理中违约责任条款的规定，可以作为医疗机构与医药供应服务企业处理纠纷与特殊事件的归责依据。在实际供应服务过程中，由于医疗机构与医药供应服务企业双方的社会角色不用，往往缺少针对双方纠纷与特殊事件的处理办法，或者有相关条款却没有明确责任，这就给医保经办机构处理此类纠纷增加了困难[①]，故而厘清供应服务过程中的权责关系迫在眉睫。医保经办机构与医药耗材（药品）供应服务企业出现纠纷需要协议解决，临床与供应服务企业出现纠纷同样需要协议解决，这些权责情况在协议条款中都可得到充分体现，从而能够实现在纠纷发生后处罚有据可依，避免了工作被动牵强。

三、规范医疗服务执业环境，促进医疗保障事业发展

协议管理，指政府部门或其授权机构拥有购买力，通过行政合同的方式要求和其签订合同的另一方提供约定的产品和服务，进而实现政府监管目标的一种管理手段。相较传统"命令控制型"行政监管市场化手段，协议管理方式对市场干预程度较小。经办机构作为政府部门的代表，以服务和产品的支付方身份出现，在进行医保基金监管的过程中能对所有单位进行监督管理，确保各项监督管理工作的全面性、科学性和合理性。通过加强医用耗材（药品）流通领域监管，在有效地解决医药市场信息不对称、医疗服务终端向消费者提供性价比不高的医用耗材等问题，确保各项管理工作落实到位的同时，对签约的医用耗材、药品经营单位和工作人员也进行了行为规范。最终确保了各项管理工作落实到位，提高了管理效率，保障了医疗机构临床需要，规范了医疗服务执业环境。

---

① 韩松.浅议医疗保险协议管理的基础性作用 [J]. 中国集体经济，2009(11):62-64.

协议的具体条款还可以很好地结合地方医保改革实际，在协商一致的前提下细化有关规定，使之更加科学、具有可操作性。南京市医用耗材（药品）企业协议内容事实上是国家、江苏省以及南京市医保相关政策法规系统化、条理化、具体化的呈现，将企业应遵守、执行的政策法规以协议条款的形式具象表现，在确保企业知情了解相关政策的基础上，按协议规定落实各项条款，确保了政策切实落地平稳运行，推动了医疗保障事业发展。

第二节　企业协议管理内容及特色

2020 年 9 月 3 日上午，南京市医药集中采购保障中心举行南京地区医疗保障定点医疗机构医用耗材（药品）供应服务企业协议签约仪式，在签约仪式现场与 20 家企业代表签订了供应服务企业协议。2020 年 9 月 10 日发布《关于开展南京地区医疗保障定点医疗机构医用耗材（药品）供应服务企业协议签订工作的通知》（宁医药采字〔2020〕34 号），进一步明确了协议签订对象、协议签订方式和协议签订时间，目的是将南京地区医疗保障定点医疗机构医用耗材、药品及检验试剂的供应服务企业全部纳入协议管理。

一、企业协议管理的内容

供应服务企业协议主要包含四部分内容，分别是：基本内容、医药集中采购政策、管理要求、协商一致签订的其他协议内容。

1. 基本内容

本部分主要包括双方的权利与义务、协议变更和终止条件。

关于协议中双方的权利与义务：协议中甲方为医保经办机构，乙方为供应服务企业。甲方权利包括资质审核、监督管理、通报乙方违规行为等，甲方义务涉及组织乙方政策培训、按规定支付货款、保密等；乙方享有协商解决争议、提出异议、政策优惠等权利。同时乙方需履行合法运营、主动对接平台、内部管理、资质维护、伴随服务、按要求供货、按规定涨价、严格执行政策、提高履行协议自律性以及配合调查等义务。从行政管理层面对双方争议、企业资质、后续伴随服务等原先易发生推诿且难以保障的行为做出明确规定，确保集中采购、集中结算政策稳步落地，惠及参保人。

关于协议的变更与终止条件。在遵守法律法规相关规定、尊重客观事实与双方意愿的前提下，在国家法律、法规和政策有调整时，经双方协商，可按新规定对协议进行修改和补充。同时规定在四种情形下可以终止协议：第一，双方协商一致；第二，企业停产停业或歇业超过 6 个月的；第三，因不可抗力因素致使协议不能履行；第四，法律法规及省市医保政策规定的其他情形。此外，为保障临床秩序、保证医疗机构临床正常使用，需在协议履行期间终止协议的，应提前 30 天通知对方（协议明确终止的除外），保障甲乙双方应共同做好善后工作。

表 7-1 企业协议管理甲乙双方权利内容

代表方	权利/义务	内容
甲方：南京市医药集中采购保障中心	权利	有权监督对方执行相关政策法规和履行职责的情况，举报或投诉对方工作人员的违法违规行为，向对方提出合理化建议
		甲方根据医用耗材（药品）集中采购、集中结算政策规定和管理要求，以及医疗机构实际需求，对乙方供应服务情况进行监督管理，并有权向医疗保障、卫生健康、市场监督管理、纪检监察、审计等部门及媒体和公众等通报
		甲方有权对乙方供应服务的医用耗材（药品）生产、经营资质和产品资质等进行审核，更新维护南京市医用耗材（药品）采购目录库产品信息，做好相关资质变更审核更新工作
		甲方可将乙方的供应服务分析情况、违约行为等向有关部门、医疗机构、参保人和媒体等进行通报。乙方的供应服务违约行为被认定为失信行为的，依法纳入社会信用体系，按照相关法律法规落实惩戒措施
	义务	应当认真执行国家、省、市医用耗材（药品）集中采购、集中结算等相关政策规定和管理要求，保障定点医疗机构临床使用需求，维护患者合法权益
		甲方应及时向乙方通报医用耗材（药品）集中采购、集中结算政策规定和管理制度变化情况，并组织相关业务培训
		甲方应指导乙方运用招采结算平台进行网上集中采购、集中结算，做好相关服务，按规定向乙方支付医用耗材（药品）货款
		甲方对乙方涉及的商业秘密、个人隐私等应予以保密，除日常监督管理工作需要外，不得向无关人员泄露
乙方：定点医疗机构供应服务企业	权利	有权监督对方执行相关政策法规和履行职责的情况，举报或投诉对方工作人员的违法违规行为，向对方提出合理化建议
		甲乙双方在协议履行过程中发生争议的，可通过协商解决。乙方对处理意见有异议的，应当自收到告知之日起 5 个工作日内向甲方提出书面异议申请，逾期视为无异议
		对在疫情防控、重大公共卫生事件等紧急情况下积极保障供货的企业，可予以优先续签服务协议等政策优惠
	义务	应当认真执行国家、省、市医用耗材（药品）集中采购、集中结算等相关政策规定和管理要求，保障定点医疗机构临床使用需求，维护患者合法权益
		遵守医疗保障、医用耗材（药品）管理等相关法律法规，熟悉医用耗材（药品）集中采购、集中结算政策规定和管理要求，积极主动配合甲方开展医用耗材（药品）网上集中采购、集中结算各项管理工作，保证按照生产经营许可范围供应符合资质、质量合规的产品，做到合法执业、合规有效服务

代表方	权利/义务	内容
乙方：定点医疗机构供应服务企业	义务	主动做好与招采结算平台对接
		内部管理规范
		做好本企业及产品资质等信息维护工作
		保障医疗机构采购需要
		供应的产品不得私自涨价或变相涨价，不得蓄意抬高价格
		严格执行省、市医用耗材（药品）集中采购、集中结算的规定
		乙方供应服务的所有医用耗材（药品），凡在临床使用过程中引起医疗纠纷，不论是否属于产品本身的质量问题，乙方都应主动配合医疗机构进行调查、取证，妥善解决问题；若经权威部门鉴定确属产品问题，乙方应承担相应法律责任及做出经济赔偿。

2. 医药集中采购政策

本部分包括集中采购管理、集中结算管理、禁止性规定、违反政策规定应当承担的违约责任等。

甲方可根据医药集中采购政策对乙方的违约行为进行处理。结合南京市集中结算创新"五率"指标，以供应服务企业一个自然月内的响应情况、配送率、发票申请率、数据上传情况作为考核指标，对集中采购、集中结算完成情况进行评估。对供应服务企业轻度违规行为主要以通报为主。集中采购、集中结算政策完成度较差以及其他违规行为，按严重程度依次对供应服务企业进行以下处理：公开通报，工作约谈并做限期整改处理，暂停一季度定点医疗机构供应服务资格，取消定点医疗机构供应服务资格并解除协议。具体内容如表 7-2 所示。

表 7-2　医药集中采购政策纳入企业协议管理

措施	时限	违规行为
招采结算平台内部通报	一个自然月内	对医疗机构在招采结算平台上发送的采购订单，在规定的时间内做出响应后（不拒绝即为响应，下同），累计配送率低于100%但超过90%的
		在招采结算平台上累计付款发票申请率为70%～80%的
		上传招采结算平台的相关数据不及时、不完整或不准确累计达到2次的
阳光监管平台公开通报	一个自然月内	对医疗机构在招采结算平台上发送的采购订单，在规定的时间内做出响应后，累计配送率为80%～90%的
		在招采结算平台上累计付款发票申请率为60%～70%的
		上传招采结算平台的相关数据不及时、不完整或不准确累计达到4次的
工作约谈并做限期整改处理	一个自然月内	对医疗机构在招采结算平台上发送的采购订单，在规定的时间内做出响应后，累计配送率为70%～80%的
		在招采结算平台上累计付款发票申请率为30%～60%的
		上传招采结算平台的相关数据不及时、不完整或不准确累计达到6次的
	—	不能按照定点医疗机构合理需求提供伴随服务，定点医疗机构对其供应服务投诉的
	—	相关资质证件到期前，未提前三个月予以更新的
	—	其他违反医保政策、本协议条款，情节轻微的
暂停供应服务资格	一季度	发生工作约谈需整改情形未予整改或整改不到位的
		一年内累计约谈达到2次的
		对医疗机构在招采结算平台上发送的采购订单，在规定的时间内做出响应后累计配送率低于70%的，或在招采结算平台上累计付款发票申请率低于30%的，或不能及时、完整、准确运用招采结算平台上传相关数据累计达到10次的
		不按规定执行医用耗材（药品）网上集中采购、集中结算政策，与定点医疗机构进行医用耗材（药品）网下采购、结算的
		不执行国家和省、市组织的带量采购政策，不按入围价格供应的，议价确认后不按议价确认价格供应的
		其他违反政策规定，符合暂停供货资格的情形
取消定点医疗机构供应服务资格并做解除协议处理	—	发生暂停一季度供应服务资格情形未予整改或整改不到位的
	—	在协议期内，被查实存在违纪、违法、违规行为的

3. 管理要求

本部分主要包括内部管理、订单响应、配送服务、产品信息更新、平台接入及信息数据传输等。具体内容如表 7-3 所示。

表 7-3 企业协议管理中"管理要求"的内容

医院管理要求	具体管理要求
内部管理规范	人员配备、库存运输条件、办公网络设施等应符合有关部门管理标准，岗位职责、财务收支等管理制度健全完善，并配备专门人员负责招采结算平台的确认操作工作，指定专人作为企业联系人，并将联系人名单报甲方备案
保障医疗机构采购需要	配合医疗机构做好供货开户、签订供货协议等工作，按照订单要求足量供应，并提供搬运、拆卸、入库以及讲解或者培训等伴随服务；对医疗机构通过省平台、市招采结算平台发送的采购订单应及时响应，及时制作配送单，并将货物配送至医疗机构指定地点，按规定时限进行药品和医用耗材货款结算
	应按甲方要求提供定点医疗机构药品和医用耗材供货明细，供应的产品名称、规格型号、包装等应与采购目录的产品信息及医疗机构订单信息相一致；对不符合质量、有效期、包装、订单数量等要求或破损的产品，医疗机构要求调换的，应及时予以调换
	供应的产品不得私自涨价或变相涨价，不得蓄意抬高价格。确因合理原因造成价格上涨的，须提前向甲方提出申请，说明原因，提供相关依据，待省平台、市招采结算平台采购目录上产品价格调整后，方可按新价格供应，避免造成临床使用价格倒挂
	严格执行省、市医用耗材（药品）集中采购、集中结算的规定，不得允许或者协助医疗机构网下采购、采购不在采购目录范围内的药品和医用耗材，不得与医疗机构网下结算药品和医用耗材货款
产品信息更新	保证企业及挂网产品的资质证件应在有效期内，或提供有效的产品受理通知单。对证件即将到期的，应在证件到期前三个月内在招采结算平台办理证件更新手续。包括企业名称、资质证书信息、供应产品信息、银行结算账户、地址、联系人、联系电话等基础信息发生变化的，应在变更后 10 个工作日内向甲方申请办理变更手续，变更不及时造成的后果由乙方承担
平台接入及信息数据传输	接入招采结算平台的软件（或接口）应符合网络安全终端接入要求，并按医用耗材（药品）网上集中采购、集中结算政策规定和管理要求，运用招采结算平台开展网上交易、配送、结算

二、企业协议管理的特色

1. 建立供应服务企业协议管理制度——供应服务企业的"指挥棒"

供应服务企业协议以坚持公平竞争、诚实信用为原则，以规范有序、优化服务、强化监管为要求，明确签订协议的双方分别为医保经办机构（南京市医药集中采购保障中心）与定点医疗机构医用耗材（药品）供应服务企业。各定点医疗机构要与签订协议管理的供应服务企业签订医用耗材（药品）购销合同，建立医用耗材（药品）供应服务关系。

作为供应服务企业的"指挥棒"，医保部门对供应服务企业的管理主要体现在两个方面：一个是负责审核供应服务企业的资质，通过合理确定，为医疗服务市场引入竞争机制；二是按照集中采购、集中结算政策，监督检查供应服务企业的行为是否严格执行了医保部门的相关政策规定。供应服务企业要遵守医用耗材（药品）集中采购政策规定，实行网上集中采购、集中结算，做到合法执业、合规有效服务。实施供应服务企业协议管理，可以使得企业从思想上认识到治理与改革的目的，有助于企业从内部管理入手，提升自身的竞争力。

2. 建立供应服务企业协议动态管理制度——供应服务企业的"风向标"

对供应服务企业实施有效的管理和监督是医用耗材治理改革进一步深化的关键点之一。在供应服务协议管理制度实施之前，尽管已经有的管理措施可以在一定程度上震慑、预防和制止一些供应服务企业的违规情况。但从长远来说，"动态管理"更有效、更直接。

作为供应服务企业的"风向标"，实施供应服务企业"准入""准出"管理，实施供应服务企业协议定期更新。对供应服务企业的"准入"管理是指长期开展对纳入供应服务企业协议管理的企业资质审核工作。只有具备医用耗材（药品）供应服务资质和相应配送能力的企业，才能通过按照填报资料、组织审核、签订协议等规定程序最终与采购保障中心签订服务协议。对供应服务企业的"准出"管理是指通过对供应服务企业开展日常检查和年度考核，确保协议落实过程中不仅适应医药集中采购政策和管理要求，还能服从医保政策和管理需要。实施供应服务企业协议定期更新是指协议原则上每两年签署一次，协议内容根据最新政策法规进行调整。

"动态管理"的意义在于可以增进服务供应企业的竞争意识，营造一种行业间的竞争氛围，使企业意识到如果不在服务意识、服务方式、服务质量下功夫，将会面临被淘汰的命运。

3. 建立供应服务企业退出机制——供应服务企业的"生命线"

为保障供应服务企业协议管理的顺利实施，协议中要求医保经办机构除发挥事后监管作用外，还应该在事前对供应服务企业进行相关的培训指导，及时发现过程中存在的问题。协议中要求供应服务企业强化其内部管理，明确其考核指标、考核时限和考核结果处理方式，对考核结果不佳的企业，视情节轻重和性质做出内部通报、公开通报、工作约谈、暂停供货资格、取消供货资格、解除协议等处理。

　　作为供应服务企业的"风向标"，协议管理中退出机制的建立保障了协议的合理性和可操作性。有利于供应服务企业加强内部管理，改进服务态度和提高服务质量。可以让有担当、负责任的企业看到发展的希望，给不担当、不负责的企业严厉批评，对无原则、无底线的企业予以坚决清退。

第三节 供应服务企业协议管理的实践与成效

目前，南京市医药集中采购保障中心已经与全市 2 000 余家供应服务企业签订了供应服务企业协议，严格实行动态管理和违约退出机制，有效加强了医用耗材（药品）的供应保障，推进了定点医疗机构医用耗材（药品）集中采购全流程监管，促进了医保基金合理使用。

一、有助于医药集中采购政策落地落实

2019 年 8 月南京市发布了集中结算相关政策文件，2020 年集中结算落地实施，但实施过程中发现供应服务企业配送率、申请率异常低下。2020 年 5 月，当月数据显示耗材配送企业平均配送率仅为 54.53%、申请率仅为 59.75%，反映出少数企业不具备信息化能力，不能及时在信息系统中操作配送及付款申请业务，导致整个结算流程断裂的问题。通过建立供应服务企业协议管理制度，对供应服务企业实施动态调整和退出机制，落实协议管理中考核指标监测通报和违规整改不到位相应措施，将结果发布于《关于医药企业医用耗材（药品）集中结算工作情况的通报》《关于关闭部分配送企业配送权限的公告》等文件（图 8-1 和图 8-2 所示）。

南京市医药集中采购保障中心

宁医药采字〔2020〕38 号

关于医药企业医用耗材（药品）集中结算
工作情况的通报

南京市医药集中采购保障中心

宁医药采字〔2021〕15 号

关于医药企业执行医用耗材（药品）集中结
算相关政策情况的通报

南京市医药集中采购保障中心

宁医药采字〔2021〕42 号

关于五月份供应服务企业医用耗材（药品）
集中采购、集中结算政策执行情况的通报

南京市医疗保障综合服务中心
南京市医药集中采购保障中心 文件

宁医药采字〔2022〕7 号

关于一月份供应服务企业医用耗材和药品
网上集中采购、集中结算执行情况的通报

图 7-1 关于供应服务企业医用耗材（药品）集中采购、集中结算政策执行情况的通报

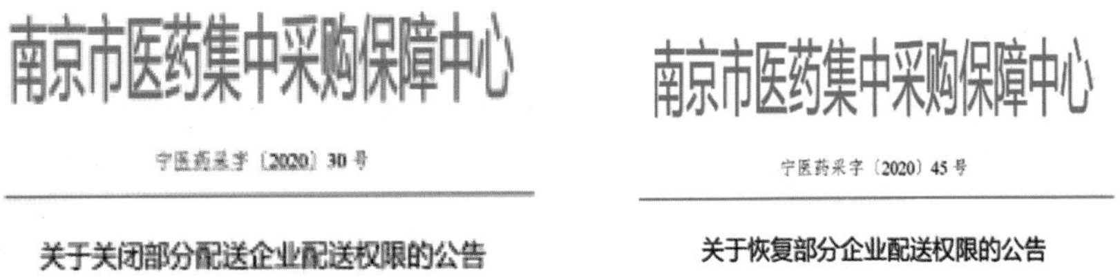

南京市医药集中采购保障中心

宁医药采字〔2020〕30号

关于关闭部分配送企业配送权限的公告

南京市医药集中采购保障中心

宁医药采字〔2020〕45号

关于恢复部分企业配送权限的公告

图 7-2　关于关闭与恢复供应服务企业配送权限的通报

供应服务企业协议管理实施后，申请率达 80% 以上的医药生产（配送）企业数量呈增多趋势，申请率在及格线下的供应企业数量占比有逐渐降低的趋势（表 7-4）；服务供应企业的月度平均配送率和平均申请率显著提高，特别是平均申请率可达到 100%（表 7-5）。

表 7-4　2021 年 2 月之前企业通报内容监测指标

考核结果来源	申请率达到 80% 以上的供应企业数量占比 / %	申请率低于 60% 的供应企业数量占比 / %
〔2020〕60 号文件	63.68	13.45
〔2020〕69 号文件	69.65	11.85
〔2021〕15 号文件	49.42	10.49

表 7-5　2021 年 2 月之后企业通报内容监测指标

考核结果来源	配送率 / %	申请率 / %
〔2021〕23 号文件	—	81.20
〔2021〕30 号文件	91.60	95.90
〔2021〕36 号文件	92.90	99.50
〔2021〕42 号文件	91.90	100
〔2021〕54 号文件	91.70	100
〔2021〕59 号文件	93.60	100
〔2021〕66 号文件	93.78	100
〔2021〕76 号文件	94.40	100
〔2021〕80 号文件	94.81	100
〔2022〕07 号文件	84.71	100
〔2022〕12 号文件	87.83	100

二、有助于形成稳定的医药供应链

医药供应链涉及多个供应链节点主体，包括医药监管部门，医药生产、配送等服务企业，医药机构和患者等。各主体相互依存，密不可分。医药生产、配送企业为满足消费者的需求提供了物质保障，也架起了生产和消费端的桥梁；监管部门则通过约束不同主体的行为，保障了医用耗材质量。

实施企业协议管理后，南京市可依托信息技术平台打破企业与医疗机构和医保等监管部门的边界，加强对企业行为、医疗机构行为的监管，使得供应服务企业服务水平更加专业化和标准化，不能适应的服务供应企业将被淘汰。随着供应链的透明化和可视化，南京地区的医药流通行业经营环境将会不断改善，行业集中度将会持续提高，进而形成安全、可靠、稳定的医药供应链。

三、有助于企业更好融入医用耗材治理改革中

当前医药服务（生产／配送）企业的竞争已经从单纯的产品竞争转变为服务能力的竞争。实施企业协议管理要求供应服务企业加强内部流程优化，做好产品信息维护，做好与医保等部门数据对接等工作，有助于企业进一步规范其内部管理，进一步完善企业内部信息化建设，从而提升企业的服务质量。进而通过"优胜劣汰"的动态调整机制提升企业竞争力，使得企业能够得到医用耗材治理改革的红利，不对政策产生抵触情绪。

通过实施企业协议管理，使得企业能够及时发现问题并做出整改，有效避免出现被通报批评、约谈甚至暂停配送服务的情况。"五率"指标能够直观反映从订单产生到响应订单再到订单结算整个过程中的问题。其中对企业的考核主要采用两个指标，分别是配送率和申请率。协议对通报批评、约谈和暂停配送服务等情况发生时配送率和申请率的临界值进行规范，企业可借助"医保高铁"企业入口实时查看其"五率"变动情况，及时发现偏低指标并进行处理。实施协议管理也可减少企业和医保部门之间因为信息、政策通知落实不到位而发生摩擦。

四、是医药企业信用评价体系建设的先行先试

供应服务企业协议管理是对医药企业信用评价体系建设的主动探索和先行先试，通过逐步建立和推行信用评价制度，采取相应的约束措施，进而引导医药企业规范自身的经营

行为，共同营造公平、规范的流通秩序和交易环境，也让医药企业能够将精力聚焦于创新研发和产品质量保障，最终目的是让医药价格回归到合理的状态，保护人民群众应当享有的价格权益。通过实施供应服务企业协议管理，将医用耗材和药品集中采购、集中结算的监管对象延伸至医药企业，进而覆盖采购全链条，并以此为基础进一步探索建立医药信用评价制度，包括建立信用评价目录清单、实行医药企业主动承诺制、建立失信信息报告记录渠道、开展医药企业信用评级、分级处置失信违约行为、鼓励医药企业修复信用、正确运用医药价格和招采信用评价等各方面。同时，借助拓宽监督途径、创新监督方式等措施，通过医疗机构和参保人满意度调查、聘请社会监督员等方式，动员社会各界共同参与医用耗材和药品的集中采购集中结算监督，及时发现问题并进行处理，实现对医用耗材和药品集中采购集中结算的社会监督，进一步规范市场行为，净化交易环境，保障群众利益。

本 章 小 结

南京市创新开展医保经办机构与医用耗材（药品）供应服务企业签订协议管理，借助行政管理的手段，将原"两定"管理拓展成现有的"三定"管理。南京市企业协议管理明确了南京市医药集中采购保障中心与供应服务企业之间的权利与义务，实施协议动态管理并建立了企业退出机制，确保医用耗材供应服务企业真正落实各项政策，实现了医用耗材治理体系不断健全、医疗服务执业环境规范、医疗保障事业稳步发展的目标。

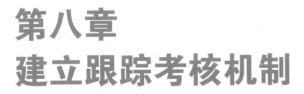

第八章
建立跟踪考核机制

第一节　建立跟踪考核机制的必要性

第二节　实施月度监测分析报告制度

第三节　实行月度考核通报制度

第四节　纳入医保年度考核

第五节　健全问题处理机制

根据《关于推进医疗机构、医药企业开展医用耗材（药品）集中采购和集中结算工作的通知》（宁医发〔2020〕36号）、《关于进一步落实定点医疗机构、医药企业医用耗材（药品）集中采购和集中结算工作的通知》（宁医函〔2020〕56号）等文件要求，为保障医用耗材治理成果落地，南京市医保局依托医用耗材阳光监管平台，围绕医用耗材集中采购、集中结算开展全流程跟踪监督管理，形成了"日发工单，月发通报，年度考核"的跟踪考核机制。本章将系统介绍月度监测分析报告制度、月度考核通报制度和医保年度考核制度以及协同多部门的问题处理机制在南京市医用耗材治理模式中的实践。

第一节　建立跟踪考核机制的必要性

一、协议管理的需要

当前由医保经办机构与定点医药机构、供应服务企业签订服务协议的方式来规范定点医药机构和供应服务企业服务行为，即我们日常所说的"两定"协议和南京市创新实施的供应服务企业协议管理。协议中的服务内容就包括了考核医药机构对药品、医用耗材的采购、使用和管理，供应服务企业的订单响应、信息对接、医药集中采购、集中结算政策落实等。为了判定定点医药机构和供应服务企业是否切实履行协议，为参保人提供高效、优质和合理的服务，在客观上要求对定点医药机构和供应服务企业开展跟踪考核。

二、医保基金稳定安全运行的需要

近年来，医疗费用的平均增长率高于GDP增长率的情况时有发生。医疗费用过快增长将使医保基金平稳安全运行受到一定程度的冲击。因此建立完整、科学的医保定点医药机构和供应服务企业评价体系，定期展开评价，可促使医药机构、供应服务企业发现并认识到自身在管理方面存在的问题，不断加强服务能力建设，完善服务行为，控制医疗费用增长，维护医保基金的收支平衡。

三、规范服务行为的需要

　　医药机构、医生与患者之间存在信息不对称，容易引发道德风险。月度监测分析报告制度、月度考核通报制度和医保年度考核制度的建立，增强了医保监督管理的时效性，保障了考核能够切实反应医疗机构的实际情况，使考核在发挥正向激励作用的同时形成对医疗机构有效的约束力。同时借助"医保高铁"平台可随时查看各个医疗机构和供应服务企业的异常工单处理进度和年度考核最终结果排名，促进各个定点医药机构之间、供应服务企业之间形成竞争，自觉规范服务行为，提高服务质量，共同维护医保基金安全。

第二节　实施月度监测分析报告制度

一、月度监测分析报告制度主要做法

1. 监测报告发布主体、监测对象

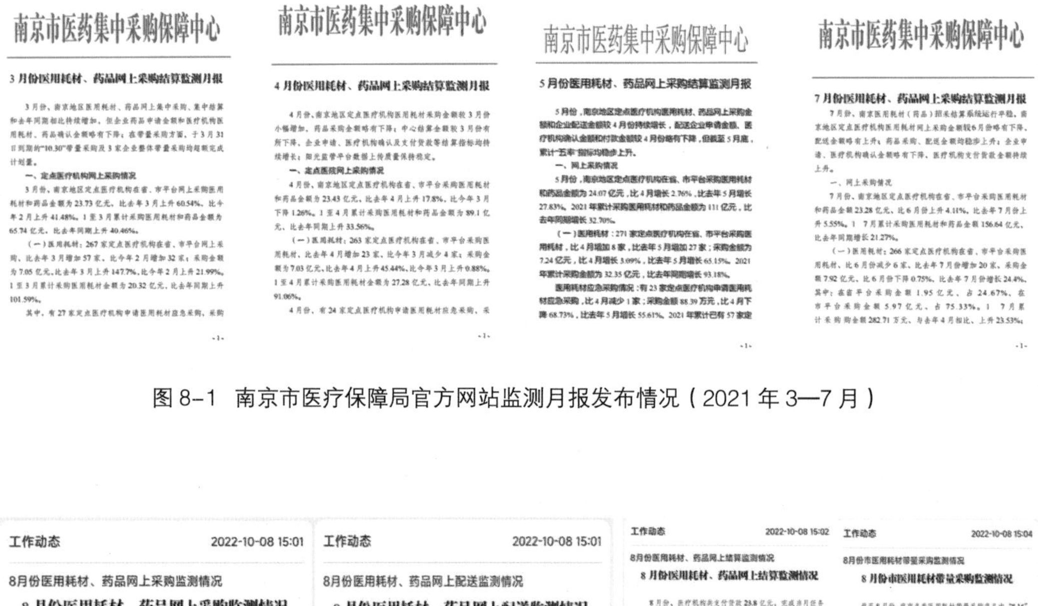

南京市医药集中采购保障中心以定点医疗机构和供应服务企业为监管对象，以药品、医用耗材采购、配送、结算和带量采购产品完成进度为监测分析内容，对药耗集采推进的程度和深度进行汇总。目的是让参与医用耗材治理的主体单位了解当前全市医用耗材治理情况，以期各主体单位能够明确自身定位，及时发现问题，及时解决问题，共同推动耗材治理向前迈进。

南京市医药集中采购保障中心

3月份医用耗材、药品网上采购结算监测月报

南京市医药集中采购保障中心

4月份医用耗材、药品网上采购结算监测月报

南京市医药集中采购保障中心

5月份医用耗材、药品网上采购结算监测月报

南京市医药集中采购保障中心

7月份医用耗材、药品网上采购结算监测月报

图 8-1　南京市医疗保障局官方网站监测月报发布情况（2021 年 3—7 月）

工作动态　2022-10-08 15:01

8月份医用耗材、药品网上采购监测情况

8 月份医用耗材、药品网上采购监测情况

8 月份，南京地区定点医疗机构医用耗材、药品网上采购供应情况稳定，与 7 月份相比，医用耗材、药品网上采购金额，企业配送金额、申请金额，医疗机构确认金额均有所上升；医疗机构支付金额略有下降。

一、医用耗材

291 家定点医疗机构在省、市平台采购医用耗材，比 7 月份增加 12 家，比去年 8 月份增加 46 家，采购金额 8.25 亿元，比 7 月份上升 0.66%，比去年 8 月份上升 38.38%，其中：在省平台采购金额 1.31 亿元，占 15.93%；在南京平台采购金额 6.94 亿元，占 84.07%，比 7 月份上升 3.93 个百分点。1—8 月累计采购金额 57.53 亿元，比去年同期增加 4.92%，其中：在省平台采购金额 14.36 亿元，占 24.96%；在南京平台采购金额 43.17 亿元，占 75.04%。

工作动态　2022-10-08 15:01

8月份医用耗材、药品网上配送监测情况

8 月份医用耗材、药品网上配送监测情况

8 月份，医用耗材、药品供应服务企业网上配送金额 25.54 亿元，比 7 月份上升 4.04%，比去年 8 月份上升 36.94%。1—8 月累计配送金额 183.7 亿元，平均配送率 95.66%。其中：

医用耗材配送金额 7.91 亿元，比 7 月份下降 1.96%，比去年 8 月份上升 33.47%；平均配送率 95.92%，比 7 月份下降 2.56 个百分点，比去年 8 月份下降 3.53 个百分点。1—8 月医用耗材累计配送金额 56.87 亿元，平均配送率 98.85%。

药品配送金额 17.63 亿元，比 7 月份上升 6.98%，比去年 8 月份上升 38.55%；平均配送率 94.45%，比 7 月份上升 1.87 个百分点，比去年 8 月份下降 2.12 个百分点。1—8 月药品累计配送金额 126.83 亿元，平均配送率 94.3%。

工作动态　2022-10-08 15:02

8月份医用耗材、药品网上结算监测情况

8 月份医用耗材、药品网上结算监测情况

工作动态　2022-10-08 15:04

8月份市医用耗材带量采购监测情况

8 月份市医用耗材带量采购监测情况

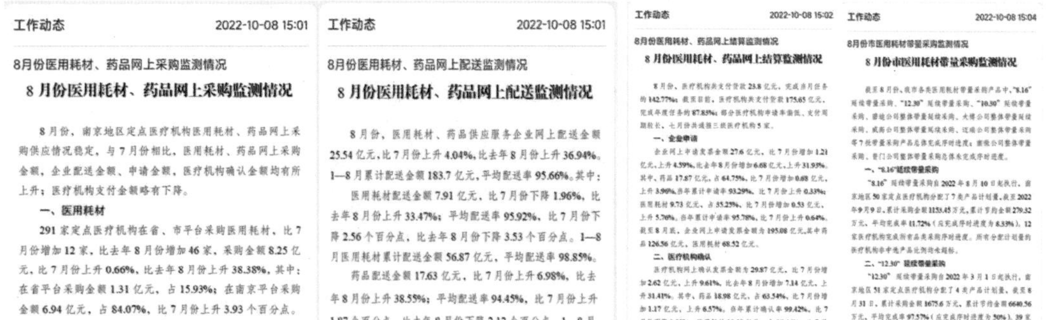

图 8-2　“医保高铁”监测情况发布情况

市医药集中采购保障中心以南京市医疗保障局官方网站和"医保高铁"为发布平台，按月发布"医用耗材、药品网上采购监测情况""医用耗材、药品网上配送监测情况""医用耗材、药品网上结算监测情况""医用耗材、药品网上结算监测情况"和"医用耗材带量采购监测情况"。图8-1、图8-2示月度监测分析报告发布形式。

2. 监测报告发布内容

以"医用耗材、药品网上采购监测情况""医用耗材、药品网上采购配送监测情况""医用耗材、药品网上结算监测情况"的采购金额、配送金额、企业申请金额、医疗机构确认金额、医疗机构支付货款金额和市医药集中采购保障中心结算金额为统计分析对象，采用月度同比和环比的描述分析手段，以综合"五率"为评价指标对当月发生的药耗采购结算行为进行监测分析。

"医用耗材带量采购监测情况"分别对"8·16""10·30""12·30"和医用耗材企业整体带量采购医疗机构总体完成进度进行监测。同时对单品种医用耗材带量采购未中选产品采购量占比进行统计，并公布所有分配计划量的医疗机构中采购未中选产品比例超标的医疗机构数量。

3. 监测报告发布的成果运用

（1）及时发现问题

月度监测报告对全市的医药机构、供应服务企业的采购、配送、结算情况进行统计。根据月度监测报告可以发现医用耗材在采购、配送、结算和使用中产生的共性问题，以便及时解决问题。例如，2022年《10月份市医用耗材带量采购监测情况》显示"12·30"延续带量采购中51家定点医疗机构分配了4类产品计划量，其中9家医疗机构采购非中选产品的比例超过30%。根据统计数据反馈的结果，医保部门可以进一步探寻数字背后的意义，厘清非中选产品超量采购是由中选产品供应和质量层面的问题所致，还是医疗机构落实执行政策不到位所致。为后续带量采购优化规则、考核医疗机构和供应服务企业提供依据。

（2）落实集中采购、集中结算等医保政策

以2021年4月、5月、7月监测月报发布数据为例，随着耗材治理纵深推进，全市累计采购金额、累计节约金额、完成序时进度的医疗机构数量和完成数量占比情况均呈现积极向好的态势（表8-1）。

（3）为月度通报制度、年度考核制度提供数据支持

月度通报的考核指标为"五率"，"五率"的运算采用采购金额、配送金额、企业申请金额、医疗机构确认金额、医疗机构支付货款金额和市医药集中采购保障中心结算金额等指标。月度监测分析报告则以金额指标进行统计分析，为形成"五率"指标进一步考核定点医药机构和供应服务企业提供数据支持。同样地，医保将定点医疗机构医用耗材集中结算执行

表 8-1 2021 年 4 月、5 月和 7 月南京市医用耗材带量采购实施情况

项目	月份	"8·16"延续带量采购	"12·30"带量采购	企业整体带量延续采购		
				B 公司	D 公司	W 公司
累计采购金额/万元	4 月	2 313.66	364.29	710.86	264.83	765.48
	5 月	3 495.00	642.24	1 600.67	465.96	1 738.13
	7 月	5 990.50	1 186.49	3 785.58	962.11	3 723.72
累计节约金额/万元	4 月	399.63	1 426.09	267.15	125.79	157.67
	5 月	609.21	2 489.26	535.60	199.69	355.55
	7 月	1 087.25	4 527.64	1 278.66	414.46	708.10
完成序时进度的医疗机构数量	4 月	11	17	4	5	9
	5 月	12	26	5	8	13
	7 月	15	24	7	9	18
未完成序时进度的医疗机构数量	4 月	39	37	29	15	23
	5 月	38	28	28	12	19
	7 月	35	20	26	11	14
完成序时进度的医疗机构数量占比/%	4 月	22	31.48	12.12	25	28.13
	5 月	24	48.15	15.15	40	40.63
	7 月	30	54.55	21.21	45	56.25

情况、通报表扬、批评情况纳入年终考核，而形成上述指标的基础数据也来源于月度监测分析报告。

二、实行月度监测分析报告制度的意义

实行月度监测报告制度的主要目的在于规范医疗机构医用耗材使用行为和规范企业流通行为。按月分析能够充分调动各方积极性，推动计划任务顺利执行，同时，还能够根据数据动态变化及企业运行情况及时调整对医疗机构和企业的考核评分标准，有助于医用耗材治理链条上各主体机构提前发现问题、及时解决问题，从而规避不必要的风险。

第三节 实行月度考核通报制度

一、月度考核通报制度主要做法

1. 考核通报制度发布主体、监测对象

南京市医药集中采购保障中心以"五率"作为衡量医药企业和医疗机构医用耗材（药品）集中采购、集中结算政策执行情况的量化指标，建立医药企业配送率、申请率考核，建立定点医疗机构申请率、确认率、支付率考核，按月监督考核。对考核不达标的定点医疗机构和医药企业，视情节轻重根据服务协议有关规定进行通报、约谈等处理。

自 2020 年 9 月份以来，南京市医药集中采购保障中心每月发布"关于定点医疗机构医用耗材（药品）网上集中结算'五率'执行情况通报"和"关于医药企业执行医用耗材（药品）集中结算相关政策情况的通报"，截至 2022 年底已发布月度考核通报 43 期，对规范医用耗材（药品）营商秩序、净化行业环境起到了积极作用。

2. 考核通报制度发布内容

（1）定点医疗机构

定点医疗机构的月度考核通报主要包含四项内容，分别为：监测情况、存在的主要问题、考核结果通报、整改要求及措施。

①监测情况：在 2021 年 2 月份以前，"监测情况"主要统计申请率在 80% 以上（低于 70%）或者确认率在 80% 以上（低于 70%）或者付款率在 70% 以上（低于 50%）、申请率和确认率均高于 90%（均低于 80%）且付款率达 70% 以上（或付款率低于 50%）的医疗机构数量。到 2021 年 2 月，全市集中结算申请率已经达到 81.2%、确认率达 97.2%，付款率达 68.3%，政策执行获得了良好的反馈，"五率"实施初期的监测指标已经渐渐不能满足监测要求。基于此，市医药集中采购中心于 2021 年 2 月开始将医疗机构考核指标调整为综合配送率、申请率、确认率、付款率和结算率，用全市医疗机构"五率"变化反映医用耗材（药品）治理情况，同时更新公布的内容还包括了"五率"同比和环比变化情况，用比例变化反映当前医用耗材治理成效以及各方为耗材治理的所做的贡献；同时还纵向比较了药品和医用耗材"五率"执行情况。

表 8-2　不同时期监测内容的区别

项目	2020 年 9 月—2021 年 1 月 30 日	2021 年 1 月 30 日—2022 年 6 月
监测指标	申请率、确认率、付款率	综合配送率、申请率、确认率、付款率、结算率
监测指标体现方式	绝对值（医疗机构的数量）	百分比（医疗机构"五率"）

表 8-3　2021 年 2 月之前监测结果汇总

考核时间段	申请率、确认率达到 90% 以上且付款率达 70% 以上的医疗机构数量占比 /%	申请率达 80% 以上的医疗机构数量占比 /%	确认率达 80% 以上的医疗机构数量占比 /%	付款率达 70% 以上的医疗机构数量占比 /%	申请率低于 70% 的医疗机构数量占比 /%	确认率低于 70% 的医疗机构数量占比 /%	付款率低于 50% 的医疗机构数量占比 /%	耗材申请率和确认率低于 80% 且付款率低于 40% 的医疗机构的数量占比 /%
2020 年 9 月 8 日〔2020〕35 号文	30.00	55.00	95.00	96.00	26.00	4.00	4.00	1.00
2020 年 10 月 30 日	12.54	37.31	81.04	41.90	39.45	24.46	29.97	3.36
2020 年 11 月 30 日〔2020〕63 号文	18.96	49.54	85.02	52.91	35.17	12.23	29.66	3.06
2020 年 12 月 31 日〔2021〕6 号文	20.98	56.03	86.21	57.47	—	—	—	—
2021 年 1 月 31 日〔2021〕17 号文	20.53	52.00	90.67	56.53	—	—	—	—

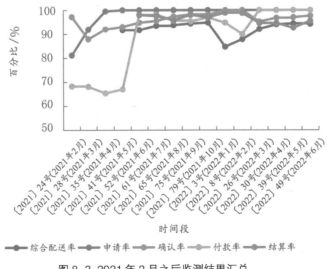

图 8-3 2021 年 2 月之后监测结果汇总

②存在的主要问题：月度考核通报中对定点医疗机构申请率偏低、确认不及时、超期付款等问题给出详细原因。

表8-4　2021年2月之前各项考核指标偏低的原因汇总

考核指标存在的问题	各项指标未能达标的可能的原因
申请率较低	部分定点医疗机构对供应服务企业申请付款设置条件，比如只允许上传某个月的供货发票或上传时间待定点医疗机构通知
确认率偏低	供应服务企业申请付款后，部分定点医疗机构以核对账目为由未在规定时间内确认货物交付及发票，造成确认率偏低
付款率偏低	部分定点医疗机构拖延供应服务企业货款情况严重，经多次约谈仍不整改或整改不到位

通过"五率"月度量化监管考核以及联动纳入年度医保考核等措施，净化流通行业的政策措施日趋完善，定点医疗机构在耗材流通领域的不规范行为也逐步凸显并清晰展现在量化指标上，医疗机构感受到压力、深刻反省、积极整改，各项指标不断趋近100%。截至2022年底，全市综合配送率为95.26%、申请率为100%、确认率为98.28%、付款率为97.81%、结算率为97.53%，存在的主要问题也不再是大部分医疗机构出现的问题，发生了由共性问题向个性问题转变的趋势。因此，月度考核通报中不再赘述医疗机构在耗材治理过程中的医疗机构"五率"偏低的具体原因，而转为各医疗机构根据医院自身情况细致核查集中结算政策执行情况，积极整改，补齐短板，努力提升"五率"考核指标。

③考核结果通报：主要依据是根据"五率"考核监测结果对不同医疗机构进行聚类。将申请率和确认率高于90%且付款率达70%以上的医疗机构作为榜样进行通报表扬；对于申请率低于70%、确认率低于70%或者付款率低于50%的医疗机构进行通报警示；对申请率和确认率低于80%且付款率低于50%的医疗机构进行通报批评；对情况特别严重的，组织工作约谈。

④整改要求及措施：月度考核通报中整改要求主要包含两部分，主体内容为对被重点通报警示和批评的医疗机构提出整改要求和整改措施；在规范具体整改要求和整改措施的同时，市医药集中采购中心还为不同级别的医疗机构和不同区域的医疗机构安排责任对接人，以便医疗机构整改到位。

整改主体内容包含两部分。其一为医疗机构整改要求：需按照《关于开展医用耗材集中采购工作的实施意见》（宁医采组〔2019〕1号）和《南京市医疗保障局关于进一步加强定点医疗机构协议管理工作的通知》（宁医发〔2020〕35号）相关要求，认真查找工作中存在的问题和原因，健全工作机制。同时将定点医疗机构对于"五率"的执行情况纳入医保年度考核中。其二为市医药集中采购保障中心对于整改不到位的情况采取的相应措施：对定点医疗机构进行年度考核，并将年度考核结果与预留款拨付、分级管理、协议续签等挂钩；将重点通报批评的定点医疗机构及时上报纪检部门；为尽快全面实现网上集中采购、集中结算，南京市各分局安排专人对接，对政策执行不力、相关指标偏低、整改不积极的医疗机构进行工作约谈。

（2）医用供应服务企业

市医药集中采购保障中心发布的《关于医药企业执行医用耗材（药品）集中结算相关政策情况的通报》同样包含四项内容：监测情况、存在的主要问题、考核结果通报、整改要求及措施。

①监测情况：对医药企业指标的监管同样经历了两个阶段。第一个阶段为 2021 年 2 月之前，监管指标为申请率或者配送率达到标准的医药企业数量；该阶段主要用"申请率达到 80% 以上的供应企业数量占比"变化和"申请率低于 60% 供应企业数量占比"变化对企业集中采购和集中结算执行力度予以通报。从通报的关键指标来看，申请率达 80% 以上的医药生产（配送）企业数量呈增多趋势，申请率在及格线下的供应企业数量占比有逐渐下降的趋势（表 8-5）。

表 8-5　2021 年 2 月之前企业通报内容监测指标

考核时间节点	申请率达到 80% 以上的供应企业数量占比 / %	申请率低于 60% 供应企业数量占比 / %
〔2020〕60 号文件	63.68	13.45
〔2020〕69 号文件	69.65	11.85
〔2021〕15 号文件	49.42	10.49

第二个阶段为 2021 年 2 月之后，企业通报的内容监测指标由统计申请率达标企业数量和未达标企业数量转变为公布医药企业达标配送率和申请率。月度通报内容显示，企业配送率基本保持在 90% 左右，企业申请率已经在连续八个月的考核中达到 100%（表 8-6）。

②存在的主要问题：2021 年 2 月之前对企业的月度考核中发现了"五率"执行过程中医药生产（配送）企业的存在的主要问题：部分企业供货配送完成后，未在政策规定时间内通过南京医用耗材（药品）招采结算平台（以下简称"市平台"）上传发票、申请付款，造成申请率偏低，影响医疗机构发票确认、货款支付及中心货款结算等工作的正常开展，

表 8-6　2021 年 2 月之后企业通报内容监测指标

考核时间节点	配送率 / %	申请率 / %
〔2021〕23 号文件	—	81.20
〔2021〕30 号文件	91.60	95.90
〔2021〕36 号文件	92.90	99.50
〔2021〕42 号文件	91.90	100
〔2021〕54 号文件	91.70	100
〔2021〕59 号文件	93.60	100
〔2021〕66 号文件	93.78	100
〔2021〕76 号文件	94.40	100
〔2021〕80 号文件	94.81	100
〔2022〕07 号文件	84.71	100
〔2022〕12 号文件	87.83	100

违反了国家、省、市关于医用耗材（药品）集中采购、集中结算的工作要求，影响了中共中央、国务院关于深化医疗保障制度改革工作的推进落实。

③考核结果通报：针对考核前期医药企业申请率偏低的问题，月度考核通报对申请率未达标的企业予以通报批评，并要求其于 10 天内在市平台完成上传发票、申请付款等操作。对逾期仍未整改到位的企业，按《南京市医疗保障定点医疗机构医用耗材（药品）供应服务企业协议》要求进行组织约谈、暂停配送等措施。

④整改要求及措施：每季度对配送率低于 70% 或申请率低于 30% 的配送企业进行暂停供应服务资格的处理。对暂停供应服务资格的配送企业，市医药医疗保障综合服务中心/ 市医药集中采购保障中心会根据企业报送材料和综合整改情况发布《关于恢复部分供应服务企业配送权限的公告》，从公告发布之日起恢复企业在南京市医用耗材招采结算系统的配送权限。

《南京市医疗保障定点医疗机构医用耗材（药品）供应服务企业协议》对医药企业的约束和月度通报考核对医药企业的正、负向激励作用，使医药企业在配送完成后的申请率获得显著改善。

二、实行月度考核通报制度的意义

考核向来是促进政策落实最有效的措施。月度考核通报制度结合全流程考核指标量化，清晰显示了医疗机构和配送企业政策执行情况和整改情况，为促进集中结算工作稳步向前推进起到了极其重要的作用。月度考核通报既表扬先进、树立楷模，又批评后进、督促鞭策。正向激励有利于激发医疗机构和企业进一步优化医用耗材的采购和使用的管理工作；负向监督则能够使未能达标的医疗机构和企业产生危机感，从而督促医疗机构和企业从自身问题出发，不断优化自身的管理行为。两者结合，并辅以与年度医保考核挂钩，引入月度表扬加分、批评扣分等长效机制，使医疗机构和企业在日常工作中更加注重集中结算工作的贯彻落实，有效促进医保改革政策推进。

第四节　纳入医保年度考核

为适应耗材集采新时期的工作要求与工作形势，进一步规范和完善基本医疗保险定点医疗机构（以下简称"定点医疗机构"）年度考核工作，引导定点医疗机构诊疗行为趋向合理，保障医疗质量，控制不合理医疗费用，南京市发布了《关于印发〈南京市基本医疗保险定点医药机构考核管理办法（试行）〉的通知》（宁医发〔2019〕71号），提出要将月度考核与年度考核相结合，分类落实年度考核任务，从制度上进一步完善对耗材使用行为的监管。基于此，《南京市医疗保障局关于进一步加强定点医疗机构协议管理工作的通知》（宁医发〔2020〕35号）、《关于进一步落实定点医疗机构、医药企业医用耗材（药品）集中采购和集中结算工作的通知》（宁医函〔2020〕56号）规定，加强考核与监督，保障医保考核的时效性，同时保障考核指标能够切实反应医疗机构的实际情况，使考核指标同时具有正向激励作用和形成对医疗机构有效的约束力。南京市于2022年3月29日印发了《2022年度南京市定点医疗机构考核评分标准》。

一、实施年度考核的主体

年度考核按照分类管理、分级负责的基本原则对定点医疗机构开展考核。

1. 强化工作联动

南京市医保局牵头组织各相关处室、各分局、市和区经办机构及相关单位，结合行政管理和医疗保障经办机构的日常协议管理，对定点医药机构执行医疗保险政策、履行服务协议等情况进行考核，并落实考核奖惩措施。

2. 落实分级负责

市级层面负责全市二级及以上定点医疗机构考核，由南京市医药服务管理处牵头，会同医药价格和招标采购处、基金监督处、信息管理处、市医保中心组织实施；区级层面负责辖区内一级及以下定点医疗机构和定点零售药店考核，由各分局、江北新区社会事业局牵头，按属地管理原则组织实施，其中栖霞区、雨花台区、城区分局的考核工作由市医保中心协助实施。

3. 加强监督检查

南京市医保局各分局依法对定点医药机构遵守社会保险法律法规情况进行行政检查；

依法对骗取医疗保险基金行为做出行政处理、处罚决定；对于涉嫌犯罪的医药机构，移交公安部门处理。市区经办机构依据服务协议实施日常检查工作，对定点医药机构遵守社会保险法律法规和政策、执行医疗保险服务协议等情况进行监管，对定点医药机构进行协议管理。

二、实施年度考核的内容

根据 2022 年 3 月 29 日印发的《2022 年度南京市定点医疗机构考核评分标准》，南京南京市按照运行质量、服务水平、支付改革、阳光采购、基金监管、信息管理、加分管理等七个方面制定定点医疗机构（有住院服务）、定点医疗机构（无住院服务）和定点零售药店年度考核评分标准。

1. 考核机制

（1）以定量考核为主原则

七项考核内容均为定量指标，根据统计数据形成考核得分。考核采用千分制，考核结果与年度考核及医保信用等级评定挂钩。其中，无住院服务的定点医疗机构考核总分为 760 分，最终考核总分按考核事项总得分 ×1 000/760 折算成千分制。对于客观因素导致部分指标无法进行考核的机构，相关考核事项得分按照该考核事项基础分 ×50% 计入年度考核总分。

南京市根据工作实际，结合国家和省的最新要求，适时对《定点医药机构年度考核评分指标标准》予以调整并发布。

（2）月度、季度、年度考核相结合原则

南京市按照月度考核、季度考核和年度考核的考核机制对医疗机构进行动态考核；对于满足"一票否决"事项的定点医疗机构，取消其年度评优资格。

月度考核和季度考核主要考核定点医药机构月度、季度的得分和扣分情况。年度考核则采取千分制进行总额考核，综合全年 12 个月的考核情况、定量指标全年核准及加分项等情况，最终得出年度考核得分。

（3）遵循现场考核与信息应用结合原则

现场考核：对定点医药机构组织建设、服务能力、政策执行、服务质量、投诉举报受理及需要现场核实的其他情况进行现场检查。信息应用：充分应用智能监控与视频监控等信息化手段，建立完善日常动态监控指标和全年政策执行分析评价指标体系，逐步加大智能监控监测分析指标在考核评价结果中的权重，形成对定点医药机构医疗行为公平、透明、科学的考核结果。

2. 考核指标

年度考核中对于医用耗材治理的考核主要集中在阳光采购部分，此外加分管理和"一票否决"事项中也有部分指标用于约束医疗机构对医用耗材的管理和使用。

表 8-7　年度考核中关于考核指标的概况

一级考核指标	二级考核指标
阳光采购	集中采购、结余留用、集中结算、直接结算、创新产品
加分管理	招采改革
"一票否决"事项	对医用耗材线下采购占比超过 5% 的医疗机构，均"一票否决"，取消其年度评优资格

（1）阳光采购模块的考核内容

①集中采购考核：集中采购考核指标主要反映了定点医疗机构对国家、省级组织药品、耗材集中带量采购的完成情况。南京市医药价格招标采购处和市医药采购保障中心负责对医疗机构的相关平台监测数据进行检查与核对。

表 8-8　集中采购考核指标评分

集中采购考核指标	得分
按时完成国家、省组织药品带量采购中选品种采购量	20
按时完成国家、省、市组织医用耗材带量采购中选品种采购量	20
未完成集中带量采购批次	每批次 -5
一个批次中全部中选产品均完成签约量	每批次 +2，最多 +8
一个批次中全部中选产品均未完成签约量	每批次 -2，最多 -8
总计	40±8

②结余留用考核：2019 年国务院办公厅印发《国家组织药品集中采购和使用试点方案》，建立医保经办机构与医疗机构间"结余留用、合理超支分担"的激励和风险分担机制。换言之，医疗机构在结余留用考核中获得的分数越高，则将获得更多的留用激励金额，对自身的经营帮助也就越大。在"结余留用"的逻辑之下，医院和医生在预算资金给定的条件下，会更加倾向于使用更多的集采药品来获得更多结余，从而获得更多的可以留用的资金。

南京市对结余留用执行情况的年度考核主要集中在三个维度：①药品费用增长率（本年度集采的品种通用名药品支出额 - 上一年度同类药品支出额）/上一年度同类药品支出额）；②药品线下采购占比（定点医疗机构实际药品采购总额 - 平台采购额）/定点医疗机构实际药品采购总额）；③非中选药品占比（非中选产品采购量/该采购品种总采购量）。由医药价格和招标采购处、医药服务管理处和市医疗保障综合服务中心共同考核。上节中结余留用比例确定过程中也需要对医疗机构结余留用执行程度进行考核，确定结余留用比例的考核指标相比年度考核指标更加注重对细节的考核。

表 8-9　结余留用考核指标评分

结余留用考核指标	得分
药品费用增长率（S）	满分10分。S ≤ 3%，得10分；3% < S ≤ 5%，得4分；5% < S ≤ 8%，得2分；S > 8%，不得分
药品线下采购占比（Y）	满分10分。Y=0%，得10分；0% < Y ≤ 5%，得4分；5% < Y ≤ 10%，得2分；Y > 10%，不得分，且所有品种不参加结余留用考核
非中选药品占比	满分10分。每出现一个非中选比例大于中选比例的品种，扣如下分值：10/本次采购品种数量（四舍五入保留一位小数）
总计	30

③药品（耗材）集中结算考核：为适应新时期政策形势，推进集中带量采购，南京市创新性地提出确认率、申请率、付款率、结算率、配送率等"五率"作为集中结算的衡量指标。南京市对集中结算采取"月度监测、年度考核"的监管制度，确保结算的及时性、规范性、合理性。集中结算的考核主要由市医疗保障综合服务中心（市医药集中采购保障中心）负责。

④直接结算考核：根据中央深改委治理医用耗材的总体要求，南京市印发了《关于深入推进医用耗材治理改革的实施意见》（宁医发〔2022〕22号），提出完善集中结算管理，不仅要求强化对"五率"（企业配送率、付款申请率、医疗机构确认率、货款支付率、经办机构结算率）指标的监管；更重要的是探索医保基金直接结算，通过选择部分医药企业、带量采购中选医用耗材和药品先行试点，逐步扩大直接结算范围。直接结算的实施将有助于进一步挤压耗材价格虚高"水分"，这意味着医保部门将在集采议价中获得更多主导权，加速扩大医用耗材带量集采范围，全国医用耗材市场也必将迎来新的"大洗牌"热潮。直接结算指标的考核同样由市医疗保障综合服务中心（市医药集中采购保障中心）负责。

表 8-10　药品（医用耗材）集中结算考核指标评分

集中结算考核指标	得分
申请率、确认率、付款率均达 90% 以上	20
3 个指标中有 2 项达 90% 以上，1 项达 80% 以上	15
3 个指标中有 1 项达 90% 以上，2 项达 80% 以上	10
3 项指标在 80%～90% 间	5
其他完成情况	0
月度考核表扬	每次 +3，最多 +6
月度考核批评	每次通报 -3，工作约谈 -6，最多 -6
总计	30±6

表 8-11　直接结算考核指标评分

直接结算考核指标	得分
开展带量品种直接结算	10
带量品种直接结算率达 50%	15
带量品种直接结算率达 80%	20
总计	20

⑤创新产品使用情况考核：推动生物医药创新产品进入医疗机构推广使用是贯彻落实市委、市政府"创新名城"建设决策部署的主动作为，是推进南京医疗事业和医药产业高质量融合发展的创新举措。因此，南京市将生物医药创新产品的使用情况纳入医疗机构年度考核指标，以此进一步推动生物医药创新产业发展。该指标由医药价格和招标采购处进行考核。

表 8-12　创新产品考核指标评分

创新产品考核指标	得分
按指导性计划完成《医保支持生物医药创新产品清单》全部批次产品采购量	40
完成一个批次全部产品指导性采购计划	每批次 +2，最多 +6
一个批次全部产品均未完成指导性采购计划	每批次 -2，最多 -8
积极配合创新产品生产企业申报新增医疗服务价格项目（含方法学）	2
总计	40±8

（2）加分管理的考核内容

由医药价格和招标采购处负责考核加分管理项中医疗机构对于招采改革的执行和配合程度。本着鼓励定点医疗机构在南京医用耗材（药品）招采结算系统采购的原则，对于平台采购占医疗机构医用耗材总采购量占比增长 2% 的，加 3 分；占比增长 5% 以上的，加 6 分，占比增长 10% 以上的，加 10 分。

对于执行医用耗材集中采购政策并符合分类管理规定且网上采购率超过 95% 的定点医疗机构，加 10 分。对于积极配合医保部门开展医用耗材集中采购调研工作并提供建设性意见建议的，积极申报新增医疗服务价格项目的，积极使用医疗服务项目价格管理系统并及时主动提供监测数据、成本测算数据且质量良好的，每次加 2 分，最多加 10 分。

（3）"一票否决"事项

年度考核评分细则中，"一票否决"事项中仅包含三项内容：其一涉及 DRG 改革中存在的问题；其二主要针对违反《医疗保障基金使用监督管理条例》受到行政处罚的定点医疗机构；其三为药耗治理。对药品线下采购占比超过 10%、医用耗材线下采购占比超过 5% 的定点医疗机构，将取消其年度评优资格。

3. 考核结果

南京市将考核结果与医疗机构信用等级挂钩。年度考核预留款按当年各定点医药机构医保基金结算额的 5% 确定，并根据考核结果进行分级拨付。

表 8-13　考核结果等级划分

年度考核结果等级	措施
≥ 900 分	授予"3 星级医保信用单位"称号。全额拨付预留款，签订长期服务协议
800 ～ 900 分	授予"2 星级医保信用单位"称号。以 900 分为基准，每减少 1 分扣减预留款的 1‰，在签订服务协议时，采用长期协议模式
700 ～ 800 分	授予"1 星级医保信用单位"称号。800 ～ 900 分之间，每减少 1 分扣减预留款的 1‰；800 分以下部分，每减少 1 分扣减预留款的 2‰
600 ～ 700 分	预留款不予拨付，暂停 3 个月定点协议管理资格，责令限期整改，并按规定报送书面整改材料，同时列入下年度重点检查对象
< 600 分	列入医保信用黑名单，预留款不予拨付，终止医疗保险定点协议，并向社会公示

三、实施年度考核的意义

首先，年度考核细则做到了两个"细化"：①明确考核指标的具体考核内容；②明确执行考核内容的具体责任单位。有利于各定点医疗机构积极响应，自觉自查以备迎接考核，也有助于考核标准进一步细化和落实。

其次，南京市将考核结果与医保付费、稽核检查等关联，与年终清算、协议续签等挂钩，考核结果及时向各医疗机构通报，有利于增强定点医疗机构的自律意识、责任意识和忧患意识。考核结果也有助于医保局将发现各医疗机构存在的问题和不足，继而结合监督管理办法，督促各定点医疗机构进行整改，促进医疗机构规范管理，提升服务质量和水平，推进医疗行业健康发展。

再次，在制定年度考核过程中还注重正、负向激励相结合的准则。除正常的加分和减分项目外，还设有 200 分的加分项目，有利于进一步激励医疗机构落实医保政策、积极参与医保等部门的相关考核。

表 8-14　2020—2022 年南京市定点医疗机构集中结算相关年度考核细则

年度	考核指标		分值	评分标准	责任部门	备注
2020 年	运行质量	医用耗材（药品）申请率、确认率、付款率执行情况	60（A类）	申请率、确认率达 90% 以上且付款率达 60% 以上的，得 60 分；申请率、确认率达 90% 以上且付款率达 50% 以上的，得 40 分；申请率、确认率达 80% 以上且付款率达 50% 以上的，得 20 分	市医药集中采购保障中心	
	基础管理	开展医用耗材（药品）集中结算	30（B类）	按政策规定正常开展此项工作的，得 30 分	市医药集中采购保障中心	相关内容由定点医疗机构提供
		落实网上集中采购、集中结算要求	30（C类）	违反集中结算要求，一个自然年度内每通报批评一次扣 10 分，扣完为止；医疗机构进行线下采购、恶意抬高采购价格，以及未按集中采购规定采购中标药品和医用耗材的，查实一例扣 15 分	市医药集中采购保障中心	相关内容由定点医疗机构提供
	加分管理	集中结算考核通报情况	15（D类）	一个自然年度内获得通报表扬的每次加 5 分，最高 15 分		相关内容由定点医疗机构提供

年度	考核指标		分值	评分标准	责任部门	备注
2021年	管理质量	药品采购结算	50（±10）	药品申请率、确认率、付款率均达90%以上，得30分；3个指标中有2项达90%以上，1项达80%以上，得20分；3个指标中有1项达90%以上，2项达80%以上，得10分；3项指标在80%～90%间，得5分；其余不得分。药品申请率、确认率低于70%的，取消年终评优资格；药品付款率低于60%的，取消年终评优资格且暂停拨付年终预留款，连续2个月付款率达到80%后，方可拨付。月度考核中被通报批评一次扣5分，被工作约谈一次扣10分，最高可倒扣10分；月度考核中被通报表扬一次加5分，最多另加10分	市医药集中采购保障中心	
		耗材采购结算	50（±10）	医用耗材申请率、确认率、付款率均达90%以上，得30分；3个指标中有2项达90%以上，1项达80%以上，得20分；3个指标中有1项达90%以上，2项达80%以上，得10分；3项指标在80%～90%间，得5分；其余不得分。医用耗材申请率、确认率低于70%的，取消年终评优资格；医用耗材付款率低于60%的，取消年终评优资格且暂停拨付年终预留款，连续2个月付款率达到80%后，方可拨付。月度考核中被通报批评一次扣5分，被工作约谈一次扣10分，最高可倒扣10分；月度考核中被通报表扬一次加5分，最多另加10分	市医药集中采购保障中心	
2022年	阳光采购	集中结算	30（±6）	药品申请率、确认率、付款率均达90%以上，得20分；3个指标中有2项达90%以上，1项达80%以上，得15分；3个指标中有1项达90%以上，2项达80%以上，得10分；3项指标在80%～90%间，得5分；其余不得分。药品申请率、确认率低于70%的，取消年终评优资格；药品付款率低于70%的，取消年终评优资格且暂停拨付年终预留款，连续3个月付款率达到85%后，方可拨付。月度考核中被通报批评一次扣3分，被工作约谈一次扣6分，最高可倒扣6分；月度考核中被通报表扬一次加3分，最多另加6分		

年度	考核指标		分值	评分标准	责任部门	备注
2022 年	阳光采购	集中结算	30（±6）	医用耗材申请率、确认率、付款率均达90% 以上，得 20 分；3 个指标中有 2 项达 90% 以上，1 项达 80% 以上，得15 分；3 个指标中有 1 项达 90% 以上，2 项达 80% 以上，得 10 分；3 项指标在 80% ～ 90% 间，得 5 分；其余不得分。医用耗材申请率、确认率低于 70%的，取消年终评优资格；医用耗材付款率低于 70% 的，取消年终评优资格且暂停拨付年终预留款，连续 3 个月付款率达到85% 后，方可拨付。月度考核中被通报批评一次扣 3 分，被工作约谈一次扣 6 分，最高可倒扣 6 分；月度考核中被通报表扬一次加 3 分，最多另加 6 分		
		直接结算	20	开展带量品种直接结算的，得 10 分；带量品种直接结算率达 50% 的，得 15 分；带量品种直接结算率达 80% 的，得 20 分		

综上所述，医保年度考核实施千分制综合管理考核制度，其主要目的是将医疗机构对医保政策的执行力度和执行程度进行量化管理考核。尽管分数考核可能因为存在一定的滞后性，而具有一定的局限性，不能将医疗机构执行力度的方方面面完全体现，但是由于考核结果与医疗机构信用等级等行为挂钩，因此年度考核在规范诊疗行为和提升医疗质量方面仍然起到了非常大的正向激励作用；同时分数也是标杆，所有医疗机构向标杆靠拢，向标杆学习，有利于医疗机构质量持续提高。

第五节 健全问题处理机制

一、制定预警和异常规则

南京市和市卫健委等部门针对医用耗材采购、使用过程中存在的问题，在反复调研的基础上，制定了关于医院、医生、生产供应企业三类监管对象的监管规则（预警规则和异常规则），将预警规则和异常规则嵌入平台，平台及时自动生成预警和异常提醒，构成市医用耗材异常问题监督机制，实现了对医疗机构、医务人员和生产企业的在线监管。

值得注意的是，预警不一定都说明存在问题。预警一方面便于医院、医生、生产供应企业加强内部管理，化解问题；另一方面也便于相关管理部门及时提醒医院、医生、生产供应企业注意问题的发生。

表 8-15 预警规则（医疗机构、医生、医药企业）

序号	监管对象	分类	类型	详细定义	监管部门	监管处室	执行方式
1	医疗机构	确认滞后	预警	供货企业送达耗材后，医院 7 天内未进行到货确认	南京市	采购保障中心	按月跑规则
2		支付超期	预警	医院收货后超过 50 天未支付货款但未超过 55 天	南京市	采购保障中心	按月跑规则
3		应急采购	预警	应急采购量超过总采购量的 2.8%（三级）	南京市	采购保障中心	按月跑规则
4		应急采购	预警	应急采购量超过总采购量的 1.8%（二级）	南京市	采购保障中心	按月跑规则
5		非带量采购超标	预警	采购非带量产品超过同类产品采购数总量的 20%（按月）	南京市	采购保障中心	按月跑规则
6		带量不足	预警	带量采购品种累计采购量未完成计划进度的：第 3 个月结束采购比例＜15%，第 6 个月结束采购比例＜40%，第 9 个月结束采购比例＜75%，第 12 个月结束采购比例＜100%	南京市	采购保障中心	按月跑规则
7		开户未采购	预警	开户后 2 个月未发生网上采购	南京市	采购保障中心	按月跑规则

序号	监管对象	分类	类型	详细定义	监管部门	监管处室	执行方式
8	医疗机构	过度使用	预警	耗材（高值耗材）使用量超过单病种平均使用量100%	市卫健委	药政处	按月跑规则
9	供应企业	供货超期	预警	订单生成后供应企业超过8天未到货	南京市	采购保障中心	按月跑规则
10		注册证过期	预警	注册证到期前90天	南京市	采购保障中心	按月跑规则

表8-16　异常规则（医疗机构、医生、医药企业）

序号	监督对象	分类	类型	详细定义	监管部门	监管处室	执行方式
1	医疗机构	确认滞后	异常	供货企业送达耗材后，医院10天内未进行到货确认的	南京市	采购保障中心	按月跑规则
2		支付超期	异常	医院收货后超过55天未支付货款	南京市	采购保障中心	按月跑规则
3		线下采购，病人自购，重复使用	异常	医疗机构使用某一品种（高值耗材）数量超过采购量	南京市、市卫健委	采购保障中心、药政处	按月跑规则
4		标外应急采购	异常	产品未备案并出现线下采购的情况（要求应急采购的产品必须先备案后使用）	南京市	采购保障中心	按月跑规则
5		零差率	异常	耗材使用价格大于耗材采购价格	市医保中心、市卫健委	医药价格和招标采购处、市医保中心、药政处	按月跑规则
6		应急采购	异常	应急采购量超过总采购量的3%（三级）	南京市	采购保障中心	按月跑规则
7		应急采购	异常	应急采购量超过总采购量的2%（二级）	南京市	采购保障中心	按月跑规则
8		不入库	异常	耗材有使用记录，但是没有入库记录	市卫健委	药政处	按月跑规则
9		非带量采购超标	异常	采购非带量产品超过同类产品采购数总量的30%（按月）	南京市	采购保障中心	按月跑规则

序号	监督对象	分类	类型	详细定义	监管部门	监管处室	执行方式
10	医疗机构	带量不足	异常	连续两次预警（每月带量采购品种采购量未完成计划进度）	南京市	采购保障中心	按月跑规则
11		跨科室使用	异常	按科学专业分类，超范围使用非本科室的医用耗材	市卫健委	药政处	按月跑规则
12		重复计费	异常	使用某件医用耗材后，存在重复计费现象	市卫健委	药政处	线下举报
13		虚假服务	异常	未提供某种医疗服务行为，存在计费现象	市卫健委	药政处	线下举报
14		虚假数据	异常	系统通过数据质量检测，发现不实数据	市卫健委	药政处	线下举报
15		过期产品	异常	使用超过有效期的耗材	市卫健委	药政处	线下举报
16		质量问题	异常	市场监管部门发现产品问题	市场监管局		线下举报
17		其他	异常	其他异常			
18		开户未采购	异常	开户后3个月未发生网上采购	南京市	采购保障中心	按月跑规则
19	医生	串换使用	异常	未使用医院耗材出库登记的耗材，用其他耗材替代	市卫健委	药政处	按月跑规则
20		过度使用	异常	医生使用某件耗材，月均使用量超过上年平均使用量的200%（限高值耗材，本年新进医生除外）	市卫健委	药政处	按月跑规则
21		过度使用	异常	耗材使用量超过单病种平均使用量200%	市卫健委	药政处	按月跑规则
22		跨病种使用	异常	按病种分类，有超病种范围使用医用耗材记录	市卫健委	药政处	按月跑规则
23		虚假服务	异常	未提供某种医疗服务行为，存在计费现象	市卫健委	药政处	线下举报
24		贿赂	异常	线下投诉举报有贿赂问题			线下举报
25		其他	异常	其他异常			

序号	监督对象	分类	类型	详细定义	监管部门	监管处室	执行方式
26		供货超期	异常	订单生成后供应企业超10天未到货	南京市	采购保障中心	按月跑规则
27		少供	异常	供应企业供货数量与订单相比较少	南京市	采购保障中心	按月跑规则
28		质量问题	异常	供应企业的货品质量不满足要求	南京市	采购保障中心	按月跑规则
29		产品不一致	异常	供应企业提供的产品与采购产品不一致，有投诉退货数据	南京市	采购保障中心	按月跑规则
30	供应企业	贿赂	异常	线下投诉举报贿赂问题			
31		拒绝供货	异常	医院发出订单后，供货企业明确表示不供应对应医用耗材	南京市	采购保障中心	线下举报
32		假冒	异常	线下投诉举报提供的医用耗材有冒充其他产品情况	南京市	采购保障中心	线下举报
33		其他	异常	其他异常	南京市	采购保障中心	
34		注册证过期	异常	注册证到期前30天	南京市	采购保障中心	按月跑规则

二、问题处理机制的实施流程

为实现全流程医用耗材和药品招标、采购、配送、使用、结算、支付全流程监控管理，保障临床使用，加快医药企业回款，降低交易成本，南京市依托阳光监管平台实现对医药企业和医疗机构药品、医用耗材集中结算异常情况进行日发工单、月发通报，且将集中结算成效公布在集中结算监测月报内，并与国家组织药品带量采购情况一并纳入医疗机构年度考核指标。

（1）日发工单

依托南京医用耗材阳光监管平台，将集中结算要求纳入平台监管规则中，对存在异常的数据根据其严重情况分为预警和异常两个等级，设置针对医疗机构和医药企业的不同角度的监管规则。在集中结算阶段，对医疗机构的监管规则主要关注两方面：一方面是供货企业送达耗材后，医院是否在规定时间内进行到货确认；另一方面是医院收货后是否在规定时间内支付货款。对生产供应企业的监管规则主要聚焦企业是否按时按量供应。平台依据监管规则自动识别、抓取数据，向医疗机构和医药企业及时传递、处理异常信息。

（2）月发通报

为贯彻落实中共中央、国务院《关于深化医疗保障制度改革的意见》精神，南京市根据《关于推进医疗机构、医药企业开展医用耗材（药品）集中采购和集中结算工作的通知》（宁医发〔2020〕36号）、《关于进一步落实定点医疗机构、医药企业医用耗材（药品）集中采购和集中结算工作的通知》（宁医函〔2020〕56号）要求，通过南京市医用耗材（药品）阳光监管平台监测，按月在阳光监管平台对南京市医疗机构和医药企业集中结算情况进行通报。根据通知要求，各定点医疗机构药品与医用耗材付款申请率、确认率不得低于70%，付款率不得低于50%，并对三项指标中出现不达标的南京市定点医疗机构进行通报。要求各定点医疗机构在当月底前自查整改，及时完成网上发票核对、确认及结算工作，确保申请率、确认率达到90%以上，付款率达到50%以上。整改期间，南京市医药集中采购保障中心将通过南京医用耗材（药品）阳光监管平台公布申请率、确认率低于70%及付款率低于40%的定点医疗机构名单。《关于进一步落实定点医疗机构、医药企业医用耗材（药品）集中采购和集中结算工作的通知》宣告自9月起，对定点医疗机构的申请率、确认率及付款率情况按月进行考核并纳入定点医疗机构年终考核，对申请率和确认率均低于80%且付款率低于40%的定点医疗机构给予通报批评、约谈；对申请率和确认率均在90%以上且付款率达到60%以上的定点医疗机构给予通报表扬。

而后，2021年1月，南京市医药集中采购中心再次发布《关于进一步加强医药企业医用耗材（药品）集中结算工作的通知（宁医药采字〔2021〕5号）》，进一步加强对医药企业的考核与监督，将医药企业申请率纳入重点考查范围。对医药企业申请率考核进行细化，结合供应服务企业协议管理有关条款规定，将申请率分为综合申请率和明细申请率两项。综合申请率指各定点医疗机构的供应服务企业在南京医用耗材阳光监管平台完成付款申请、上传发票的总金额与供应服务企业实际配送到定点医疗机构医用耗材（药品）货物总金额的比例。明细申请率分为重点医疗机构申请率和重点品种申请率两项。重点医疗机构申请率反映部省属及军队医疗机构、市属医疗机构、区属医疗机构、民营医疗机构等相关单位在南京医用耗材阳光监管平台完成付款申请、上传发票的情况；重点品种申请率反映国家带量品种、省市带量品种、基本用药、中药饮片、创新产品、特管药品等相关品种的申请情况。

对采购医用耗材和药品的定点医疗机构，通过南京医用耗材结算系统进行网上集中结算的平均申请天数、平均确认天数和平均付款天数进行监测。对平均申请周期、平均确认周期不大于10天，或平均付款周期不大于55天（带量产品不大于25天）的医疗机构给予通报表扬；对平均申请周期大于 30 天、平均确认周期大于 20 天，或平均付款周期大于 90 天（带量产品平均付款周期大于 35 天）的医疗机构给予通报批评；对屡次通报批评但仍不整改到位的医疗机构进行工作约谈。考核结果将按月通过阳光监管平台和"医保高铁"公布，体现在月度考核报告中。

根据南京地区医疗保障定点医疗机构医用耗材（药品）供应服务企业实施协议管理，加强考核和监督，对药品供应企业指标完成情况进行通报。按照南京市医用耗材（药品）集中采购工作领导小组的有关要求，强化对医用耗材（药品）交易结算周期的监测。主要考核指标聚焦医用耗材（药品）配送率、申请率，按供应服务企业协议管理要求按情节和性质的轻重对医药企业做出内部通报、工作约谈、暂停供货资格、取消供货资格、解除协议等处理，每月通报约谈医药企业及暂停供应服务资格企业名单。次月底前，各供应服务企业自查整改，及时完成发票上传和付款申请工作，确保综合申请率和明细申请率均达到 90% 以上。自查整改期间，南京市医药集中采购保障中心将通过南京医用耗材（药品）阳光监管平台公布综合申请率低于 60% 的供应服务企业名单。自 2021 年 3 月起，按照供应服务企业协议管理规定按月对供应服务企业的综合申请率和明细申请率情况进行考核。对综合申请率和明细申请率均达到 90% 的供应服务企业给予通报表扬，对综合申请率和明细申请率偏低的供应服务企业按照供应服务企业协议管理规定进行通报、约谈、暂停供应服务资格等相关处理。各供应服务企业需指定专人做好集中采购、集中结算相关工作的对接、落实，按供应服务企业协议管理规定规范自身服务行为，自觉履行协议规定，接受社会监督与考核。若供应服务企业对通报考核情况有异议，可提出申诉核查申请。设置明细申请率是为了保障医药企业对重点医疗机构、重点品种的供应保障服务，保障临床医疗资源，但在实际考核过程中，由于各项指标均超预期完成，因此不再设明细申请率指标对医药企业进行考核，仅以综合申请率对医药企业进行考核。

（3）年度考核

2020 年起，南京市医保局每年开始对年度内全市发生基本医疗保险费用的定点医疗机构进行考核，并每年发布相应的定点医疗机构考核评分标准。年度考核基础分为 1 000 分，2020 年评分细则将指标分为 A、B、C、D 四类：A 类指标为 9 项定量指标，B 类指标为 12 项定性指标，C 类为扣分指标，D 类为加分项。考核结果为各项指标得分汇总加和。对医用耗材（药品）申请率或确认率低于 60% 的医疗机构，取消其年终评优资格；对付款率低于 30% 的医疗机构，取消其年终评优资格且暂停拨付年终预留款，直至付款率达到 50% 以上；年度考核结果与年度考核款及医保信用等级评定挂钩。2021 年，评分细则有所优化，不再区分四类指标，而是在完成指标的基础上，对取得突出成绩的医疗机构给予另加分，对完成情况较差的医疗机构予以倒扣分，经加分或倒扣分后，得分可至该项目分值的 120% 和 -20%；基金监管、集中结算等重点指标作为年度考核"一票否决"事项；考核与年度预留款直接挂钩。经过前两年的考核，南京市集中结算工作进展取得长足进步，2022 年的评分细则中将集中结算考核相对弱化，不再作为"一票否决"事项。但仍规定对医用耗材申请率、确认率低于 70% 的医疗机构，取消其年终评优资格；对医用耗材付款率低于 70% 的医疗机构，取消其年终评优资格且暂停拨付年终预留款，连续 3 个月付款率达到 85% 后方可拨付；每月按监管平台数据进行考核；此外，将带量品种的直接结算也纳入考核范围。三年年度考核均将月度通报结果作为加减分指标，三年考核评分细则中对集中结算相关规定汇总见表 8-14。

三、问题处理机制实施的意义

健全问题处理机制，对于医疗机构和医药企业而言有利于提早发现异常，及时进行工作安排，防止异常演变为问题；对于发现的问题，则可以在其发生后尽快找到应对措施及时解决。通过多方共同努力，协同医保部门共同高效推进医用耗材治理。

本 章 小 结

本章围绕南京市医用耗材治理过程中的另一个聚焦点——对医用耗材全流程使用这一问题实施的改革措施，根据《方案》所提出的两点要求，即规范医疗服务行为和健全监督管理机制实现医用耗材在流通领域和使用领域的规范化治理。本章五节内容分别介绍建立跟踪考核机制的必要性、南京市目前的月度监测分析报告制度、月度考核通报制度、医保年度考核制度的递进式跟踪考核体系的建成以及问题处理机制的形成，认为月度监测报告制度的实施有助于各主体机构提前发现问题，有助于医保部门合理规划工作目标与安排，从而规避不必要的风险；月度考核通报制度的实施有利于树立榜样医疗机构和医药企业，并能够使未能达标的医疗机构和企业产生危机感，从而督促医疗机构和企业从自身问题出发，不断优化自身的管理行为。年度考核的实施有助于将医疗机构对于医保政策的执行力度和执行程度进行量化管理考核，尽管分数考核可能因为存在一定的滞后性而具有一定的局限性，不能将医疗机构执行力度的方方面面完全体现，但其仍然是量化考核公平性的体现。健全的问题处理机制有利于实现多方共同努力形成合力，协同医保部门共同高效推进医用耗材治理工作。

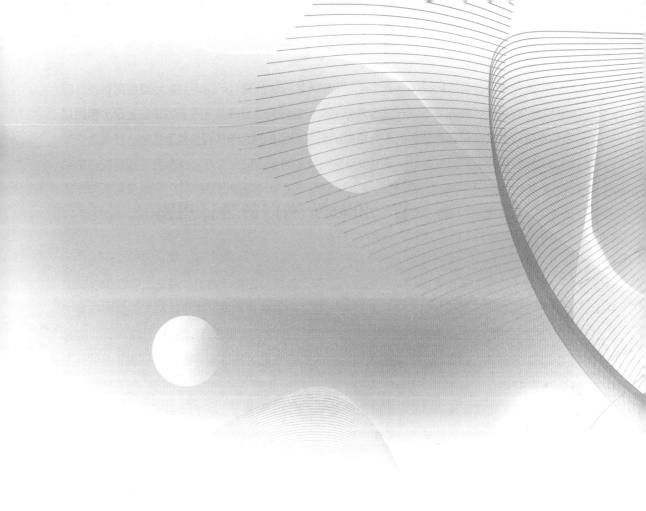

第九章
发布价格监测指数

第一节　价格监测指数设计思路

第二节　价格监测指数监测情况

为进一步分析医用耗材价格变动方向、程度和变化规律，即时、真实地反映南京地区医用耗材的价格变化情况及市场行情走势，南京市医保局于 2020 年 7 月 23 日发布了医用耗材价格指数。该医用耗材价格指数为国内首个探索发布的医用耗材价格类指数。

第一节　价格监测指数设计思路

为进一步全面展开医用耗材价格监测工作，南京市在总体监测的基础上对医用耗材进行细分，选取江苏省平台六大类（血管介入类、非血管介入类、神经外科类、起搏器类、电生理类、眼科类）高值医用耗材、南京市平台五大类（心胸外科类、体外循环类、普通外科类、骨科类、口腔科类）高值医用耗材以及普通医用耗材类、检验检测试剂类共十三类医用耗材进行价格监测。

依据南京地区医用耗材全品种价格变化与权重编制价格监测指数，并以 2019 年一季度医用耗材平均价格为基数来计算每季度耗材价格监测指数，即：

$$某季度耗材价格监测指数 = \frac{\sum P_t Q_{2019}}{\sum P_{2019} Q_{2019}} \times 100$$

式中，P_t 为该季度单品种医用耗材价格，P_{2019} 为 2019 年一季度单品种耗材价格，Q_{2019} 为 2019 年一季度单品种耗材采购量。

每期价格监测指数由南京市医保局办公室负责对监测数据进行整理分析，并按季度发布在"南京医保"微信公众号、医用耗材阳光监管平台与"医保高铁"上（图 9-1）。

但根据医用耗材价格指数无法对新增医用耗材价格进行监测。为更贴合医疗机构采购使用实际，确保价格指数的时效性，南京市医保局完善医用耗材价格监测指数，自 2023 年起，以上一年度末平台发生交易的医用耗材作为样本，发布当季医用耗材价格监测指数。价格监测指数测算方法也同步更新，以 2023 年医用耗材价格监测指数测算发放为例：

$$某季度耗材价格监测指数 = \frac{\sum P_t Q_{2023}}{\sum P_{2022} Q_{2022}} \times 100$$

式中，P_t 为该季度单品种医用耗材价格，P_{2022} 为 2022 年年末单品种耗材价格，Q_{2022} 为 2022 年一季度单品种耗材采购量。

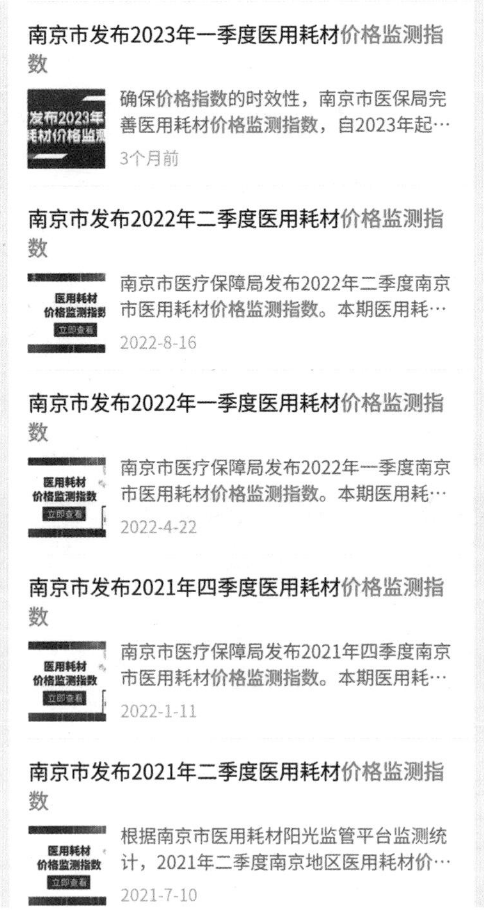

南京市发布2023年一季度医用耗材价格监测指数

 确保价格指数的时效性，南京市医保局完善医用耗材价格监测指数，自2023年起…

3个月前

南京市发布2022年二季度医用耗材价格监测指数

 南京市医疗保障局发布2022年二季度南京市医用耗材价格监测指数。本期医用耗…

2022-8-16

南京市发布2022年一季度医用耗材价格监测指数

 南京市医疗保障局发布2022年一季度南京市医用耗材价格监测指数。本期医用耗…

2022-4-22

南京市发布2021年四季度医用耗材价格监测指数

 南京市医疗保障局发布2021年四季度南京市医用耗材价格监测指数。本期医用耗…

2022-1-11

南京市发布2021年二季度医用耗材价格监测指数

 根据南京市医用耗材阳光监管平台监测统计，2021年二季度南京地区医用耗材价…

2021-7-10

图 9-1 "南京医保"微信公众号发布价格监测指数一览

第二节　价格监测指数监测情况

　　自 2020 年二季度起，截至 2023 年 7 月，南京市已公布医用耗材价格监测指数报告 10 次（表9-1），公布内容包括南京市季度内医用耗材价格监测指数及其同比、环比变化情况、历届医用耗材价格变化曲线及价格变化指数、带量采购涉及重点耗材价格监测指数及其同比、环比变化情况，并对季度内南京市医用耗材价格变化情况进行分析，探究价格变化原因。

表 9-1　历次价格监测指数报告发布情况

监测指数报告	发布时间
2020 年二季度医用耗材价格监测指数[①]	2020 年 7 月 23 日
2020 年三季度医用耗材价格监测指数[②]	2020 年 10 月 29 日
2020 年四季度医用耗材价格监测指数[③]	2021 年 1 月 11 日
2021 年一季度医用耗材价格监测指数[④]	2021 年 4 月 14 日
2021 年二季度医用耗材价格监测指数[⑤]	2021 年 7 月 10 日
2021 年三季度医用耗材价格监测指数[⑥]	2021 年 10 月 15 日
2021 年四季度医用耗材价格监测指数[⑦]	2022 年 1 月 11 日
2022 年一季度医用耗材价格监测指数[⑧]	2022 年 4 月 22 日
2022 年二季度医用耗材价格监测指数[⑨]	2022 年 8 月 16 日
2023 年一季度医用耗材价格监测指数	2023 年 7 月 17 日

[①] 南京市发布 2020 年二季度医用耗材价格监测指数（链接未在公众号找到）。

[②] 南京市发布 2020 年三季度医用耗材价格监测指数 [EB/OL]. [2020-10-29]. https://mp.weixin.qq.com/s/v16c2R2DHRgWS6--Ei0lIQ.

[③] 南京市发布 2020 年四季度医用耗材价格监测指数 [EB/OL]. [2021-01-11]. https://mp.weixin.qq.com/s/PUkNAu_7zLxmQYN3jKebGQ.

[④] 南京市发布 2021 年一季度医用耗材价格监测指数 [EB/OL]. [2021-04-14]. https://mp.weixin.qq.com/s/6OkCZl2KwSTSXNVU11w45g.

[⑤] 南京市发布 2021 年二季度医用耗材价格监测指数 [EB/OL]. [2021-07-10]. https://mp.weixin.qq.com/s/npRtsVx4i_VfpppuaYR-9Q.

[⑥] 南京市发布 2021 年三季度医用耗材价格监测指数 [EB/OL]. [2021-10-15]. https://mp.weixin.qq.com/s/mnS0Qv5x7XAupUu8YkcFIQ.

[⑦] 南京市发布 2021 年四季度医用耗材价格监测指数 [EB/OL]. [2022-01-11]. https://mp.weixin.qq.com/s/VRhNd4HXimv4SO2VYzKX0Q.

[⑧] 南京市发布 2022 年一季度医用耗材价格监测指数 [EB/OL]. [2022-04-22]. https://mp.weixin.qq.com/s/V7I8wPn-ZNdJKL7Aw3xm7Q.

[⑨] 南京市发布 2022 年二季度医用耗材价格监测指数 [EB/OL]. [2022-08-16]. https://mp.weixin.qq.com/s/sFgbOGEw4yTQCrkLXHmGeA.

一、医用耗材总体监测情况

从公开数据来看，自2020年二季度公布南京市医用耗材价格监测指数以来，每季度该指数均呈显著下降趋势。2020年二季度南京市医用耗材价格监测指数为92.85；至2022年二季度最新公布数据来看，南京市医用耗材价格监测指数已达82.85。两年间，南京市医用耗材价格监测指数同比下降了10，且呈持续下降趋势，可见南京市医用耗材治理成效显著。从表9-2

表9-2　南京市医用耗材价格监测指数汇总

季度	价格指数	环比下降
2020年二季度	92.85	—
2020年三季度	91.55	1.30
2020年四季度	90.40	1.15
2021年一季度	88.89	1.51
2021年二季度	87.93	0.96
2021年三季度	86.78	1.15
2021年四季度	85.17	1.61
2022年一季度	83.91	1.26
2022年二季度	82.85	1.06

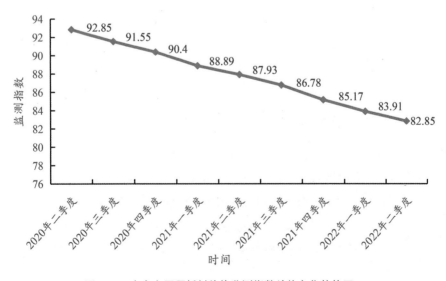

图9-2　南京市医用耗材价格监测指数总体变化趋势图

中可得，2021年三季度医用耗材价格监测指数下降最为明显，环比下降1.61，其下降原因可能是时间区间内江苏省第五批医用耗材带量采购政策落地。结合各政策落地时期，不难发现，医用耗材价格监测指数极易受南京市医用耗材治理工作的各项政策实施落地效果影响。

南京市在2023年调整了医用耗材价格监测指数计算方法，价格监测指数呈持续下降的态势。医用耗材价格监测指数统计结果显示，2023年一季度南京市医用耗材价格监测指数为79.73。

二、医用耗材价格监测指数变化原因分析

南京市医用耗材价格监测指数在设计时，以2019年一季度价格与销量作为基准，且不考虑销量变化，仅体现医用耗材价格变化情况，因此医用耗材治理各项政策对医用耗材价格监测指数影响显著（表9-3）。

表9-3　价格监测指数监测期内可能影响其指数的医用耗材治理工作

监测时期	可能会影响价格监测指数的政策
2020年	南京市医保局牵头和组织的前10次价格谈判结果相继落地
2021年一季度	"12·30"一次性腹腔穿刺器、一次性血糖试纸两类医用耗材带量价格谈判，"8·16"普通医用耗材集中带量产品延续价格谈判，15类1002个普通医用耗材最低价谈判，江苏省一、二轮高值医用耗材雷帕霉素及其衍生物支架、双腔起搏器等延续采购
2021年二季度	第四轮医用耗材（吻合器、缝合器、胶片）联盟带量采购谈判成果落地、碧迪医疗器械（上海）有限公司、威高集团有限公司、大博医疗科技股份有限公司企业整体谈判
2021年三季度	一次性腹腔穿刺器带量采购非中选产品梯度降价、省第五轮医用耗材带量采购谈判结果落地、"10·30"医用耗材带量采购产品延续采购
2021年四季度	下调362个普通医用耗材、661个检验试剂、176个普通外科医用耗材的挂网价格
2022年一季度	南微医学科技股份有限公司企业整体谈判、深圳普门科技股份有限公司企业整体谈判、深圳迈瑞生物医疗电子股份有限公司企业整体谈判、"12·30"一次性腹腔穿刺器等医用耗材集中带量采购延续采购
2022年二季度	下调新型冠状病毒抗原试剂盒的挂网价格，动态调整1 909条检验试剂类产品挂网价格，下调部分口腔科类、普通外科类医用耗材挂网价格
2023年一季度	国采（人工关节）集中带量采购落地执行，省第七轮医用耗材带量采购落地执行，口腔类医用耗材开展最低价谈判，部分电生理类医用耗材下调挂网价格

2020 年，由于市医保局牵头组织和参与的 10 次价格谈判结果相继落地，各定点医疗机构执行带量采购情况不断向好，医用耗材降价效应逐步显现。2020 年三季度，实际节省的采购费用由二季度的 3.5 亿元增长至 5.97 亿元，其中省局谈判品种节省 1.7 亿元，市局谈判品种节省 4.27 亿元。2020 年四季度，实际节省的采购费用达 1.93 亿元。由于处于价格监测初期，仅针对基础卫生材料类医用耗材、注射穿刺类医用耗材以及骨科类医用耗材价格进行细化监测分析。基础卫生材料类医用耗材价格两季度均呈整体下降趋势，注射穿刺类医用耗材由于三、四季度新冠疫情趋缓，带来就诊人次增加、使用量增加，监测指数出现微降。骨科类医用耗材虽单品种价格出现下降，但总体品类平均价格较为平稳，对价格指数影响较小。

2021 年一季度，南京地区医用耗材价格监测指数继续呈下降态势，总体价格监测指数环比下降 1.51，实际节省采购费用增长至 11 亿元。由于 2020 年四季度市医疗保障局开展了一系列医用耗材治理活动，包括 "12·30" 一次性腹腔穿刺器、一次性血糖试纸两类医用耗材带量价格谈判和 "8·16" 普通医用耗材集中带量产品延续价格谈判，组织了 15 类 1 002 个普通医用耗材最低价谈判，对江苏省一、二轮高值医用耗材雷帕霉素及其衍生物支架、双腔起搏器等实行延续采购。同时在 2021 年初，多家高值医用耗材供应企业主动下调外周支架及输送器、内镜手术取物器、镍钛合金取石网篮、半月板缝合器等 70 多个品种医用耗材的南京地区供货价格。因此，在这种医保局主导、供应企业积极配合医用耗材治理模式下，南京市 2021 年一季度各类医用耗材价格监测指数均出现下降趋势。主要体现为："8·16" 普耗延续采购价格谈判和最低价谈判致使普通医用耗材价格降幅较大，普通医用耗材类价格监测指数较上季度下降达 2.21；"12·30" 一次性腹腔穿刺器和一次性血糖试纸价格谈判致使检验试剂类高值医用耗材价格监测指数下降 1.32，降幅显著；支架和起搏器的延续采购由于价格基本延续前期价格，血管介入类与起搏器类高值医用耗材价格监测指数均呈微降趋势，分别下降 0.16、0.48；而供应企业主动降价同样致使非血管介入类、普通外科类、骨科类、口腔科类高值医用耗材价格监测指数均出现微小降幅。

2021 年二季度，南京市组织了医用耗材价格谈判，医用耗材价格指数为 87.93，同比下降 5.3，环比下降 1.08，累计实际节省医用耗材采购费用 13.4 亿元。除前期各项政策持续影响外，伴随省第四轮医用耗材（吻合器、缝合器、胶片）联盟带量采购谈判成果落地，市医保局组织三家企业整体带量品种降低价格谈判以及 11 家普耗、检验试剂相关企业降低供应价格，医用耗材价格得到进一步降低。以普通外科类、心胸外科类、普通医用耗材类以及检验试剂类医用耗材价格下降最为显著，环比分别下降 1.99、1.12、1.37 以及 0.78；骨科类与血管介入类医用耗材价格监测指数小幅下降；而电生理类、非血管介入类、起搏器类、眼科类医用耗材虽部分单品种价格出现下降，但品类耗材平均价格并未明显下降，因此该季度此四类耗材价格监测指数较为稳定。

2021年三季度，公布的价格监测指数为86.78，同比下降5.21，环比下降1.31。由于新冠疫情，10家企业主动下调一次性手术衣、医用外科口罩等27种防疫物资供货价格，3家企业主动下调新冠病毒2019-nCoV核酸检测试剂盒（荧光PCR法）价格，普通医用耗材类与检验检测试剂类医用耗材价格持续下降，检验检测试剂类医用耗材价格监测指数环比下降2.93。2021年8月，南京市对带量采购部分非中选产品首次实施梯度降价，带量品种一次性腹腔穿刺器等64个非中选产品平均价格降幅达47.8%，普通外科类医用耗材价格监测指数下降2.42。自8月起，省第五轮医用耗材带量采购谈判结果落地执行，涉及冠脉球囊、冠脉导引导丝、冠脉导引导管等品种，且国家、省层面均出台国家集采冠脉支架供应保障政策，导致血管介入类医用耗材价格下降。此外，"10·30"医用耗材带量采购产品延续采购，口腔正畸托槽类、血液透析类、中心静脉导管类产品在前期谈判基础上进一步降低价格，口腔科类、体外循环及血液净化类耗材价格也有所下降。

2021年四季度，医用耗材价格监测指数为85.17，与2020年同期相比下降5.79%，与2021年三季度相比下降1.86%，实际节省采购费用增加至19.7亿元。南京市对一次性使用无菌手术膜、无菌手术包、一次性使用雾化器、一次性使用输注泵等362个普通医用耗材，乳酸脱氢酶测定试剂盒（乳酸底物法）、γ-谷氨酰转移酶测定试剂盒（速率法）等661个检验试剂挂网品种，内窥镜施夹钳、闭合吻合器及一次性钉匣、疝修补材料等176个普通外科医用耗材，金属锁定接骨板、肱骨远端锁定接骨板（肱骨远端内侧锁定接骨板、牙科种植体、漏斗胸矫形系统、空心纤维血液透析滤过器FX Class Capillary Dialysers等骨科类、口腔科类、心胸外科类、体外循环及血液透析类医用耗材挂网品种下调价格。伴随南京市各类医用耗材治理措施持续推进，如国家组织冠脉支架集中带量采购、非中选产品梯度降价、"10·30"医用耗材集中带量产品延续采购等，对医用耗材价格影响持续辐射，致使普通医用材料类、检验检测试剂类医用耗材价格监测指数降幅持续扩大，分别下降2.19、2.29；血管介入类、骨科类、口腔科类、心胸外科类、体外循环及血液透析类医用耗材价格监测指数小幅下降，分别下降0.47、1.41、0.12、1.38和1.41；而电生理类、非血管介入类、起搏器类、神经外科类、眼科类等5类医用耗材价格监测指数保持稳定。

2022年一季度，医用耗材价格监测指数为83.91，同比下降5.6%，与2021年四季度相比下降1.48%。2021年底，南京市组织开展了与南微医学科技股份有限公司的普通外科类医用耗材整体带量价格谈判工作，叠加"12·30"一次性腹腔穿刺器等医用耗材集中带量采购延续采购以及各类耗材治理政策的辐射效应，南京市普通外科类医用耗材价格监测指数持续下降，一季度下降 3.59。同时，南京市组织开展了与深圳普门科技股份有限公司、深圳迈瑞生物医疗电子股份有限公司的医用耗材整体带量价格谈判，分别降低对 114 个普通耗材类、698 个检验试剂类产品在南京地区的中标价格，且市医保局组织 102 家企业对 215 个普耗类、检验检测试剂类产品进行了最低价谈判，因此，普通耗材类与检验检测试剂类医用耗材价格监测指数降幅在该季度持续扩大，分别下降 1.49、1.58。电生理类、非血管介入类、起搏器类、神经外科类、眼科类、体外循环及血液净化类 6 类医用耗材价格监测指数较为稳定，基本与上一季度持平，血管介入类、口腔科类、心胸外科类医用耗材价格监测指数出现小幅下降。此外，由于与深圳迈瑞生物医疗电子股份有限公司的医用耗材整体带量价格谈判中还涉及该企业 326 种骨科类产品，虽然这些产品价格下降较温和，但也有 1.8 的下降体现在了南京市骨科整体价格监测指数上。

2022 年二季度，在该监测区间内，南京市三次下调 103 种新型冠状病毒抗原试剂盒的挂网价格，市医保局对 1 909 条检验试剂类产品挂网价格进行动态调整，降低了包括科树脂粘接剂、人工牙种植体、疝修补补片、一次性高频切开刀头等部分口腔科类、普通外科类医用耗材挂网价格，相应地，检验检测试剂类医用耗材价格监测指数下降 3.33，口腔科类、普通外科类医用耗材价格监测指数分别下降 1.94、1.31。电生理类、非血管介入类等 10 类医用耗材价格监测指数保持稳定。

2023 年 3 月 1 日，国家组织骨科脊柱类耗材集中带量采购结果落地执行，该类耗材价格平均降幅为 84%，部分医疗机构已经在一季度启动网上采购，集采降价效果初显。随着医疗机构采购使用范围扩大，预计二季度骨科类医用耗材价格指数呈现明显下降态势。省第七轮医用耗材带量采购中选结果在南京执行，腔镜吻合器等医用耗材平均降价 79%；真空采血管等低值医用耗材价格平均降幅达到 13.9%；市医保局开展挂网医用耗材最低价谈判，其中一次性钉匣等 21 个普通外科类医用耗材挂网价格降幅为 23.2%，口腔科类医用耗材价格降幅达到 21%。

本 章 小 结

南京市自开展各项医用耗材治理工作以来，体现在医用耗材价格上的成效显著，包含省医用耗材集中带量采购、市医用耗材价格谈判、最低价谈判、企业整体谈判在内的各类政策对价格监测指数影响较大。自开展价格监测工作以来，可以看到，对比 2019 年一季度基准医用耗材价格，神经外科类、眼科类、血管介入类医用耗材价格监测指数下降较多，降至 80 以下，普通耗材类、检验检测试剂类以及普通外科类医用耗材价格监测指数下降也较为显著，而体外循环及血液净化类、口腔科类、心胸外科类、非血管介入类及电生理类医用耗材价格监测指数下降并不多，两年下降不超过 5，尤其是电生理类医用耗材价格监测指数下降不到 1。南京市创新设计医用耗材价格指数，引入耗材价格监管新方法，直观呈现医用耗材价格治理工作成效，同时用细分价格指数体现价格治理的亮点与不足以及下一步应重点关注的治理方向。比如，由于电生理类、非血管介入类医用耗材等价格指数下降幅度轻微，南京市在下一步医用耗材治理工作中，应将电生理类、非血管介入类医用耗材等价格监测指数下降较少的医用耗材列为重点价格治理对象，让患者进一步享受到政策红利，切实减轻患者个人负担。

第十章
建设医用耗材阳光监管平台

第一节　医用耗材阳光监管的建设思路

第二节　医用耗材阳光监管平台的主要功能

第三节　建设医用耗材阳光监管平台的成效

实现医用耗材阳光采购，完善全流程监督管理，净化市场环境和医疗服务执业环境是推进医用耗材治理改革的重要内容。南京市以国务院办公厅、江苏省纪委相关文件为工作指引，落实省纪委主要领导调研精神，在省市纪委的强力推动下，聚焦"减负"与"反腐"两大时代焦点，在政策、职能、技术三大基础上，全国首个对医用耗材从招标、采购、配送、结算、使用、支付全流程记录，对医院、医生、供货商三类对象重点监控管理的阳光监管平台于2019年9月底正式上线运行。

第一节 医用耗材阳光监管的建设思路

一、聚焦"减负"与"反腐"两大焦点

南京市医保局印发《关于建设南京市医用耗材阳光监管平台的实施方案》（以下简称实施方案）。明确南京市医用耗材治理的基本途径，即建设医用耗材阳光监管平台，构建医用耗材集中采购新机制，实现"减负"和"反腐"两大目标。以建设目标为导向，建成可以监控医疗机构采购使用、监控配送企业保障供应、监控医保基金支付使用、监控资金集中结算和跟踪监测的信息化平台。

医用耗材阳光监管平台聚焦"减负"，实现"减轻医保基金负担""减轻人民群众负担"和"减轻企业负担"三个目标。"减轻医保基金负担"通过组织定点医疗机构在监管平台上开展网上集中采购，及时反映医用耗材医保基金使用情况，分析降价医用耗材医疗机构、医生使用情况和医保基金减少支出情况，运用医保支付政策，促进医疗机构对谈判医用耗材使用，实施医保基金战略购买；"减轻人民群众负担"通过开展价格谈判、联盟带量采购，理顺医用耗材价格形成机制，降低医用耗材价格；"减轻企业负担"通过在统一监管平台上实现医用耗材集中结算，统一收支，降低交易成本，强化医疗机构对合同履约行为的监管，减轻对供应企业资金占用负担。

医用耗材阳光监管平台聚焦"反腐"，实现隔断医疗机构、医生腐败源头，净化市场环境和医疗服务执业环境，促进行业健康有序发展的目标。通过监测定点医疗机构网上、网下采购情况，监测定点医疗机构和科室、医生医用耗材使用行为，对违反监控规则的异常行为进行预警提醒。实时跟踪配送企业、配送产品、配送数量、配送时间、价格执行和产品交接等配送企业供货情况，强化对配送企业保障供应情况的监管，实行信用等级管理。及时发现医用耗材采购和使用环节中的异常情况，并实时跟踪监测，为整治行业不正之风提供数据支撑。

二、依托政策、职能、技术三大基础

医用耗材阳光监管平台日常管理涉及市医保局、市纪委、医疗机构、医药企业等多方角色，平台建设直接与南京市高值医用耗材和药品采购改革成效对接，平台运行质量依赖医保、医疗机构、技术部门等各方支持。因此，平台落成所需政策基础、职能基础和技术基础已初步完备，符合着手建设平台的条件。

首先是政策基础。推进医用耗材招采制度改革，对单价和资源消耗占比相对较高的高值医用耗材开展重点治理是 2019 年深化医药卫生体制改革的重点工作任务，从国家层面到省级、地市级各级层面发布多项政策，推进医用耗材使用监管工作。各级政策层层推进、步步完善，体现出对医用耗材的强监管，为南京市医用耗材阳光监管平台的设立奠定了良好政策基础。具体各级政策见表 10-1。

表 10-1　建设监管平台相关政策

政策层面	政策名称	内容
国家层面	国务院办公厅《治理高值医用耗材改革方案》（国办发〔2019〕37号）	通过优化制度、完善政策、创新方式，理顺高值医用耗材价格体系，完善全流程监督管理，净化市场环境和医疗服务执业环境，推动形成高值医用耗材质量可靠、流通快捷、价格合理、使用规范的治理格局
省级层面	江苏省医疗保障局《关于推进医用耗材阳光采购的实施意见（试行）》（苏医保发〔2019〕55号）	构建全省医用耗材阳光采购工作机制和阳光采购平台，实现所有公立医疗机构在省平台上阳光采购、公开交易；建立健全医用耗材综合监管体系，强化公立医疗机构采购管理，制定相关医保支付政策，促进医用耗材规范使用。要求2019年底前建成省级医用耗材阳光采购平台；2020年底前实现所有医用耗材网上应采尽采，做到网上议价、网上交易、网上监管
	江苏省纪委监委《关于协同监督推动全省高值医用耗材采购问题专项整治的工作方案》	督促推动职能部门持续治理高值医用耗材采购问题，督促完善全省高值医用耗材集中采购制度
市级层面	《关于开展医用耗材集中采购工作的实施意见》（宁医采组〔2019〕1号）《关于建设南京市医用耗材阳光监管平台的实施方案》（宁医采组〔2019〕2号）	明确了阳光监管平台建设总体要求、建设目标、建设内容、实施步骤、任务分工和保障措施
	南京市纪委《关于监督推进全市高值医用耗材阳光监管的实施方案》（宁纪发〔2019〕33号）	督促深化高值医用耗材集中采购，推动建设高值医用耗材阳光监管平台，督促开展高值医用耗材使用问题专项整治，全面推进深化实现常态监管四方面

其次是职能基础。2019年1月，基于《国家医疗保障局职能配置、内设机构和人员编制规定》，南京市医疗保障局组建挂牌。新的医保部门职能有了质的转变：一方面，所有与医保相关的职责都整合到了医保部门；另一方面，从人民群众获得感角度明确了新内涵，即建立健全各项医疗保障政策制度，加强医保基金监管，组织实施统一的药品、医用耗材、医疗服务项目、医疗服务设施等医保目录和支付标准，不断提升医保公共服务能力，为人民群众提供更高效、更便捷的公共服务等职责。南京市医疗保障局在职能设定上将制定全市药品、医用耗材的招标采购政策并监督实施，指导药品、医用耗材招标采购平台的建设，组织、指导和监督全市定点医药机构药品、医用耗材的联合采购、配送和结算管理作为十项主要职能之一。在市医保局组建过程中，市委编办将原属市卫健委的药品集中托管中心划归市医保局，并于2019年8月正式批复成立南京市医药集中采购保障中心。随着建立平台任务的提出，市委编办又批准加挂"南京医药数据监测中心"牌子。市医保局的成立运行、集中采购保障中心与数据监测中心的一体化，为平台的生存发展提供了基本的工作前提。

再次是技术基础。多年来，南京市医用耗材信息化管理颇具成效，市医保局和卫健委、人社局分别开发了招采信息系统、价格信息系统、医院信息系统和医保信息系统等四个平台，阳光监管平台基于四个子系统构建而成。招采信息系统主要将南京地区五大类高值医用耗材、普耗及试剂交易产品纳入系统进行集中招标采购工作，目前，共有217家医疗机构在系统参与采购，包括省部属医疗机构、市属医疗机构、区属医疗机构、民营医疗机构等，涉及3.4万余条采购产品、2 500家生产及供货企业。价格信息系统是为招标采购、价格谈判等提供服务的医用耗材价格信息收集系统，主要为南京医用耗材招标、采购、交易提供价格参考，能够提供招标产品在全国范围内的最新中标价格，同时可以为所有在交易的产品实时匹配全国最新中标价格。医院信息系统是一个互联互通的业务协作网络和基于健康档案的区域性医疗卫生数据中心，可以实现面向医疗卫生机构的数据采集、共享、分析和智慧医疗应用，面向卫生行政的综合管理、运维调度、决策支持的大数据分析，面向普通百姓的医疗诊治、社区卫生服务、健康管理、增值服务，面向市场化的产业化运营，基于大数据的健康增值服务及健康运营服务。医保信息系统是医保支付的工作平台，它的主要功能是依托医疗收费项目目录库和药品、医用耗材目录库实现与各医疗机构系统对接，比对各医疗机构的结算清单，完成医保支付功能。四个平台数据齐全，相互联通，打破信息壁垒，实现信息共享，即可实现医用耗材"招标、采购、配送、使用、结算、支付"的全流程监管。

第二节　医用耗材阳光监管平台的主要功能

一、采购结算业务功能

该功能主要对每个品种的医用耗材在各医疗机构带量集中采购的执行情况、结算方式、结算时间进行监督，可以充分监管带量采购谈判结果、政策要求是否能落实以及落实程度，能够最大程度地为医用耗材带量采购提供保障。

1. 集中采购业务

通过平台集中采购模块可以查看南京市本年度和上年度医用耗材集中采购情况。集中采购情况自上而下分为五个部分：一是南京地区医疗机构网上集中采购的总金额和四种网上集中采购方式的品种数、采购金额；二是对五大类高值医用耗材分别按数量、按金额统计其采购数据；三是对采购的医用耗材分别按数量、按金额进行排名统计；四是展示南京地区医用耗材购入金额排名前三的耗材供应企业排名；五是对南京地区购入医用耗材金额前三的定点医疗机构进行排名。下一步，南京市医用耗材阳光采购平台将接入江苏省耗材交易平台数据，实现全地区医用耗材集中采购数据实时监控（图10-1）。

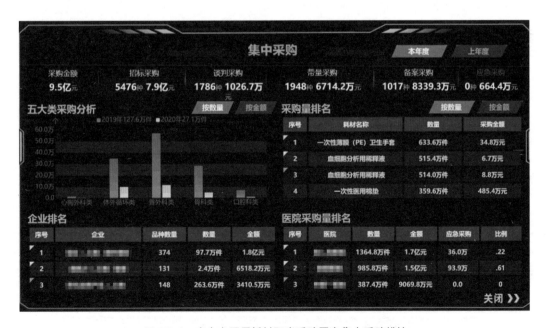

图10-1　南京市医用耗材阳光采购平台集中采购模块

2. 带量采购业务

平台带量采购模块展示了谈判的品种、计划金额、基金预付、参与医院、参与企业、批次等主要信息，能够显示参与带量采购的医疗机构的带量品种、计划量、计划金额、基金预付、计划进度、完成计划量等（图10-2）。

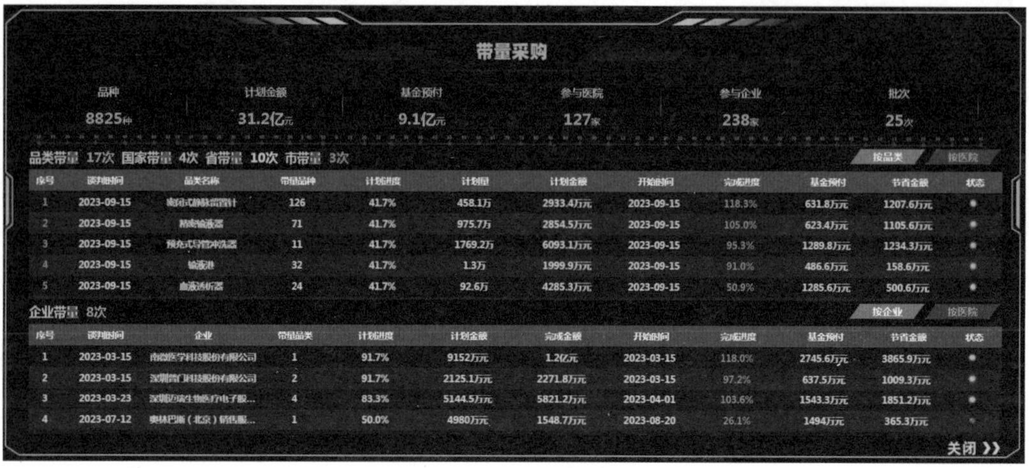

图 10-2　南京市医用耗材阳光采购平台带量采购模块

3. 集中结算业务

集中结算页面反映的是全市统一医用耗材收支集中结算管理的情况。页面顶部展示了企业申请、医院付款、中心结算三个部分。"企业申请"部分（图10-3），系统列表呈现该企业供货医院名单，依次显示供货给医疗机构的发票金额、医院确认发票金额、逾期未

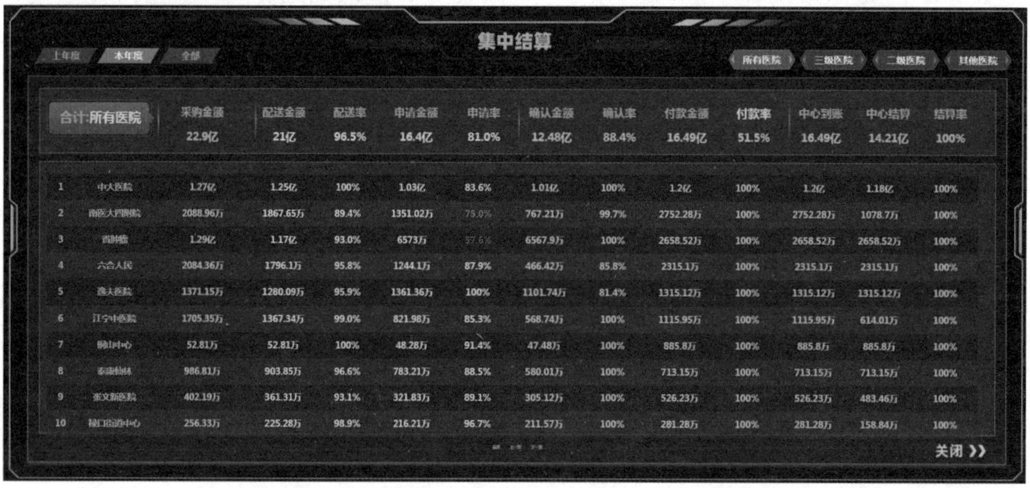

图 10-3　南京市医用耗材阳光采购平台集中结算负面"企业申请"系统列表

确认的发票金额、入库率。"医院付款"部分（图10-4）系统列表呈现付款医院名单，依次显示医院的应付款金额、财务确认金额、已支付金额、未支付金额、确认率、逾期确认率。"中心结算"部分（图10-5），系统列表呈现该与中心进行结算的医院名单，依次显示医院应结算金额、已结算金额、未结算金额、结算率、未结算率。

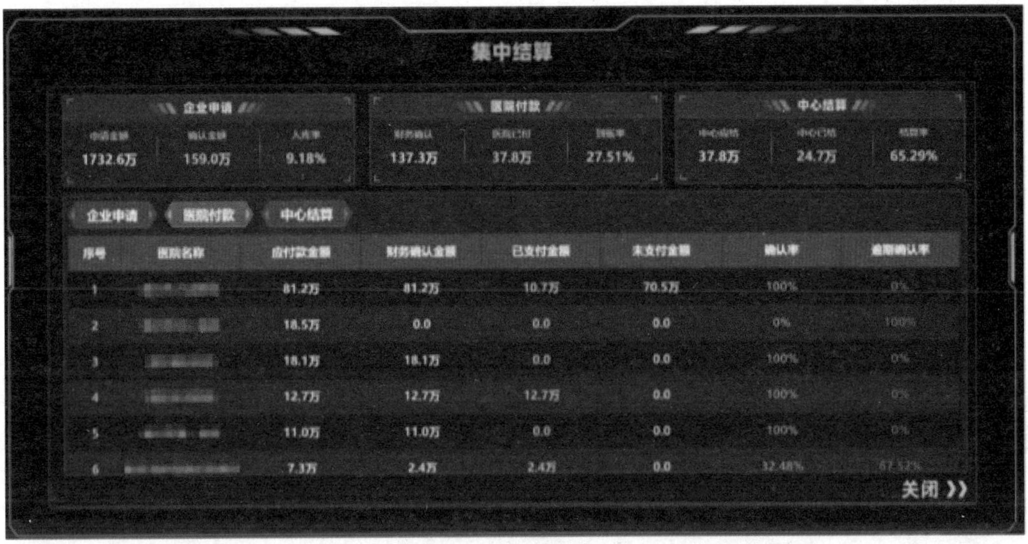

图 10-4 南京市医用耗材阳光采购平台集中结算页面"医院付款"系统列表

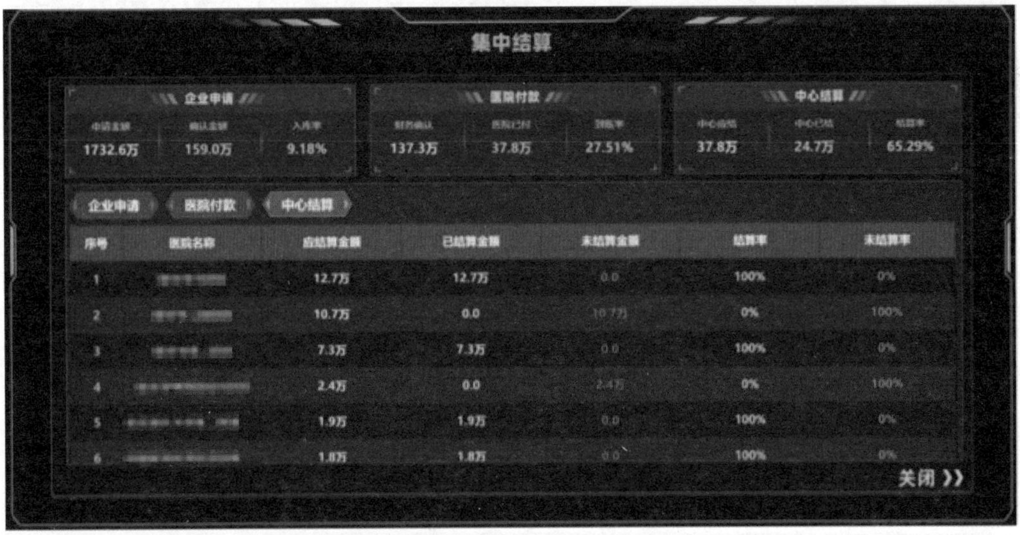

图 10-5 南京市医用耗材阳光采购平台集中结算页面"中心结算"系统列表

二、全流程监督功能

平台可以对医用耗材"招标、采购、配送、结算、使用、支付"全流程进行闭环跟踪监控管理（图10-6）。具体方式为，通过设定相关规则：①实时对医院采购情况进行监督。对于未完成带量计划的医院，系统经异常规则筛选生成异常工单，由平台工作人员派发给医院，督促医院严格执行带量计划。②实现对生产供应企业配送情况的监督，如果没有在要求时间内送达，平台将发出预警信息。③实现对医疗机构结算情况的监督，如果医疗机构没有按时交付货款，将在平台上发出预警信息。④实现对医用耗材使用情况的监督，一旦发现违规使用情况及时在平台发出预警信息。⑤实现对医保支付情况的监督，对违规医保支付情况及时在平台发出预警信息。实现上述功能主要依赖于医用耗材阳光监管平台以下模块功能的实现。

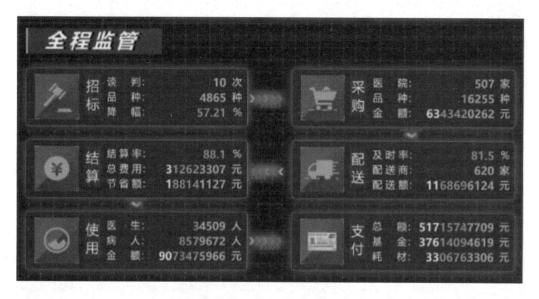

图10-6 南京市医用耗材阳光采购平台全流程监管模块

1. 招标

招标管理模块可以显示集中采购谈判的次数、集中采购谈判的品种和集中采购谈判平均降价幅度（图10-7）。

2. 采购

采购模块与南京市医用耗材（药品）交易系统对接，并将交易系统相关内容统计汇总集中反映在招采平台上。

采购模块可以具体展示各医院实时采购的详细情况。包括产品名称、生产供应企业、数量、金额和采购时间（图10-8）。

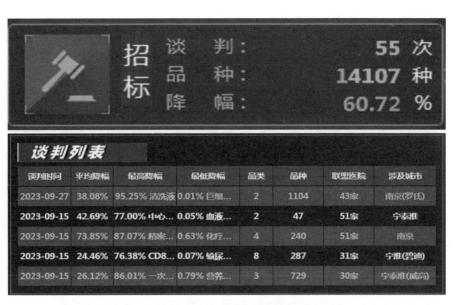

图 10-7　南京市医用耗材阳光采购平台全流程监管（招标）模块

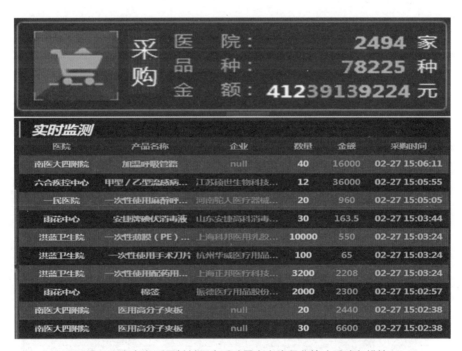

图 10-8　南京市医用耗材阳光采购平台全流程监管（采购）模块

招采平台模块则会显示中标企业总数、中标产品总数、订单总数以及采购和结算的总金额；展示最新采购订单，包括订单编号、采购时间、耗材名称、招标编码、企业名称、医院名称、采购价格、数量以及金额；展示"耗材采购排行榜"和生产供应"企业排行榜"（图 10-9）。

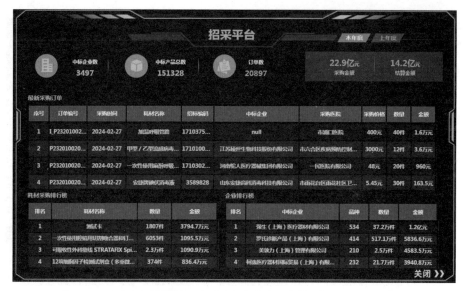

图 10-9　南京市医用耗材阳光采购平台全流程监管（招采平台）模块

3. 配送

配送模块和南京市医用耗材交易系统对接，并将交易系统相关内容统计汇总。主要呈现及时率和配送商、配送单情况，可以实时显示最新的配送情况（图 10-10）。

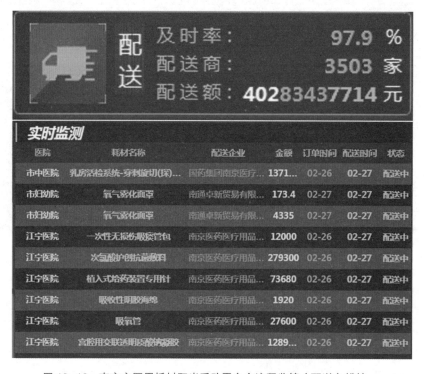

图 10-10　南京市医用耗材阳光采购平台全流程监管（配送）模块

4. 结算

结算模块监管医疗机构是否按照合同约定的时间交付货款，重点呈现结算率和总费用、节省额三个指标，可以实时显示定点医疗机构结算情况，包括产品名称、生产供应企业、采购金额、到货时间、结算时间（图 10-11）。

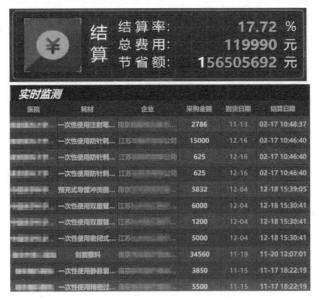

图 10-11　南京市医用耗材阳光采购平台全流程监管（结算）模块

5. 使用

使用模块数据与卫健委管辖的卫生信息平台同步对接，监管医用耗材在医疗机构使用情况。主要呈现使用的医生、病人和金额数据，可以实时显示某个医院某位医生给某位患者最新使用医用耗材的具体状况，对于耗材使用情况可以追踪溯源到医院、科室、医生、患者（图 10-12）。

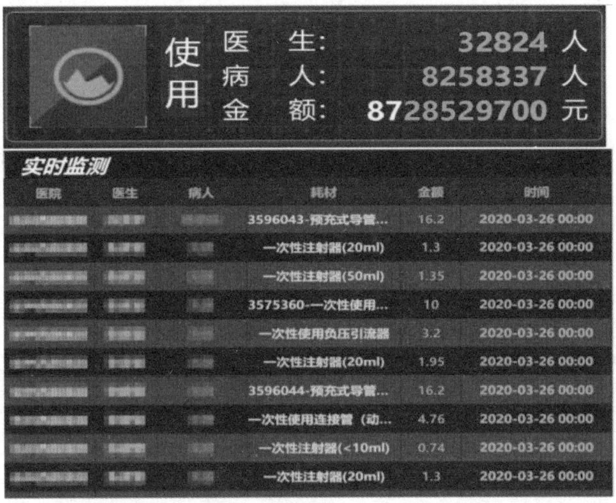

图 10-12　南京市医用耗材阳光采购平台全流程监管（使用）模块

6. 支付

支付模块数据与南京市医保平台实时同步对接，主要监管医用耗材医保支付相关情况，实时呈现医用耗材总金额、基金支付和支付医用耗材情况（图10-13）。

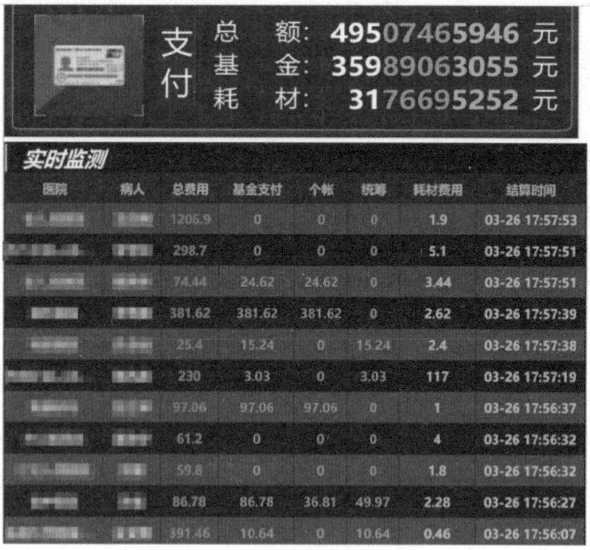

图 10-13　南京市医用耗材阳光采购平台全流程监管（支付）模块

三、重点监控管理功能

在整个医用耗材"招标、采购、配送、结算、使用、支付"全流程中，医疗机构、医生和供应企业是重点监控管理的对象。医用阳光监管平台围绕监管规则，对已经收集到的数据进行分析判断后，转换成可执行的程序。一旦出现不规范或者违规情况，平台会自动预警，生成问题线索，按照异常的轻重缓急分层分类推送到医保局、卫健委、医保中心等部门处理。对问题频发、影响较大或者主管部门处置不力的问题线索，将直接推送给纪委、监委监督模块处置。通过异常工单派发、重点监控展示、纪检监察三个功能，平台实现了对医疗机构、医务人员、生产供应企业进行在线监管。

1. 异常工单派发

异常监督，主要包括预警、异常、分派、处理、办结、处置六个方面的内容（图10-14）。实现异常监督的路径（图10-15）：按照预警规则，平台对医疗机构、医生、生产供应企业进行数据分析、筛选，系统自动生成预警信息。再经异常规则，平台对医疗机构、医生、生产供应企业进行数据分析、筛选，系统自动生成异常工单。异常工单由平台调度指挥中心工作人员及时组织医院、采购保障中心、医保中心、市医保局、市卫健委办理。根据异常工单处理情况显示办理、办结和处置三种状态。

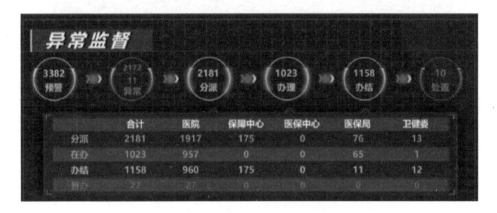

图 10-14　南京市医用耗材阳光采购平台异常监督模块

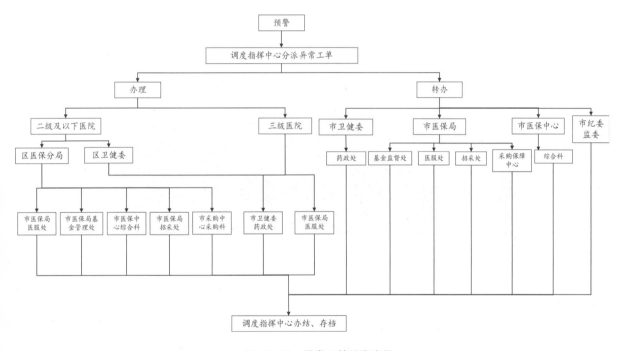

图 10-15　异常工单派发流程

2. 重点监控展示

异常监控模块展示的是医院、医生和企业发现的所有问题以及所有问题的处理状态。重点监控模块可以进一步显示五个方面的监管内容（图 10-16）：一是平台已经发生的预警情况；二是分类显示医院、医生、生产供应企业异常问题总体情况和具体分布情况；三是问题处理情况；四是动态反映最新出现的问题；五是纳入黑名单的医院、医生、企业情况。

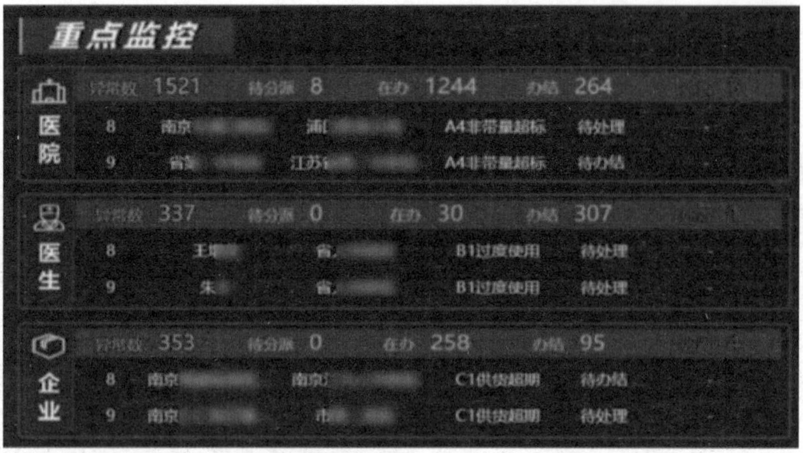

图 10-16　南京市医用耗材阳光采购平台重点监控模块

3. 纪委监督

纪委监察模块主要包括关注监督、效能监督、核查处置功能，重点对医疗机构和相关职能部门履行行业监管职责的情况进行动态监督，对平台发现并推送的相关问题线索进行调查核实，从而实现纪委、监委对治理医用耗材乱象的再监督。

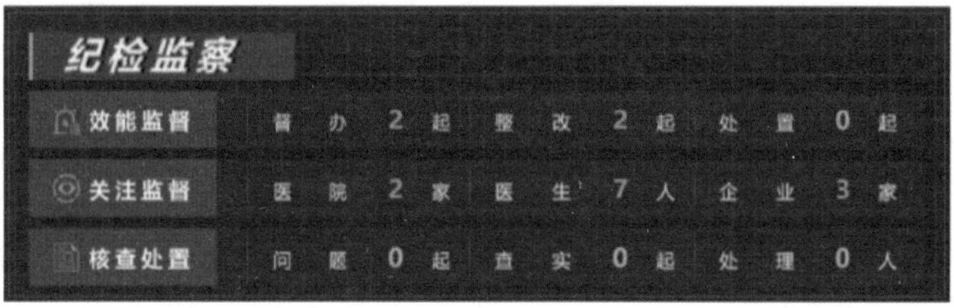

图 10-17　南京市医用耗材阳光采购平台纪委监督模块

其中，关注监督是纪检监察部门对平台发出的预警和异常办理情况再监督，按照受理、处理、审核的天数，通过黄色、橙色、红色三色分级进行处置。效能监督是指纪检监察部门对平台推送的重要预警信息、严重的异常问题以及整改不到位、监管不力的情况进行核查处置。专责监督是指利用平台大数据分析和日常监督成果，对各地公立医疗机构、各级主管部门的履职情况、预警线索处置等信息进行统计，及时发现不作为、慢作为、乱作为问题，下发纪律检查建议书或监察建议书，督促被监督单位及时健全相关制度、落实整改要求。

四、分析与查询功能

南京医用耗材阳光监管平台可以分析医院、医生、企业的相关数据，生成医院分析报告、医生分析报告和企业分析报告，同时还可以统计医用耗材价格指数变化情况功能，为加强医保管理和医院管理水平提供支撑。

1. 形成医院、医生、企业分析报告

医院分析模块可展示目前接入平台的所有省属医院、市属医院、部队医院以及南京市11个区属医院的分析报告，可查看医院本年度及上年度的基本情况、医用耗材网上采购情况、医疗费用结构和基金支出结构、按耗材或企业分类的耗材采购排行榜、高值耗材使用排行榜、医生使用耗材排行榜、异常问题情况和监测评分情况等八个方面的内容（图10-18）。

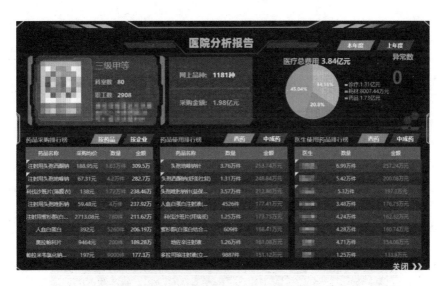

图 10-18 南京市医用耗材阳光监管平台医院分析模块

在医生分析模块可以通过医院或英文字母排序查找到入驻医生的分析报告，报告详细反映了医生来自的医院、科室、技术职称、任职年限、出诊情况、出诊排名、耗材使用中是否存在不规范的情形、医用耗材、药品、诊疗项目使用具体情况等。报告还能查询医生近六个月的出诊人次，展示出诊病人的具体情况，记录每个病人的详细费用，包括药品费用、耗材费用、诊疗费用、总费用以及耗材费用占比。耗材最新使用清单还可以显示病人使用的耗材、花费以及使用时间，可以简单便捷地分析出哪些医生药品用得比较多、哪些医生耗材用得多、哪些开出的诊疗服务多（图10-19）。

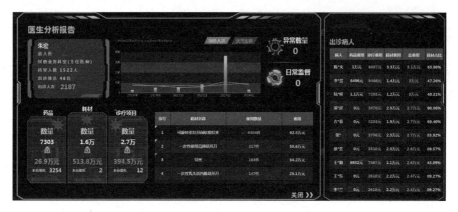

图 10-19　南京市医用耗材阳光监管平台医生分析模块

平台企业分析模块通过分析企业销售、配送数据，提供企业分析报告功能。企业分析报告中统计了企业销售耗材信息（销售量、金额）、医院排名、异常信息等。可通过企业耗材供应排行榜按金额或数量查看企业销售排名前三的耗材名称、最新价格、销售数量、销售金额以及采购此耗材的医院数量；可通过医院采购排行榜查看采购金额排名前三的医院，以及该企业在该医院供应商中的排名。此外，销售情况部分用柱状图将销售情况按月展示，可直观显示近 6 个月的销售情况（图 10-20）。

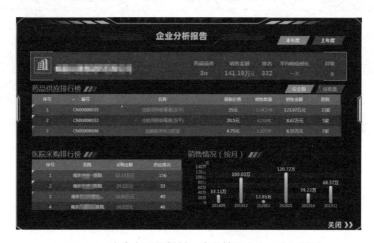

图 10-20　南京市医用耗材阳光监管平台企业分析模块

2. 专项分析功能

专项分析主要分为采购情况分析、采购比对分析、高值耗材线下采购分析、使用双十名单分析以及企业销售分析五个部分。采购情况分析模块通过柱状图、折线统计图、饼图、图表等分析现有的供应商销售金额排名、月度医用耗材采购情况、临床高值耗材采购数量占比和采购费用占比以及前 15 名医院采购金额排名，根据需要可以按时间范围或按耗材类别进行分析（图 10-21）。

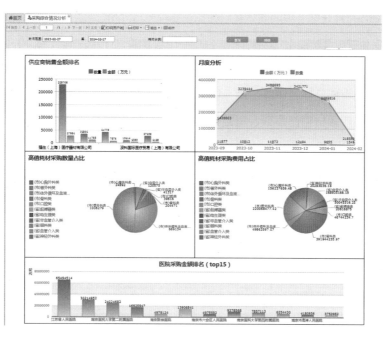

图 10-21　南京市医用耗材阳光监管平台企业采购情况分析模块

企业采购比对分析模块可以列表分析不同时段医用耗材采购数量、采购金额和采购的医院等数据（图 10-22）。企业高值耗材线下采购分析模块显示所有高值耗材的线下采购信息，可以具体展示医院名称、医院上传编码、耗材名称、耗材价格（图 10-23）。使用“双十”

耗材编码	耗材名称	供应商名称	当前时段			近半年			近1年		
			采购量	采购金额	采购医院数	采购量	采购金额	采购医院数	采购量	采购金额	采购医院数
YJ20971	脂蛋白磷脂酶A2检测试剂盒（免疫增强比浊法）	国药集团江苏医疗器械有限公司	30	9万元	1	30	9万元	1	30	9万元	1
TY21227415	高压造影注射器管路系统	上海欧利奇医疗器械有限公司	200	9万元	1	200	9万元	1	200	9万元	1
YJ22492	人EGFR/ALK/BRAF/KRAS基因突变联合检测试剂盒（可逆末端终止测序法）	华润南京医药有限公司	2	9万元	1	2	9万元	1	2	9万元	1
6238261	聚丙烯不可吸收缝合线	强生（上海）医疗器材有限公司	540	9万元	2	180	2.88万元	1	504	8.39万元	2
3608534	一次性比色杯	浙江拱东医疗器械股份有限公司	180000	9万元	1	24000	1.2万元	1	144000	7.2万元	1
3608843	一次性使用高分子护理垫	山东晶鑫无纺布制品有限公司	23685	9万元	1	4500	1.71万元	1	23685	9万元	1
1710302626	一次性冲洗器	江苏雪临医疗实业有限公司	6000	9万元	2	1600	2.4万元	2	6000	9万元	2
1710326077	人巨细胞病毒核酸定量检测试剂盒（PCR-荧光法）	广州达安基因股份有限公司	450	9万元	3	15	3000元	1	450	9万元	3
1710282177	手术膜	明尼苏达矿业制造（上海）国际贸易有限公司	495	9万元	1	60	1.09万元	1	495	9万元	1
1710253149	他克莫司检测试剂盒(电化学发光法)	罗氏诊断产品（上海）有限公司	10	9万元	1	2	1.8万元	1	10	9万元	1
1710259225	甲状腺素检测试剂盒（磁微粒化学发光法）	郑州安图生物工程股份有限公司	75	9万元	6	10	1.2万元	1	74	8.88万元	6
1710239390	牙科金瓷瓷块	义获嘉伟瓦登特（上海）商贸有限公司	75	9万元	1	16	1.92万元	1	75	9万元	1
CN00002062	球囊扩张支架系统（商品名：Herculink Elite）	雅培医疗器械贸易（上海）有限公司	9	9万元	3	1	1万元	1	9	9万元	3
GHW00032592	一次性半自动活检针	苏州市立普医疗科技有限公司	150	9万元	1	150	9万元	1	150	9万元	1
HSJLM07320202	一次性使用腔镜下切割吻合器组件	北京派尔特医疗科技股份有限公司	73	9万元	1	73	9万元	1	73	9万元	1
SCW00048607	丙型肝炎病毒抗体检测试剂盒（化学发光法）	四川沃文特生物技术有限公司	50	9万元	1	50	9万元	1	50	9万元	1
YJ22366	促甲状腺素受体抗体检测试剂盒（电化学发光法）	南京医药医疗用品有限公司	30	9万元	1	30	9万元	1	30	9万元	1
1710086835	肿瘤标记质控物	伯乐生命医学产品（上海）有限公司	1980	99万元	8	98	4.9万元	2	1980	99万元	8
1710096422	糖类抗原125测定试剂盒（化学发光免疫分析法）	深圳市新产业生物医学工程股份有限公司	55000	99万元	24	8700	15.66万元	10	55000	99万元	24
1710098771	细胞DNA染色液	麦克奥迪（厦门）医疗诊断系统有限公司	8300	99万元	4	600	9.6万元	1	8300	99万元	4
GJBJ312014	Stable spine脊柱骨骼钉棒系统卡固连接器	广东施泰宝医疗科技有限公司	27	999元	2	13	481元	2	27	999元	2

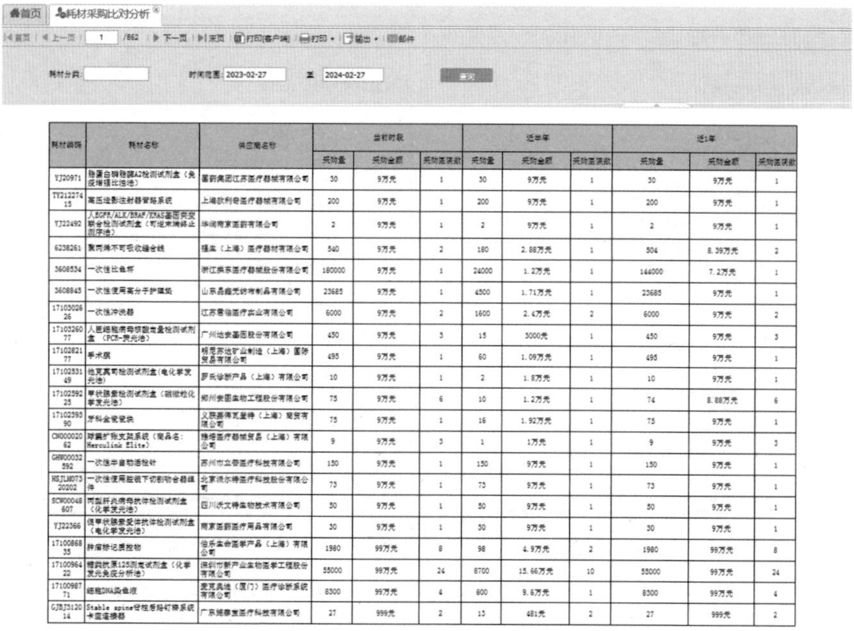

图 10-22　南京市医用耗材阳光监管平台企业采购比对情况分析模块

名单可以看到通过柱状图分析的医院耗材使用金额前10位的报告图、医院耗材使用数量前10位报告图和医生开单金额前10位报告图、医生开单数量前10位报告图（图10-24）。

企业销售分析模块通过柱状图、列表对供应企业年度、月度销售分析，对所有供应商的编码、名称、中标品种、实际品种、销售金额和医院数量等情况进行汇总，对每家供应企业还可分析供应耗材销售金额、销售数量以及采购医院数量等情况，对单个耗材也可查看其在各个医院的采购、使用情况（图10-25至图10-27）。

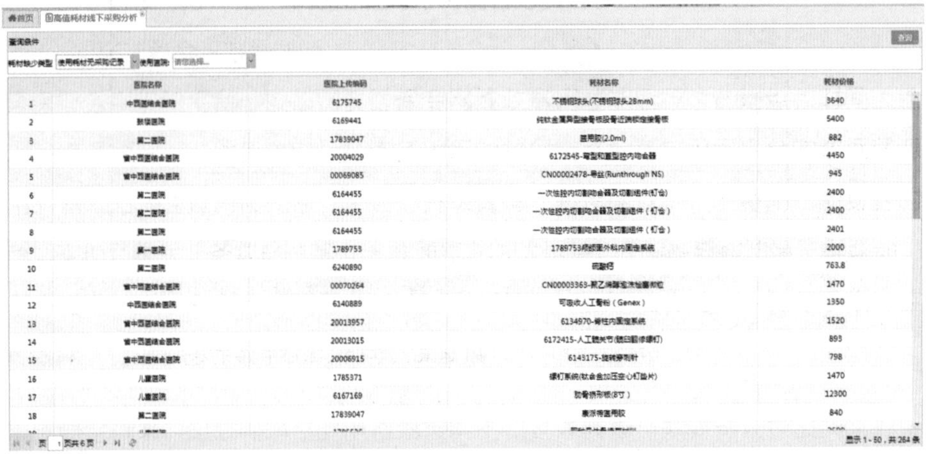

图 10-23　南京市医用耗材阳光监管平台企业高值耗材线下采购分析模块

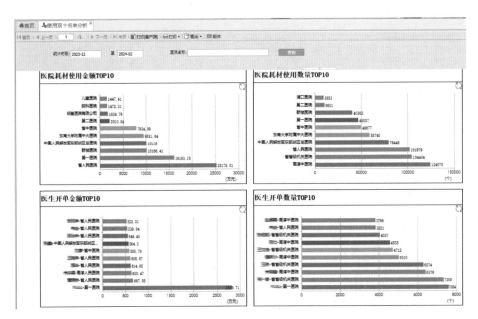

图 10-24　南京市医用耗材阳光监管平台企业使用"双十"名单模块

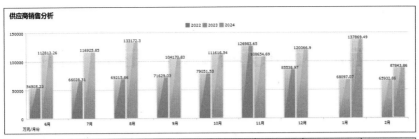

供应商销售分析

■ 2022 ■ 2023 ■ 2024

序号	供应商编码	供应商名称	中标品种数（个）	实际品种数（个）	销售金额（万元）	医院数量（家）
1			5978	0	36341.40	21
2	E1154	强生（上海）医疗器材有限公司	386	0	10538.50	54
3	E14495	罗氏诊断产品（上海）有限公司	414	0	6115.37	48
4	E22	美敦力（上海）管理有限公司	165	0	4703.09	38
5	E8	柯惠医疗器材国际贸易（上海）有限公司	215	0	3843.54	41
6	E1303	波科国际医疗贸易（上海）有限公司	112	0	2975.94	34
7	E12165	碧迪医疗器械（上海）有限公司	77	0	2499.54	99
8	E12018	希森美康医用电子（上海）有限公司	147	0	2260.50	94
9	E1281	爱德华（上海）医疗用品有限公司	10	0	1854.35	12
10	E1154	史赛克（北京）医疗器械有限公司	56	0	1841.47	23
11	E12124	南微医学科技股份有限公司	72	0	1803.69	66

图 10-25 南京市医用耗材阳光监管平台企业销售分析模块供应商销售总体情况分析

序号	耗材编码	耗材名称	最新价格日期	最新价格（元）	销售金额（元）	销售数量（件）	医院（家）
1	3000093	超声高频外科集成系统超声刀头	2019-12-09	7700	15,222,900.00	1977	10
2	0172098	电动腔镜关节头直线型切割吻合器	2019-12-10	6500	12,265,500.00	1887	12
3	0210011	穿刺器 ENDOPATH XCEL TROCARS	2019-12-10	1840	10,298,480.00	5597	10
4	0172078	腔镜关节头直线型切割吻合器和钉仓	2019-11-30	4360	10,110,840.00	2319	13
5	0172701	电动腔镜关节头直线型切割吻合器	2019-12-10	6870	8,510,520.00	1236	7
6	0286149	可吸收止血流体明胶（商品名：Surgiflo）	2019-12-10	2979.5	7,993,998.50	2683	9
7	0172794	Viper单向钉	2019-12-10	7300	7,957,000.00	1090	3
8	0286142	可吸收止血纱（商品名：速即纱再生氧化纤维素）	2019-12-10	1450	7,542,900.00	5202	9
9	0172588	腔镜关节头直线型切割吻合器和钉仓	2019-12-10	1960	7,498,120.00	3769	3
10	0172500	腔镜直线型切割吻合器和钉仓	2019-12-08	2030	7,338,450.00	3615	4
11	3000095	超声高频外科集成系统超声刀头	2019-12-09	7700	7,338,100.00	953	9
12	3000051	可吸收止血纱（商品名：速即纱再生氧化纤维素）	2019-09-28	1450	6,181,350.00	4263	11
13	0286143	可吸收止血纱（商品名：速即纱再生氧化纤维素）	2019-12-10	2100	5,768,700.00	2747	8
14	3000661	可吸收止血流体明胶（商品名：Surgiflo）	2019-09-26	2979.5	5,077,068.00	1704	7
15	0172584	腔镜关节头直线型切割吻合器和钉仓	2019-12-10	1960	5,002,240.00	2512	13
16	0172153	可吸收固定系统（商品名：PolyMax RAPID）	2019-08-28	1700	4,953,800.00	2914	4
17	0172581	腔镜关节头直线型切割吻合器和钉仓	2019-12-10	1960	4,943,520.00	2484	17

图 10-26 南京市医用耗材阳光监管平台企业销售分析模块供应商销售耗材情况分析

序号	医院编码	医院名称	采购数量（件）	采购金额（元）	最近一次采购日期	订单金额（元）	使用数量（件）	使用金额（元）
1	4944	医院	1388	10687600.00	2019-12-06	208000.00	1388	10687600.00
2	4963	医院	304	2340800.00	2019-12-09	143200.00	304	2340800.00
3	4935	医院	82	631400.00	2019-12-09	103950.00	82	631400.00
4	4942	医院	80	616000.00	2019-11-29	6182903.32	80	616000.00
5	4950	医院	36	277200.00	2019-12-09	26649.60	36	277200.00
6	4940	医院	29	223300.00	2019-12-04	16250.00	29	223300.00
7	4941	医院	29	223300.00	2019-12-03	369452.51	29	223300.00
8	4940	医院	13	100100.00	2019-12-02	10600.00	13	100100.00
9	4973	医院	10	77000.00	2019-12-09	907883.50	10	77000.00
10	4948	医院	6	46200.00	2019-12-06	26000.00	6	46200.00
11	4937	医院	1	7700.00	2019-12-03	3147947.61	1	7700.00

图 10-27 南京市医用耗材阳光监管平台企业销售分析模块供应商供应单个耗材分析

3. 查询功能

平台提供医院采购耗材、医院订单明细，耗材采购、耗材订单明细，配送单、配送单明细以及省招耗材采购查询服务，可根据采购日期、采购耗材名称等关键信息查看详细情况。

五、调度指挥功能

调度指挥中心可以通过调度指挥模块与四个信息平台和医院、医生、药店、企业四个专项任务模块互联互通，发布调度指挥指令，从而保障招标采购业务功能、全流程监督功能、重点监控管理功能以及分析查询功能顺利实现。调度指挥中心主要涉及建设调度、数据调度、监控调度、工作调度和应急调度五项调度业务，在新冠疫情期间还额外增加了新冠防疫物资调度的业务。

1. 建设调度

建设调度模块在记载平台建设过程的同时，对平台的建设进行调度指挥。在建设调度模块对平台建设进程进行展示，对平台大事记进行记载，对调度信息进行发布并对平台建设工作加以实施。建设调度模块展示了"南京市医用耗材阳光监管平台建设推进表"和"南京市医用耗材阳光监管三步走推进表"，可以清楚显示目前已经执行完成的情况和计划需要完成的任务，同时呈现了平台建设过程中各个时间节点的工作任务和要求以及完成情况。

2. 数据调度

平台所有数据来源于价格平台、招采平台、卫生平台、医保平台。数据调度模块上方分别显示这四个平台的数据推送情况，通过趋势图呈现近10日数据推送情况（图10-28）。此外，数据调度模块还能展示医保和卫生平台每天结算数据对比情况趋势图。在一定程度上，根据趋势图可分辨数据异常。如果从趋势图上发现某一天数据呈断崖式上涨或下跌，说明当天系统数据存在推送异常，需要相关单位技术人员立即排查并解决问题。

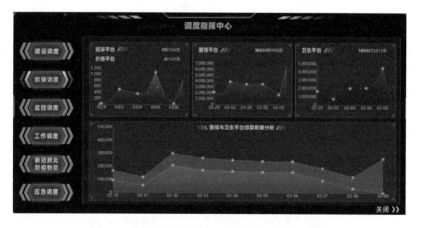

图 10-28　南京市医用耗材阳光监管平台数据调度模块

3. 监控调度

监控调度是对异常处理、督办等实时处理动态数据进行监管，动态展示异常有没有按时办理，并及时发现长期不办的异常，方便工作人员督办。监控调度模块实现了对异常工单产生、派发、处理、审核、办结的全流程监管。在监控调度中，可以统计市医保局、市卫健委、市招采中心、区医保分局、区卫健委、市纪委监委等挂牌责任部门应处理审核的异常数据。平台可列出当前最新的异常办理动态，实时呈现每条工单的办理情况，包括办理期限、当前办理状态、办理部门、异常类型、异常详情（图10-29）。

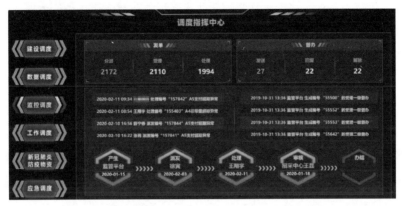

图 10-29　南京市医用耗材阳光监管平台监控调度模块

4. 工作调度

工作调度分政策文件、会议通知、工单提醒以及工作交流四种类型，平台呈现其迄今向各定点医疗机构、区医保分局、区卫健委发送所有政策文件、会议通知、工单提醒的次数和工作交流次数以及各部门回复和反馈次数（图10-30）。

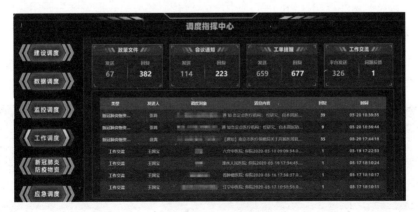

图 10-30　南京市医用耗材阳光监管平台工作调度模块

5. 应急调度

应急调度是出现重大事情后、应急情况下的调度。疫情防控期间显示的主要是紧缺防疫物资调度情况，包括采购、库存和使用情况，调度指挥中心与定点医疗机构可以进行线上互动，及时保障医疗机构应急物资的供给。

第三节 建设医用耗材阳光监管平台的成效

自2019年9月南京医用耗材阳光监管平台上线运行开始,该平台始终聚焦"减负"和"反腐"两大目标,突出集中采购、带量采购、集中支付三大业务,打通招采、价格、医保支付、医院管理四大平台,实现了定点医疗机构的医用耗材在监管平台上集中采购、集中结算;实现了对医用耗材"招标、采购、配送、使用、结算、支付"全流程的监控管理;实现了医用耗材多部门协同治理;实现了"降低价格、便企惠民、节约基金、规范行业"的工作目标。

一、创新实现医用耗材全流程监管

医用耗材阳光监管平台按照功能区、监控区、调度区、展示区四部分布局(图10-31)平台除直观显示各项数据变化外,还被赋予统计分析的功能,目的是使平台成为耗材运行情况的"记录仪",能够全面反映"招标、采购、配送、使用、结算、支付"六个环节,体现医用耗材供货商、医院、医生的关联行为;使平台成为使用行为的"探测器",能够充分展示包含但不限于医生开具的医用耗材名称、数量、金额、病人使用耗材数量、收费记录等,促进医疗机构使用谈判耗材,实现医保基金战略性购买的带量效果;使平台成为厂商带金销售的"警示灯",通过数据共享,将监测触点直接延伸至供应商和医生,并对个人使用偏好及所采购医用耗材的实际使用情况进行具体分析,形成医生医用耗材使用"成绩单";使平台成为引导带量采购的"导航仪",监测定点医疗机构网上、网下采购情况。从而实现全流程监管方式的创新,精准高效地治理医用耗材乱象,成为医用耗材治理改革的"手术台"。

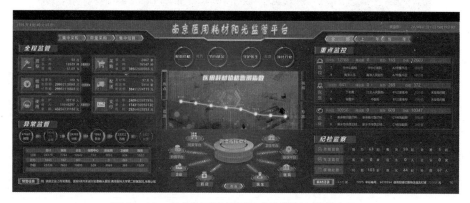

图 10-31 南京市医用耗材阳光监管平台整体布局

以 2018 年 12 月至 2022 年 12 月南京市医疗机构实际采购南京市"8·16"品类带量采购产品预充式导管冲洗器的数据为例做实证分析，"8·16"带量采购产品于 2019 年 12 月起逐步落地，由于平台于 2019 年 9 月 30 日正式上线，因此难以排除带量采购的影响比较平台落成前后采购数据变化，仅以平台使用期内带量产品采购量占比变化趋势体现平台的落成对带量采购产品采购量的影响。可见，带量采购中选产品在集采前 12 个月内市场份额较低，仅为 2.84%，落实带量政策后一个月内，带量采购产品采购量占比达 73.30%，市场份额获得极大提高，在平台运行加持下，2020 年起，采购产品均为带量采购产品中选产品。说明在一定程度上，平台的落成为带量采购政策的落实带来了切实保障（表 10-2）。

表 10-2 2018 年 12 月—2022 年 12 月预冲式冲管注射器带量采购产品销售量对比

时间段	总采购量	带量产品采购量	带量产品采购量占比 /%
2018 年 12 月—2019 年 11 月	1 391 472	39 620	2.84
2019 年 12 月	108 760	79 720	73.30
2020 年	1 164 260	1 164 260	100
2021 年	5 735 765	5 735 765	100
2022 年	6 403 945	6 403 945	100

二、创新实现多部门协同开展医用耗材治理

医用耗材阳光监管平台建设的本质就是依托和利用大数据。南京市开展医用耗材治理起步早，涉及医用耗材相关数据的招标采购系统、价格支持系统、医院管理系统和医保支付系统均建设完善，但因为上述系统归属不同的部门管辖，造成了医用耗材治理工作脱节的现象。医用耗材阳光监管平台的建设利用了区块链技术，不仅可以将上述四个平台链接起来，也连通了纪委、监委、医保、卫健、市场监管、财政、工信、大数据、海关等多个部门，搭建了各部门开展对医用耗材全流程治理的合作载体，健全了医用耗材全流程治理合作机制，打开了多部门协同开展医用耗材治理的局面。通过招采信息系统、价格信息系统、医保信息系统、市卫生信息平台四个系统数据汇聚、系统集成，实现了 66.47 亿条数据汇聚共享，实现了多部门协同治理的创新，彻底解决了医用耗材管理脱节的现象。

平台运用 90 条监管规则筛选，围绕医院、医生、生产供应企业三类重点监管对象，生成预警提醒 7 765 条、异常工单 4 904 条（含线下 17 条），约谈（责令限期整改）128 条，

推送至纪委效能监督 16 条，关注监督 14 条；运用 21 条数据监管规则通过 27.05 亿条大数据筛查，向定点医疗机构发出数据整改通知 239 家次；通过多维度探索案件联动，收集、整理、发布典型案例 5 起，涉及医用耗材、药品案例 33 条；运用大数据监测分析生成 1 389 份医院分析报告、49 172 份医生分析报告、2 501 份企业分析报告。

三、落实了国家信息标准化建设的要求

国家要求加强协同推进医药服务供给侧改革，坚持招采合一、量价挂钩，全面实行医用耗材集中带量采购，形成竞争充分、价格合理、规范有序的供应保障体系。基于这个要求，国家医保局正在推进建设全国统一的医保信息化系统，按照统一规则、统一分类、统一发布、统一管理的原则制定各项医疗保障标准，包括医用耗材在内的共 15 项医保信息业务标准。建设阳光监管平台，正是面向国家医保局制定的统一标准，逐步使用"普通话"对医用耗材进行分类和监管；使管理者能够通过平台获取医院乃至一个地区的耗材及药品用量的更准确的数据，让大数据精细化管理成为可能；可以让参保人员更加公开透明地了解医用耗材的使用情况，为纵深推进"三医"联动改革打下坚实的基础。

阳光监管平台以招采为重点工作、具体业务流为监管抓手，实施全程闭环管理。自 2019 年 5 月开展医用耗材价格治理以来，市医保局共进行了 41 次医用耗材价格谈判，累计节省采购金额 45.7 亿元。以 2023 年度上半年相关数据为例，2023 年度上半年共计有 26 117 个医用耗材品种纳入平台采购，2 361 家定点医疗机构、2 402 家生产配送企业纳入平台监管。2023 年上半年医用耗材医保基金支出 17.2 亿元，医用耗材节约医保基金 7.3 亿元。监管平台集中结算模块通过配送率、申请率、确认率、付款率、结算率"五率"开展实时动态监测，截至 2023 年 7 月 16 日，全市 2 361 家医疗机构医用耗材采购金额为 64.9 亿元，全市 2 402 家配送商配送额为 62.5 亿元，及时率为 96.3%。医药集中采购保障中心共计收款 54.8 亿元，付款额为 54.7 亿元，结算率达到 99.8%。

本 章 小 结

本章从平台的建设目的、平台功能和平台建设取得的实际成效三个方面介绍了南京市医用耗材阳光监管平台。关于阳光监管平台的建设理念、建设过程以及更详尽的功能和介绍可参阅《南京医用耗材阳光监管平台设计、建设与运行模式》。本章介绍了该平台的主要目的是，医用耗材集中采购、集中结算、带量采购、完善监管机制、实施多部门协同治理等均得益于医用耗材阳光监管平台——大数据平台的有效运行。

第十一章
建设"医保高铁"

第一节 "医保高铁"建设概况

第二节 "医保高铁"功能简介

第三节 "医保高铁"运行现状

第四节 "医保高铁"在医用耗材治理中的应用

自耗材治理迈入新时期以来，南京市医保局坚持按照国家、省、市有关信息化工作部署和要求，坚持探索用数字化协同医保、医疗、医药三方共同发力，打破部门、医疗机构信息壁垒，用数字化思维突破医保发展中的瓶颈并通过实践赋能医保改革与发展。基于新时期南京市医保局在创新医保信息化、精细化、个体化管理方面的需求，2021年阳光监管平台2.0版——"医保高铁"手机云平台正式开发上线。随着"医保高铁"的建成，南京市形成了PC端与移动端一体化的特色监管平台，在推进耗材治理改革的过程中发挥了重要作用。

第一节 "医保高铁"建设概况

一、"医保高铁"建设背景

1. "医保高铁"建设是推动医疗保障改革发展的需求

随着人民群众对健康福祉的美好需要日益增长，医疗保障领域发展不平衡不充分的问题逐步显现。如何完善医保制度，如何解决"看病难、看病贵"问题，如何充分挤出医疗行业水分，这些都是新时期医保部门需要统筹推进解决的关键问题。为解决这些现实存在的问题，就必须要以信息化技术汇聚融合多方大数据，并对结构化、非机构化数据开展定性、定量分析，从而在医用耗材治理新时期抓住要点、统领全局。为此，南京市医保局以原有的阳光监管平台为基础，力争打造出拥有全流程可导示记录，在建设高质量医保制度、推进新时期医保高质量发展等方面发挥引擎支撑作用的新平台。

2. "医保高铁"建设是推动医药集采政策落地实施的需求

以南京市医用耗材治理为例，截至2022年12月，南京市参与了国家和省级层面多批次耗材集中带量采购工作并牵头组织周边城市成立"南京联盟"，以地市联盟形式开展了以低值耗材为主的医用耗材带量采购，同时与6家医用耗材企业开展了12次企业全产品带量采购，耗材集中带量采购工作取得显著成效。数字化是探索解决医药集采落地实施，精细化地组织医疗机构、医生落实多个带量批次集采产品的有效路径，它打破了医保、医院、医药领域数据壁垒，实现了对医用耗材和药品招标、采购、配送、结算、使用、支付全链条的闭环可视化管理，确保了国家、省、市医保集采政策高效落地惠民。

3. "医保高铁"建设是医保信息规范化的需求

随着医药行业的不断发展，医药行业的各类信息愈发繁杂。为将各项信息规范化，医保部门迫切需要建设发布政策法规信息的公共信息平台，以为医药服务供应企业、医疗机构、医务人员以及政府单位工作人员提供相关的政策法规、管理办法等信息和公共信息查询服务，将滞留在管理部门内部各类信息系统中有价值的数据对外发布，为社会和企业提供最权威的信息查询服务，实现行政信息资源的社会化服务。一直以来，医保政策等相关信息的发布平台往往是相关部门的官方网站或微信公众号，使得医疗机构、医务人员、医药服务供应企业学习相关政策规范具有碎片化的特征，在相关信息的可读性和便利性上具有一定的局限性。

4. "医保高铁"建设是各主体进一步提升自我管理效能的需求

结合我国目前医疗机构、医药服务供应企业等信息系统的构建模式来看，各主体在构建自身信息系统的过程中极易出现"信息孤岛"现象。因此建立不同医疗机构之间、不同医药服务供应企业之间以及医疗机构和医药服务供应企业之间信息的互联互通，能够使得各主体掌握更加全面的数据资源。通过充分应用互联互通理念能够有效提高医疗机构、医药服务供应企业管理水平。医疗机构可掌握全市医疗机构、科室和医生要情；精准实现医院之间、科室之间和医生之间关键指标的对比；通过数据对比明晰自身管理的优势和不足。医药服务供应企业可掌握全市医用耗材配送企业、投标企业和生产企业的相关动态，通过数据对比对企业发展情况进行预测，从而促使医药供应服务企业管理体系高效运行。

二、"医保高铁"建设历程

1. 平台建设原则

南京市医保局以"共建共享共治，管理服务并重"为建设理念，以"人民至上、生命至上，'三医'联动、协同发展"为总体建设原则，以"自我管理、自我监督、自我提升、自我净化"为建设目标，以"平台全贯通、业务全覆盖、流程全记录、监管全方位、运行全天候"为建设形象，通过整合医保基金、医院管理、医药价格、招标采购系统数据，赋予医院、医生、企业、以医保为代表的管理部门四类角色不同权限。

2. 平台建设阶段

自 2019 年 8 月 30 日南京市阳光监管平台上线试运行起，南京市医保局为不断提升平台工作运转效能，优化扩大平台整体功能，提出了全面升级构建云平台构想。同时受到中国高铁高速发展、安全舒适、准点率高等特点的启发，结合当前医保信息化建设高速发展的现状，以及平台具有的功能齐全、数据全面、精准高效、安全可靠的特点，"医保高铁"的名字应运而生，寓意为医保事业发展、"三医"联动改革保驾护航（图 11-1）。"医保高铁"建设过程中主要有以下三个重要的时间节点。

第一个是 2019 年 8 月 30 日，建成了全国第一个医用耗材阳光监管平台，主要通过汇

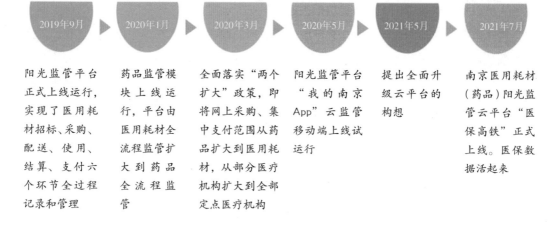

2019年9月	2020年1月	2020年3月	2020年5月	2021年5月	2021年7月
阳光监管平台正式上线运行，实现了医用耗材招标、采购、配送、使用、结算、支付六个环节全过程记录和管理	药品监管模块上线运行，平台由医用耗材全流程监管扩大到药品全流程监管	全面落实"两个扩大"政策，即将网上采购、集中支付范围从药品扩大到医用耗材，从部分医疗机构扩大到全部定点医疗机构	阳光监管平台"我的南京App"云监管移动端上线试运行	提出全面升级云平台的构想	南京医用耗材（药品）阳光监管云平台"医保高铁"正式上线。医保数据活起来

图 11-1 南京市医保信息化平台建设完整历程

聚贯通医保基金、医院管理（HIS）、医药价格、招标采购四个系统，实现了对全市医药集中采购、带量采购、直接结算的数据全方位、全天候、全流程的监管。

第二个是 2020 年 2 月 20 日，开通了全国第一个防疫物资采购调配大厅，承担南京市防疫指挥部应急采购任务，50 天内为援鄂医疗队、新冠肺炎病例收治医院、发热门诊、基层医院采购调配紧缺防疫物资多个品种、200 多万件。

第三个是 2021 年 7 月 19 日，全国第一个手机医保云平台"医保高铁"上线（图 11-2），实现了平台向移动端拓展、使用范围向全行业拓展。南京市医保局通过多方联动汇集海量大数据，在对数据进行清洗等处理后遴选出部分数据核心指标。最后经过对核心指标的标准化处理与分组形成"医保高铁"平台的整体功能布局。目前，平台共设有六大功能模块，包括"医院调度台""医师旅行箱""医药加油站""医保驾驶室""高铁广播站"医保研究苑六节"车厢"、四十多个具体功能。

此外，南京市相关部门高度重视"医保高铁"的建设，从财政预算中调拨专项资金，从资金层面给予了平台建设有力的支持。南京医用耗材（药品）阳光监管平台建设资金约 1 295 万元，综合后期维保以及支持手机云平台建设上线，全部费用大约 2 000 万元。

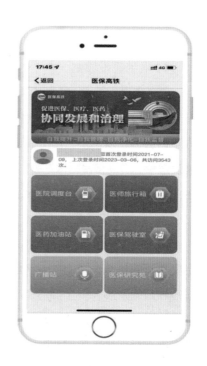

图 11-2 "医保高铁"移动端界面

第二节 "医保高铁"功能简介

一、"医保高铁"功能模块

1. 三方数据集中，多维精准画像

依托"三医"大数据，聚焦宏观（全市、各区的基本情况）和微观（药品、医用耗材、诊疗服务的价格和使用情况），聚焦"三医"主体中的医院、科室、生产企业、流通企业的运行动态，聚焦医疗行为中的医生、患者、病组等救治收费信息，自动生成各种维度的分析报告，主要包括本市要情、各区要情、医院要情、科室要情、企业要情、医师分析、药品目录、耗材目录、诊疗目录等，各分析报告内涵如表11-1所示。

表11-1　模块内涵简介

序号	精准画像	主要内涵
1	本市要情	全市的医院、医护、床位、门诊、住院、药店等情况，药品、耗材、试剂的采购供货情况，参保、收入、支出、待遇保障、生育保险、医疗救助、失能保险等情况
2	各区要情	各辖区的医院、医护、门诊、住院、药店等情况，药品、耗材、试剂的采购供货情况，待遇保障、医疗救助等情况
3	医院要情	定点医疗机构的地址、科室、职工、收入、次均费用、支付比例、药品耗材的采购结算、基金支出、异常工单等情况
4	科室要情	各科室的药品、耗材、诊疗收入，中成药、西药、高值耗材的使用及使用增幅情况，职工就诊量，患者情况等
5	企业要情	药品、耗材生产及流通企业的供应情况，对应医院的采购情况、结算情况等
6	医师分析	医师的出诊及出诊排名情况，药品、耗材的使用情况及使用变化情况，出诊患者情况
7	药品目录	药品的中标及支付标准情况，基药标志、国谈标志、集采带量标志，采购情况，使用情况
8	耗材目录	医用耗材的中标及支付标准情况、集采带量标志、采购情况、使用情况
9	诊疗目录	医疗服务项目的支付标准及各医院的使用情况

2. 围绕主体业务，引导协同联动

南京医保部门根据管理和改革的需要，设置主体业务专题功能，推动南京医保事业高质量发展。

围绕药品和医用耗材招采治理改革，分出集中采购、带量采购、集中结算三大重点任务，设置三个主题功能，关于"医保高铁"招采治理改革的内容详见本章第四节。

随着应用范围由招采向全领域覆盖，"医保高铁"围绕基金监管、失能保险等业务分别设置了相关主题功能。基金监管主要包括医保医师分、负面清单、典型案例等模块。南京市医保局建立健全医保医师信用管理体系，医保医师分模块主要分析、呈现医师的扣分情况，医师可以在"医保高铁"平台上学习并销分；南京医保部门发布了三批医保基金使用负面清单，根据负面清单实时分析违规情况，在负面清单模块中动态呈现；典型案例模块收集了医保、医疗、医药行业的典型案例，进行曝光、警示。失能保险模块围绕失能人员照护保险开展情况进行分析，从待遇享受、评估机构、照护服务机构三个维度展开，待遇享受维度主要包括申请情况、享受情况、退出情况、基金收入、基金支出、失能原因、年龄分布等方面，评估机构维度主要包括评估机构、评估机构工作人员、评估通过人员等方面，照护服务机构维度主要包括居家机构、入住机构、服务情况等方面。

3. 聚焦关键对象，全程稽核监管

南京市医保局围绕医疗机构、医生、企业三类重点监管对象，运用条监控规则，全天候监测异常数据，对医用耗材在招标、采购、配送、使用、结算、支付过程中发现的问题自动生成预警，对预警程度较高的问题自动生成异常工单，再由平台工作人员分派到相关单位，按规定调查处理，形成异常工单的闭环流转体系。"医保高铁"充分强化纪检监察功能，专门设立独立模块，包括效能监督、关注监督、核查处置功能，实现了纪委监委对治理医用耗材乱象工作情况的再监督，发挥了平台"监""管"并举、"防""督"并重的良好效用。

4. 展示市场导向信号，建立医保评价体系

在数据集聚的基础上，"医保高铁"力图探求医保、医院、医药互相关联的核心指标，展示市场经济中的价格信号，实现价格竞争，引领"三医"协同发展和治理，并由此建立起医保面向医疗、医药的评价指标体系。

南京市医保局围绕医保基金战略购买，设置了多维度的综合比对评价体系，督促"三医"参与者自我管理、自我监督、自我提升、自我净化，包括医院比对、科室比对、年度考核等。

在医院比对、科室比对模块中，综合归纳医院和科室的各类数据，建立数据间的逻辑关系，实现按医院、按科室的自定义比对，包括总费用、品种、使用、使用者、采购等信息。

在年度考核模块中，围绕两定机构的协议考核规则，实时计算考核结果，予以公示，督促两定机构及时对标找差。

为推动建立管用高效的医保支付机制，更好地规范医疗服务行为，控制医疗费用不合理增长，2022年1月1日起，南京基本医疗保险实施按疾病诊断相关分组（DRG）点数法付费。围绕DRG改革，南京市启用了全国第一个全天候DRG运行的专业平台——"医保高铁"DRGs专区，依靠图计算大数据技术实现了对DRG改革全过程的监管。DRG分组多、权重系数差别大，将传统的关系模型转换为图模型，可以将DRG全要素的统计分析、排序、画像等运算以可视化形式展现。"医保高铁"DRGs专区成为DRG改革成果展示的走势图和成绩单。DRG专区的开通为医院管理提供了信息化掌上工具：纵向上，可以及时了解行业主管部门政策要求和医院自身的工作进展；横向上，可以对比同等级医院DRG运行，相同科室、相同专科医生DRG点数排名，CMI排名，病组均费排名情况等，有利于对标找差。科学引导医疗机构从"要我控费"向"我要控费"转变，促进医保管理与医院管理互相融合、共治共享。

5. 增强调度功能，提高联动效能

南京市医保局通过发布医保政策、工作任务等信息，以及反馈政策、任务执行情况，实现了智能调度。"医保高铁"作为"三医"从业人员的重要渠道，用户可以通过"个人消息"渠道获取相关信息。调度规则主要包括开户登录类、数据质量类、货款结算类、工单办理类四大类十五条规则。运用数字化的统一调度使医保部门管理更智能，"三医"协同能力明显提升。

通过在"医保高铁"重启"采购调配大厅"，向全市所有医疗机构、供应（储备）企业和零售药店开放，各需求单位人员可随时随地进入"大厅"下单采购，推动了药品采购调配由实体化向数字化转变，有效满足了疫情防控转段时期南京市的用药需求。

6. 搭建科研平台，提高行业整体水平

"气象台"和"医保研究苑"两节"车厢"向所有"高铁用户"开放，主要起信息通报与展示的作用。对一段时间内医保运行的各项动态，包括异常工单情况综合展示、突发风险预警与典型案例曝光、医保动态与沟通意见建议、专题通报发布等进行展示通报。医保研究苑模块通过对研究会、政策导航、政策研究、耗材馆等信息进行综合展示，充分汇集医保行业研究成果与"三医"联动研究灵感。

根据以上对"医保高铁"模块功能的介绍，从主要功能和基本功能两个角度对"医保高铁"功能进行了分类，以期能够进一步加深读者对于"医保高铁"的认识。

二、"医保高铁"功能特点

1. 进行用户的细颗粒度管理

平台的用户管理系统除了建设用户基本管理功能（如用户登录等）外，还需要设计角色分配功能模块，针对不同身份的用户设计了细颗粒度的用户管理体系，将用户分为医保端用户、医院端用户、医生端用户、企业端用户以及其他用户等类型。平台先将系统中所有的可应用功能按照医保、医院、医生、企业等角色的应用特点进行排列组合，再封装给所对应的用户。这样，各个角色具有不同操作权限和用户视角。最后，平台根据业务需求为不同使用者分配相应角色。

2. 实现数据结果的可视化

平台能够通过信息语言标准化处理，对汇聚融合的招采、价格、医保、卫生平台四个系统的业务数据，通过数据转化、探索性统计、探索性可视化、预测建模、模型验证、成果可视化和解读等步骤进行处理，实现多维度、多场景、多角色结果数据可视化。

3. 进行多维度画像及建模分析应用

平台需要注重构建数字思维，对数据信息进行整合，通过大数据分析搭建用户画像体系。用户画像系统包括数据的采集、加工和生产，多视角的分析模型建立，高效稳定的对外传递和输出功能。继而运用用户画像技术、用户行为分析高转化率的个性推荐，实现聚焦医保、医院、医生、医药四类服务对象的更加专注、更加精准的业务分析。

第三节 "医保高铁"运行现状

1. 实现了覆盖有广度

"医保高铁"云平台正式上线运行以来,覆盖了医保、医院、医生、医药四类角色,共2.43万人,通过整合全市医保基础信息、医保基础目录信息、医药招采信息、医保待遇结算信息、医保基金征缴信息等内部数据,汇聚人社、税务、市场监管、卫健、纪委监委等部门的社保信息、税务信息、电子证照信息、个人诊疗数据、监察数据等外部数据,汇聚数据总量为26 T,通过数据清洗、转换等治理工作,形成了超过110亿条全面、标准、准确的医保数据和3 000多个指标项,系统运行期间每日新增数据量约17 G,集聚超过117.7万条"三医"数据,并通过近30个功能模块实时呈现业务动态,实现了医保政策法规、规范性文件信息等第一时间精准投送发布。

自由此可见,"医保高铁"平台已经深入南京市医药行业的方方面面,真正做到了"人人建平台,人人用平台"。

2. 实现了覆盖有深度

(1)数据运行成体系,决策有支撑

各类数据按日、月、年自动统计分析,并支撑报告的输出与推送服务,优化了原有的医院手工操作和填报过程,增强了数据的真实性、可信度与流程便捷性;基于"三医"大数据的治理成效,"医保高铁"支持对药品、耗材多维度数据的统计与分析,为招采品种的对比与筛选提供科学的数据支撑。

(2)凝聚正能量,引导行业

"医保高铁"还为用户提供使用数据、学习政策、发布留言、交流心得、提出建议的平台,使其成为许多医院内部管理的新手段,实现了从单向调度到双向交流的转变,促进了"三医"联动软环境逐步改善。

通过开设广播站模块,除了能够让各项违法行为充分暴露在阳光之下,增强对医药行业从业人员的警示与提醒作用,还可以宣传好事迹,带动形成良好风气,搭建良性交流、合作共赢的平台。

此外,为更好地发掘利用大数据,为医保研究和决策赋能,"医保高铁"还设置了"医保研究苑"专有"车厢",为行业内的专家学者和相关从业者提供了交流工作体会、分享研究成果的平台,让"三医"共同进步,正面引导政策有效落地和行业健康发展。

3. 实现了覆盖有温度

（1）数据共享用，责任同担当

在医院、科室、医生三个层面建立责任联动机制，形成改革合力。通过年、月、日三个维度，医院、科室、个人三个层面，实现各角色的纵向、横向比较、排名与展示；通过数据治理对医院、医生、企业精准画像，实现医院、医生与企业的分析报告输出。南京市医保局还定期在"医保高铁"发布各类监测月报，将医保管理要求、规范展现给医保部门、医院、企业等各参与方，在共享数据的同时明确各方责任。

（2）固移端融合，方便智能

医保业务系统和平台一般都需要医保专网或政务网才能运行，在地点和时间上给使用者带来了诸多限制。"医保高铁"打通了固网的数据链路，在与固网平台的数据同源和服务共用的基础上，通过对阳光监管平台的升级改造，打造随身行、随身用、随身管的移动云平台，实现了医保业务数据"掌上一屏通览"。大屏端、PC端与移动端三屏联动，为医保改革再提速注入了新动能、新活力。"医保高铁"的固移融合进一步提升了阳光监管平台运转效能，促进了医保数字化改革向纵深发展。

第四节 "医保高铁"在医用耗材治理中的应用

一、围绕医用耗材治理设置"招采改革"专区

南京市医保局根据管理和改革的需要，设置主体业务专题功能，推动南京医保事业高质量发展。"医保高铁"围绕医用耗材治理改革，设置了"招采改革"专区，专区围绕医用耗材三大重点任务，即集中采购、带量采购、集中结算展开，同时还设置有"降低价格""价格指数""节约基金""流程监管"等业务模块。

1.集中采购

集中采购模块反映了当前南京市医保局组织开展集中采购的现状，可实时显示本年度集中采购类型、不同类型集中采购耗材数量和采购金额、统计汇总的上年度集中采购类型、不同类型集中采购耗材数量和采购金额（图11-3），此外还能显示耗材采购排名、生产企业排名和医院采购排名，综合反映了南京市医用耗材价格治理概况。

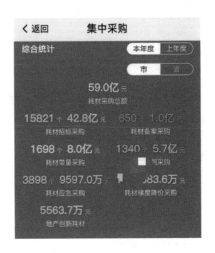

图11-3 集中采购模块

耗材采购排名可以显示具体医用耗材的采购金额和采购数量，可以通过点击"按金额""按数量"了解哪种医用耗材采购金额最高、哪种医用耗材采购数量最多（图11-4）。点击某一个医用耗材，还可以通过详情页获取该医用耗材的生产企业、规格型号等信息以及采购该医用耗材的具体医疗机构的相关信息（11-5）。

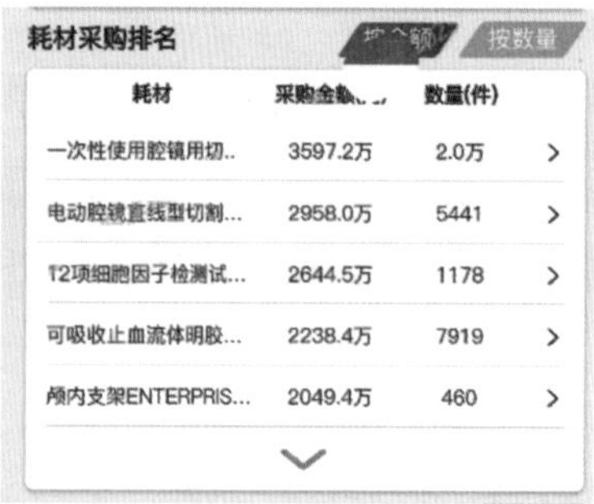

图 11-4 集中采购模块（耗材采购排名）

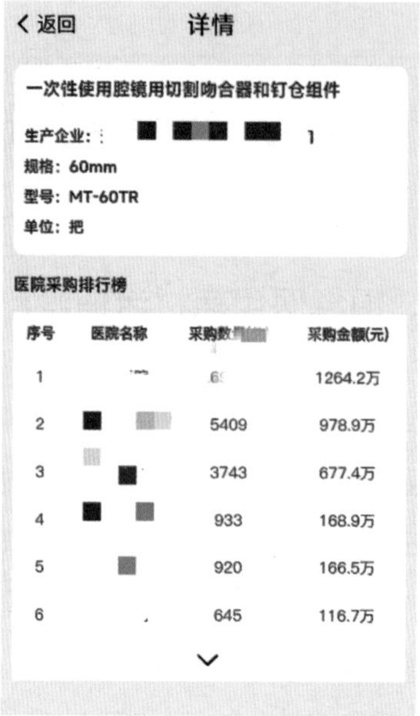

图 11-5 集中采购模块（医用耗材采购详情）

生产企业排名可以显示不同企业在南京市销售医用耗材的品种数量、销售数量和销售金额（图11-6）。点击任意一个医用耗材生产企业，可以看到采购该企业医用耗材的医疗机构的名称、采购数量和金额（图11-7）。

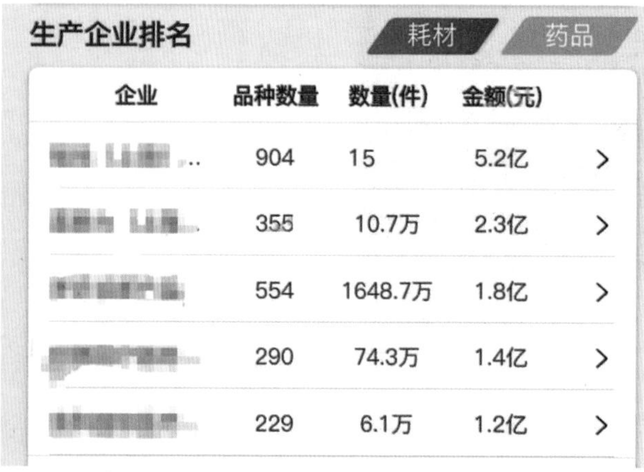

图 11-6 集中采购模块（生产企业排名）

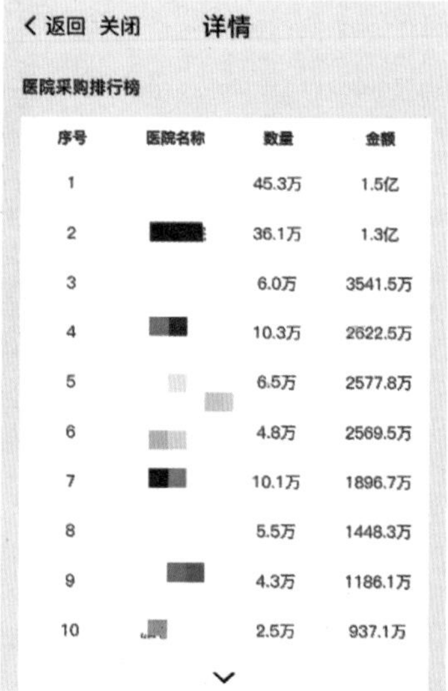

图 11-7 集中采购模块（生产企业销售详情）

医院采购排名可以显示不同医疗机构采购医用耗材的数量、采购金额以及应急采购的金额和金额占比（图11-8）。点击任意一个医疗机构，可以看到该医疗机构从哪些企业采购、采购的数量和金额（图11-9）。

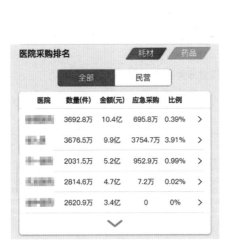

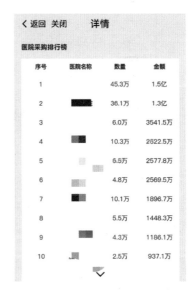

图 11-8　集中采购模块（医院采购排名）　　图 11-9　集中采购模块（医疗机构采购详情）

该模块还可以展示耗材分类采购情况，可显示按金额和按数量统计的"正常采购""优先采购""鼓励采购""禁止采购"等类别的基本情况。图11-10中统计结果显示："正常采购"类别的医用耗材在金额和数量上均占比最高，"优先采购"和"鼓励采购"类别次之。

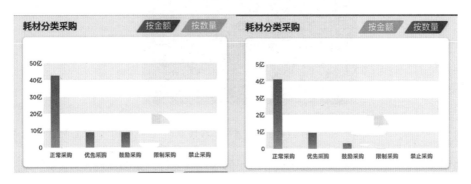

图 11-10　集中采购模块（耗材分类采购）

医用耗材分类采购 Top20 可以分别显示三级医疗机构、二级及以下医疗机构"优先采购""鼓励采购"的金额，以及两项金额占该医疗机构总采购金额的比例。图 11-11 显示，二级及以下医疗机构"优先采购""鼓励采购"两类耗材金额占总金额的比例可达到100%；三级医疗机构"优先采购""鼓励采购"两类采购金额占比最高为 47.73%。

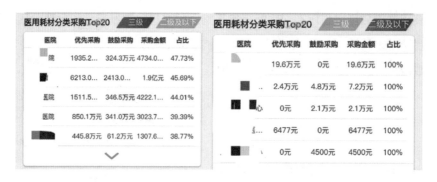

图 11-11 集中采购模块（医用耗材分类采购 Top20）

2. 带量采购

带量采购模块重点反映了南京市对单品种医用耗材带量采购的探索和南京市创新性提出的企业全品种医用耗材带量采购的实施情况。页面显示了南京地区医疗机构联盟和"南京联盟"医用耗材带量采购成果。图 11-12 中反映了截至 2023 年 7 月共有 7 194 种产品纳入带量采购，127 家医疗机构和 236 家医用耗材生产供应企业参与带量采购。2023 年有 1 791 种产品参与带量采购，采购金额 9.7 亿元。

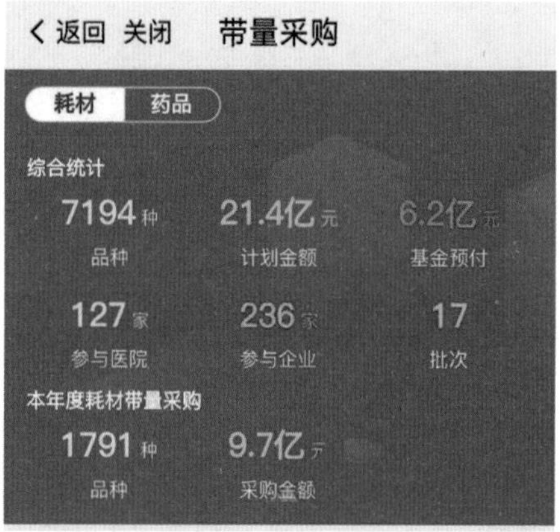

图 11-12 带量采购模块

品类带量中，点击"按品类"显示具体品类的医用耗材计划采购情况，进度完成情况，基金预付情况和节省采购金额情况；点击"按医院"则会显示具体医疗机构的医用耗材计划采购情况，进度完成情况，基金预付情况和节省采购金额情况（图 11-13）。

企业带量中，点击"按企业"从企业角度显示计划采购情况、进度完成情况、基金预付情况和节省采购金额情况；点击"按医院"从医疗机构角度显示计划采购情况、进度完成情况、基金预付情况和节省采购金额情况（图 11-14）。

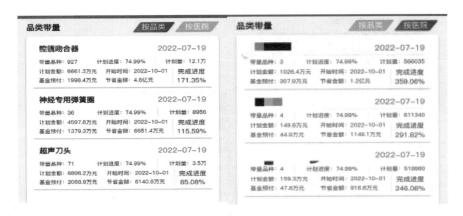

图 11-13　带量采购模块（品类带量）

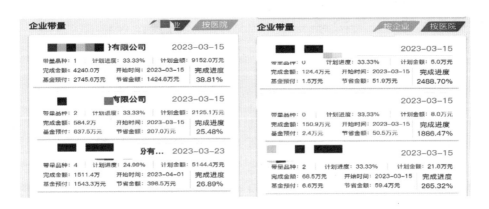

图 11-14　带量采购模块（企业带量）

3. 集中结算

南京市作为耗材治理改革先行地区之一，通过开展集中结算改革，解决了医用耗材治理过程中关于费用结算的"痛点"问题。集中结算模块可以显示"五率"实时数据，反映的是全市统一医用耗材收支集中结算管理情况。该模块还可以显示平台各级医疗机构结算详情（图 11-15）。

4. 降低价格

降低价格模块重点展示了南京市医用耗材价格治理的四种方式。该模块统计了自 2019 年 5 月 30 日打响医用耗材价格谈判"第一枪"以来，开展价格谈判的次数、耗材实际采购金额和实际节省的采购金额。其中品类带量还包含了配合国家和省级开展的单品种医用耗材带量采购，这一点需要与带量采购模块中的品类带量区分。图 11-16 显示了当前开展价格谈判共计 41 次，采购金额达到 67.6 亿元，共节省 45.8 亿元。

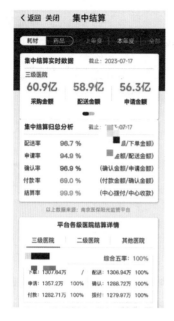

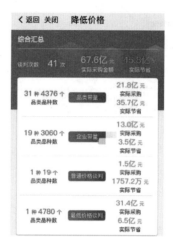

图 11-15　集中结算模块　　　　　　图 11-16　降低价格模块

谈判列表则完整展示了这 41 次谈判的基本情况，包括谈判类型、发生时间、平均降价幅度、最高降价幅度、采购品类、预计和实际节省费用、参与的医疗机构数量等。图 11-17 中谈判列表显示最新一次谈判为 2023 年 3 月 23 日与深圳迈瑞生物医疗电子股份有限公司进行的企业全品类整体带量采购谈判，本次企业带量涉及 2 大类（骨科和体外诊断试剂）1 364 个品种，价格平均降幅达 38.18%。

谈判列表

谈 判 类 型	带量（按企业）	节量（按企业）
谈 判 时 间	2023-03-23	2023-03-15
平 均 降 幅	38.18%	45.72%
最 高 降 幅	94.00% 多孔生物…	82.11% 降钙素原…
文 　 号	宁医发〔2023〕3…	宁医发〔2023〕1…
品 　 类	2	2
品 类 名 称	骨科类耗材体外诊…	免疫发光试剂其他…
品 　 种	1364	75
预 计 节 省	1431.5万	810.0万
实 际 节 省	539.4万	231.7万
联 盟 医 院	41家	26家
涉 及 城 市	南京（迈瑞）	南京（普门）

图 11-17　降低价格模块（谈判列表）

耗材降价排行可以分别"按降幅"和"按金额"显示降价幅度由高到低的前 15 种医用耗材和价格差额由高到低的前 15 种医用耗材。"按降幅"进行排序，降价幅度最大的医用耗材是金属接骨螺钉，降价幅度达到 98.45%；"按金额"进行排序，价格差额最大的医用耗材是补片，价格差额达到 6 万元（图 11-18）。

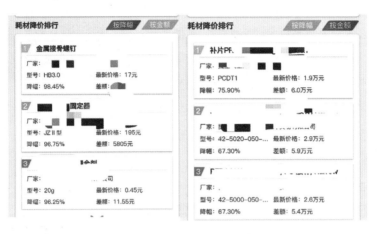

图 11-18　降低价格模块（耗材降价排行）

降价品种分布则详细直观地展示了全部医用耗材的降价情况。图 11-19 显示价格降幅在 30% ~ 50% 间的医用耗材数量最多，降价金额在 200 元以内的医用耗材数量最多。

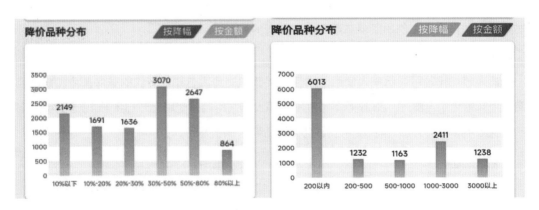

图 11-19　降低价格模块（降价品种分布）

5. 价格指数

南京市医保局编制的医用耗材价格指数属国内首个探索发布的医用耗材价格类指数，是医用耗材治理改革的"风向标"和"晴雨表"。

价格指数模块可以显示全品类医用耗材的定比变化趋势，也可以分别显示省平台"六大类"高值医用耗材、市平台"五大类"高值医用耗材、普耗以及体外诊断试剂等不同类别医用耗材的定比变化趋势。全品类的医用耗材价格指数与去年同期相比下跌 4.98；与上个统计周期相比下降 3.77（图 11-20）。医用耗材价格治理成效显著。

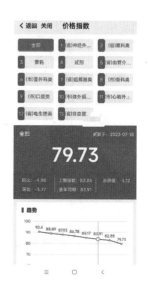

图 11-20　价格指数模块

6. 节约基金

医用耗材招采改革是医保基金战略性购买理念的重要实践之一。南京市推进医用耗材价格治理，降低了医用耗材价格，节约了医保基金，减轻了患者医用耗材使用负担。节约基金模块展示了本年度截至目前的医保基金总收入、总支出、医用耗材医保基金支出和节约基金金额（图 11-21）。

图 11-21　节约基金模块

医院节约排行可显示医疗机构因医用耗材采购所节约的采购金额、节约的医保基金和病人节省的费用（图 11-22）。

病人节约排行可显示病人使用医用耗材所节约的费用总额、节约的医保基金和病人自费费用节省金额。图 11-23 显示本年度单个病人在医用耗材使用上节约金额 19.8 万元，节约医保基金 13.9 万元，自费费用节省金额最高可达 5.9 万元。

医院节约排行

排名	医院	节约金额	节约基金	病人节省
1		2.5亿	.7亿	7408.6万
2		1.3亿	8876.0万	3804.0万
3		1.1亿	7605.8万	3259.6万
4		9498.2万	6648.8万	2849.5万
5		5868.9万	4108.2万	1760.7万

图 11-22　节约基金模块（医院节约排行）

病人节约排行

排名	病人	节约金额	节约基金	自费节省
1		19.8万	13.9万	5.9万
2		17.7万	12.4万	5.3万
3		17.1万	12.0万	5.1万
4		15.5万	10.8万	4.6万
5		15.1万	10.6万	4.5万

图 11-23　节约基金模块（病人节约排行）

7. 流程监管

"医保高铁"可以实时更新医用耗材"采购、配送、结算、使用、支付"五个阶段的流程监管数据，在五个流程中每个流程都选取了三个监管指标在模块中展示，与此同时，每个模块还会展示当前"采购、配送、结算、使用、支付"的最新状态。

采购模块的三个指标分别为参与集中采购的医疗机构的数量、采购品种数量和采购金额。图11-24中还显示了当前产生的最新采购订单，包括采购单位、采购产品、采购数量、金额、生产配送医用耗材企业、采购时间等信息。

配送模块的三个指标分别为配送商响应订单的及时率、纳入平台监管的配送商数量、配送金额。图11-25中还显示了采购订单的配送状态，包括订单时间，采购单位、采购产品、生产配送企业、配送时间等信息。

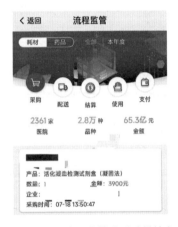

图 11-24　流程监管（采购模块）

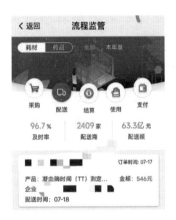

图 11-25　流程监管（配送模块）

结算模块的三个指标分别为结算率、市医药集中采购中心收款额和付款额。图11-26中还显示了采购订单的结算状态，包括到货日期，采购单位、采购产品、生产配送企业、结算时间等信息。

使用模块的三个指标分别为医生数量、病人数量和使用金额。图11-27中还显示了医用耗材使用最新情况，包括使用医疗机构、使用产品名称、开单医生、使用病人、金额、使用时间等信息。

支付模块的三个指标分别为医疗费用总金额、基金支付总金额和耗材使用金额。图11-28中还显示了最新使用医用耗材的病人的医疗费用构成情况。

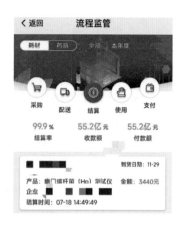
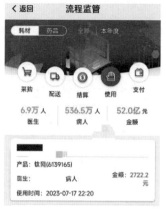
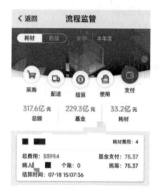

图 11-26　流程监管（结算模块）　图 11-27　流程监管（使用模块）　图 11-28　流程监管（支付模块）

二、聚焦关键对象开展稽核管理

南京市医用耗材阳光监管平台围绕医院、医生、企业三类重点监管对象开展稽核管理，具体包括重点监控和异常监督（详见第十章"建设医用耗材阳光监管平台"）。"医保高铁"则通过开展用户细颗粒度管理，将阳光监管平台集成融合的数据分配给医院端用户、医生端用户、企业端用户，形成医院要情、科室要情、医生要情、企业要情四个模块，其中医院、科室和医生还可通过医院监测比对、科室监测比对实现同等级医疗机构之间的医用耗材管理、使用差异对比。

1. 医院要情

医院用户可通过"医保高铁"随时了解本院医用耗材采购品种数量、采购金额、配送金额、结算金额、使用金额和支付金额总体情况。随时了解本院近半年"五率"指标变化，并根据"五率"达标线（申请率、确认率达到90%，付款率达到70%）明晰本院医用耗材管理重点。还可通过耗材异常工单排行榜了解医院医用耗材管理过程中的主要问题，以及异常问题的处理进度（图 11-29）。

医院用户还可以通过医院监测比对实现同等级医院之间在医用耗材采购结算、供货企业（供货金额排名前五）、异常问题数量、异常问题处理进度和医院医生耗材使用（使用金额排名前五）五个方面的对比（图 11-30）。

2. 科室要情

科室要情同样面向医院用户开放。科室要情以一级专业对全市医疗机构科室进行分类，以 HIS 记录的医疗机构收入情况对医疗机构进行排名。点击任意医疗机构名称，会显示该医疗机构某一具体科室的药品、诊疗和医用耗材收入情况。

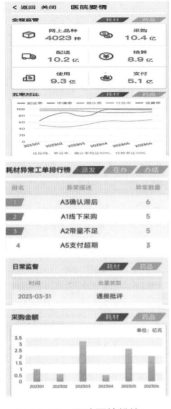

图11-29　医院要情模块

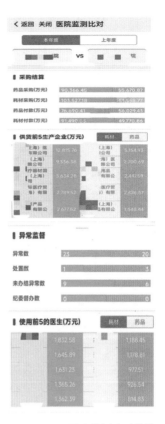

图11-30　医院监测比对模块

使用排行榜根据该科室使用高值医用耗材的总金额由高到低进行排序，排行榜会体现科室使用的高值医用耗材类型、最近价格、使用数量和使用金额（图11-31）。

使用增幅排行榜会显示使用金额增幅最大的高值医用耗材（图11-32）。

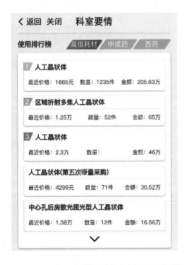

图11-31　科室要情模块（使用排行榜）

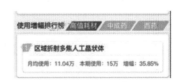

图11-32　科室要情模块（使用增幅排行榜）

医生使用排行榜会以就诊金额、就诊量、耗材金额、药品金额四个指标对医生诊疗行为进行展示（图11-33）。点击"耗材金额"，排行榜会根据耗材金额由高到低对医生使用情况进行排序。

病人使用排行榜会以就诊日期、就诊金额、耗材金额三个指标对病人就诊行为进行展示（图11-34）。点击"就诊金额"，排行榜会根据以病人使用耗材的金额由高到低对病人使用情况进行排序。

医院用户还可以通过科室监测比对实现同等级医疗机构相同科室之间在医用耗材收入、医院医生耗材使用（使用金额排名前五）两个方面的对比（图11-35）。

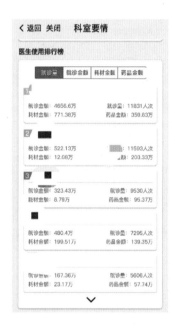

图 11-33　科室要情模块
（医生使用排行榜）

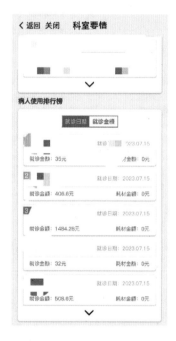

图 11-34　科室要情模块
（病人使用排行榜）

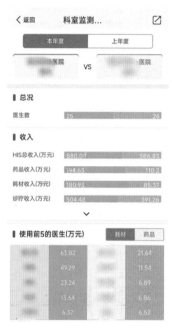

图 11-35　科室监测比对

3. 医生要情

医生要情模块主要反映医生的医用耗材使用行为。使用金额排行榜会根据医生使用医用耗材的金额进行排序，主要反映医生使用医用耗材的习惯和偏好（图11-36）。

使用金额增幅排行榜会根据医生使用医用耗材金额的涨幅进行排序，主要反映医生诊疗行为的变化（图11-37）。

出诊病人统计则主要反映该医生治疗该病人开单的金额（图11-38）。

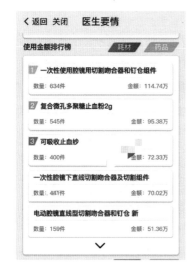

图 11-36　医生要情模块
（使用金额排行榜）

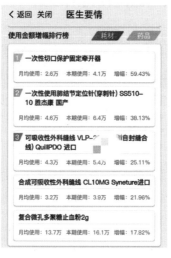

图 11-37　医生要情模块
（使用金额增幅排行榜）

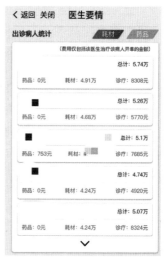

图 11-38　医生要情模块
（出诊病人统计）

4. 企业要情

企业要情模块主要统计企业在南京市供应耗材的品类、价格、数量、订单响应情况以及监管部门发现的异常情况，并将以上数据通过耗材供应排行榜、医院采购排行和销售情况（按月）显示（图 11-39）。

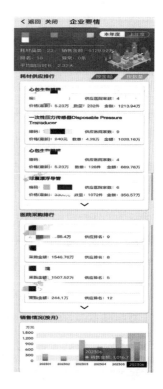

图 11-39　企业要情模块

三、助力信息化引领的医用耗材治理改革

南京"医保高铁"及招采改革信息专区，是在医保新体制下打破数据壁垒，汇聚医保、医院、医药大数据建设的信息平台。它通过数据挖掘、数据集成、数据分析、数据呈现，实现信息化、精细化、个体化管理支撑推动医用耗材治理改革，进一步提升了医药企业的运营效能、医疗机构服务效能、医保等部门监管效能。

1. 对医疗机构的影响

对医疗机构管理者而言，"医保高铁"提供了医疗机构医保管理的信息化工具。纵向上，有助于精准掌握行业主管部门的政策要求和医院自身的工作进展；横向上，提供了同等级医疗机构、科室、医生对比情况，有利于对标找差。

对医生而言，通过"医保高铁"可以及时了解行业动态和医保政策，也可以实时掌握自己的出诊和药耗使用情况。"医保高铁"通过设置价格虚高、虚假收费、过度使用、未执行零差率、欺诈骗保等预警规则，实时监测相关医疗机构和医生的医疗行为，有效缓解了"看病贵"，减轻了患者个人负担。

对医疗机构纪委监委、行风部门而言，"医保高铁"实时预警，提供了反腐利器。

"医保高铁"打破了医疗机构间的信息化壁垒，为全市的医疗机构和医生提供了互动交流的空间，已经成为医疗机构内人手必备的医保"移动百科全书"。

2. 对医药服务供应企业的影响

对医药服务供应企业而言。"医保高铁"的建设有效缩短了企业回款周期，大大降低了企业运营成本。"医保高铁"设置了1天、3天、7天及1个月的医用耗材和药品货款到期提醒，提醒医疗机构及时支付货款；对于超期支付贷货的医疗机构，"医保高铁"直接发送工单；对于10个工作日内再不支付货款的医疗机构，医保部门进行工作约谈；对于拒不支付货款的医疗机构，通过"医保高铁"曝光其结算情况并进行通报批评。通过有效治理，目前带量品种平均回款周期为26天，非带量品种平均回款周期从治理前的10多个月降低到3～4个月。

"医保高铁"为企业提供了便捷、全面的查询服务，有利于企业及时掌握市场及经营情况，及时调整经营策略。"医保高铁"中设有企业要情功能模块，能让企业便捷地查询到配送结算状态、到账金额、发票金额等关键信息，真正实现了医保数据"掌上通览"。此外，企业还能够查询到某个公司销售的主要产品相关信息及其采购量最大的医院，便于企业充分了解市场情况。

综上所述，"医保高铁"的上线助力医药服务供应企业营商环境向更加健康、公平迈进。

3. 对医保等监督管理部门的影响

"医保高铁"融合"五率"监管指标、医用耗材价格监测指数等，即时、真实地反映南京地区医用耗材治理效果。其全天候运行和移动端数据可视化的特点使得医保等监督管理部门可以实现常态化监管。

"医保高铁"为医用耗材治理改革设置专区，并通过数据整合分别推送至不同角色客户端，通过强化专项监管，使得医疗机构、医生、医药企业三类角色由被动监管转变为主动对标找差。

"医保高铁"将所有用户进行串联，针对重点问题，可以协同医院、卫健委、纪委进行问题处理和监督，形成了跨部门联动、全流程管理的一体化调度体系，强化共享共治。

综上所述，在智能化监管的基础上实现常态化监管、专项监管并开展共享共治，能够全面提升医保等管理部门的监管效能。

本 章 小 结

本章介绍了"医保高铁"的建设背景、建设历程、功能特点、应用现状。认为"医保高铁"充分发挥了数据的科学性、准确性，实现了数据层面的"三医"联动，为医疗、医药行业提供了完整透明、活跃高效的市场信息和医保评价体系，让数据辅助医保精准决策，开拓出利用信息化手段探索医保高质量发展的新路径。而后重点了介绍了"医保高铁"在医用耗材治理改革中的应用，认为"医保高铁"可以通过提升医药企业的运营效能、医疗机构服务效能、医保等管理部门监管效能，助力进一步深化医用耗材治理改革。

第十二章
建设医用耗材博览馆

第一节 建设博览馆的意义

第二节 博览馆设计与建设

第三节 博览馆运行现状

第四节 博览馆运行优化设计

南京市作为医疗保障制度改革和医用耗材治理改革工作的"先行军"，深入贯彻落实共中央国务院印发《关于深化医疗保障制度改革的意见》的要求，建成国内首座医用耗材国际博览馆，也是目前全球唯一一座综合性医用耗材博览馆。博览馆的建成，是南京市医保局敢为人先、锐意创新的实干举措，是先引先试、促进"健康中国"落地生根的创新成果，是完善行业治理体系、提升市场治理能力的战略选择，更是以新发展理念为引领，打造高质量发展区域增长的全新典范。

第一节　建设博览馆的意义

一、形成创新展陈、科技引领的展馆传播新模式

南京市医保局对标国家医用耗材分类新规范，以"展示多元产品，彰显独特优势"为原则，将南京市医用耗材国际博览馆打造成医用耗材科技窗口和头部企业的"会客厅"。博览馆需要面向专业人士和普通群众开放，这就意味着不仅需要为专业人士和普通群众搭建一个开放、平等的交流平台，更要使专业人员能跳出专业限制，更加全面地看问题。因此，博览馆以"医保＋科普"为基点面向社会大众打造专业化场馆，具有博采众长、兼收并蓄的特点，既有深度，也有高度，既有厚度，也有温度，既可以兼顾专业性、科普性，也可以深度展现医保特色与观展趣味。既能够提高公众的医学素养，又能够较好地影响科普宣传参与者，是科普宣传工作的重要资源。

除此之外，博览馆的建设还充分发挥了局府合作的创新优势。通过传统媒体、新媒体传播，全方位、多渠道宣传，促使博览馆成为汇聚医疗产业最新前沿动态、树立产业形象的先导性、创新成果发布、产业信息集散的高视点平台，让医用耗材的概念更加深入人心。

二、坚持合作共赢，全域打造展馆地标建设新高地

利用这一高视点平台，南京市深耕医疗耗材品牌新阵地，将博览馆打造成行业学习新基地。南京市医保局以繁荣学科发展，促进国家医保政策与医药产业融合，筑造国际交流研讨品牌的科研高地为目标，支持医药企业动态调整最新耗材展品，促进业内政企交流，孕育产业文化与创新，展示行业成就，实行医保政策引导、市场主导、产展联动。鼓励医药企业公开向公众展示医用耗材新品，加速先进医用耗材入市，惠及大众，打造国内一流、

国际知名的研产销有机结合的国际医疗耗材贸易新载体。

利用这一高视点平台，以真实典型案例激浊扬清，开展行业风气治理。医用耗材本身是科技产品，是科研人员的发明成果，是企业的生产成果，而不是某些医院、医生收取回扣的天然理由。把药品、医用耗材当作牟利的工具，以及药品、医用耗材价格虚高、过度使用，是行业的"毒瘤"，必须治理。党的二十大以来，党中央高度重视医疗卫生事业的发展与改革，在不断增加人民健康福祉的道路上，我国医疗卫生事业取得了可喜的成就。但与此同时，由于各种不正之风的侵蚀，医院违法违纪案件易发、多发，案件牵涉各个领域。医疗腐败现象复杂多端、令人咋舌。违法违纪人员中有一线医护人员、科主任，涉及医院领导的各类腐败案件也屡见不鲜。一个个案例表明腐败已经阻碍了医疗系统的正常运作，甚至危害了人民群众的健康。行风是一个系统党风、政风、工作作风的综合体现，营造良好政治生态关系人心向背，关系事业兴衰。

利用这一高视点平台，推进医用耗材集中采购，共享集采成果。自国家 2019 年提出对高值医用耗材的治理改革方案以来，南京市医保局时刻保持对国家政策的积极响应，不断推进医用耗材的价格谈判，丰富其实践形式。充分运用集中带量采购、最低价谈判、企业整体谈判等措施，全面推进耗材价格的硬核治理。在博览馆建设过程中，南京市医保局以国家医用耗材治理改革为导向，以压缩医用耗材流通环节水分、降低医用耗材虚高价格、维护人民群众健康权益为目标，明确突出了价格谈判这一要素与功能。按照国家级价格谈判平台的标准建设了国内一流的医药价格谈判中心，不断推进医用耗材治理常态化的实现。

三、优化市场布局，打造全域引领医疗产业文化新平台

为发挥"先行先试"地区改革探索的首创性，进一步深化医用耗材治理改革，南京医用耗材国际博览馆通过政府引导、市场主导、产展联动，以"局府合作＋理事会＋运营公司"的全新管理模式，充分发挥阳光监管平台、耗材招展中心、价格谈判基地、廉政教育基地、耗材博览馆和会展交易中心等的功能，有效利用场馆医保廉政教育、新闻发布、会议集会等功能，全方位、多举措积极开展医保价格谈判、医保成果专项展览、医保政策宣传展示、医保政策现场答疑会等活动，探索形成有时代特色的医用耗材治理改革试验田、有重大影响力的医用耗材监管指导平台、有强烈聚集力的医用耗材产业高地，实现群众游览与医保政策宣传相结合，以"行政＋市场"理念全面提升运行效能，为增进人民健康做出新贡献，谱写"健康中国"的南京篇章。

俗话说，"集中力量，才能办大事"。南京市医用耗材产业的发展离不开各方面的团结与协助，因此南京市医保局以博览馆的建设运营为抓手，意图将耗材博览馆打造为全新

的医用耗材产业高地，凝聚各方力量带动耗材产业发展。一是积极引进权威性医药行业国际组织与行业协会、学会，以筑造国际交流研讨中心为目标，吸引中国医疗器械协会、省市行业协会、医学会入驻博览馆并设立分中心。邀请行业内顶尖专家组成博览馆专家委员会，搭建企业、学会和医疗机构的交流平台，组织开展医疗、医药领域各类学术研讨交流和专业展会，探讨行业发展与创新路径。二是与南京地区医疗机构开展共建工作。一方面，发挥南京医用耗材（药品）阳光监管平台和廉政教育基地作用，将博览馆打造成医疗机构党风廉政建设和反腐败工作的教育基地和新入职员工的教育基地；另一方面，为医疗机构提供了解国内外先进医学技术、产品的窗口，同时立足会议中心功能，提供医疗专业会议服务，将博览馆打造成企业医院公开交流的平台，推广新耗材、新技术在南京地区医疗卫生机构中使用。三是与南京地区高校和科研院所合作，打造产学研融合的科研高地。南京地区医药卫生类大专院校和科研院所众多，博览馆所在的国家级江北新区已形成以生命健康行业、医用耗材产业为引领的千亿级产业集群，目前已有千余家企业落户。同时，进一步发挥博览馆沟通交流平台作用，与南京医科大学、中国药科大学等医药卫生类大专院校签订合作协议，将博览馆建设成各高校的校外实习基地，提高学生对医药卫生行业的认识，使学生了解学科发展方向和产业发展动态。主动为入驻企业与南京地区科研院所牵线搭桥，促进南京地区科研院所医药技术成果转化，孵化更多的医药"独角兽企业"和"蹬羚企业"，形成新的区域经济高质量发展增长极。

第二节　博览馆设计与建设

南京医用耗材国际博览馆坐落于江苏自贸区南京片区，浦口高新园科创广场科创一号大厦。项目集一展馆（即医用耗材展览馆）、一平台（即阳光监管平台）、两中心（即耗材招商中心和会展交易中心）、两基地（即价格谈判基地和行风教育基地）于一体，建筑面积约1.84万平方米，是浦口高新园的代表建筑之一（图12-1）。

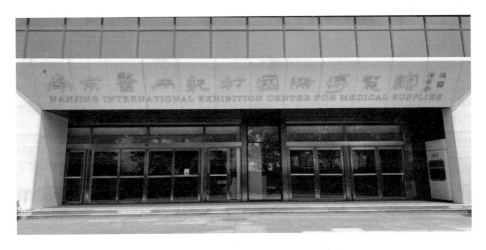

图 12-1　南京市医用耗材国际博览馆

一、博览馆设计理念与思路

科技博物馆是进行普及性科学教育与传播的机构。自20世纪后期以来，国际上的博物馆在设计理念上普遍发生了两个重要转变。其一是对象的转变，从以物（藏品、展品）为中心转变为以人（观众）为中心；其二是博物馆目的和功能的转变，从原有的以收藏研究为主的展览模式中脱离，逐渐改变为以教育启示为主的展览模式。南京市医用耗材国际博览馆在建设过程中借鉴了目前国际国内的先进经验，形成富有自身特色又另辟蹊径的设计理念。

1. 突出医保元素，以新理念、新分类全面展现医用耗材

南京医用耗材国际博览馆同时面向专业人士和普通群众开放。因此，展馆设计既要有深度，也要有高度；既要有厚度，也要有温度。在注重展馆专业性的同时，对南京医保特

色与观展趣味进行了深入挖掘，重点突出医保元素。

在专业性方面，为达到把握医用耗材前沿动态，推动医疗机构高新技术的引进，促进医疗机构诊疗水平的提升的目的，南京市医保局在江苏省人民医院、东南大学附属中大医院、南京鼓楼医院、南京市第一医院等多家三级甲等综合医院开展调研，摸底各临床科室具有代表性、前沿性的医用耗材产品及其生产企业。在初步确定展品及展陈方式后，又广泛邀请几十位南京地区各临床学科的主任专家和三级甲等医院医用耗材采购管理专家，对展品及展陈方式提出专业的指导意见。在展品征集的执行过程中，南京市医保局借助 2020 年 10 月至 11 月举办的中国国际医疗器械博览会和进博会这一契机，邀请国内外知名企业参展并开展招商推介。通过以实物为主、模型与多媒体材料相结合的展品征集思路，最终征集到 3 000 余个品类、总量逾万件、价值逾亿元的医用耗材实物。征集到的耗材展品覆盖国家医保目录（编码）17 类一级分类和 170 类二级分类医用耗材，客观、科学地反映了医学技术发展进程，较全面地呈现了学科技术发展方向。为将南京医用耗材国际博览馆建设成覆盖产品最全面、覆盖医用耗材数据信息最完善的国际一流的医用耗材数据和信息中心打下了坚实基础。

在观展趣味性与科普性方面，博览馆秉持"走进医院科室发现耗材科技"的设计理念，打造医用耗材沉浸式空间与专题临展。在充分听取医保耗材分类专家、临床医学专家及耗材采购管理专家建议的基础上，以医院主体科室的形式进行展示布局。按照消化内科、介入科、心胸外科、耳鼻喉科、骨科等 18 个医疗重点科室以及通用型普通耗材划分展区。意图从贴近人们生活的医院科室角度入手，以一种浅显易懂的方式向观众全面、系统、客观地普及医用耗材行业现状。

2. 突出科技引领，以新技术、新应用全面带动产业发展

南京市致力于将南京医用耗材国际博览馆打造成江苏省乃至华东地区医药卫生领域新品发布和展示中心。因此，设计师秉承"相互尊重，互动循环"的理念在馆内设立了前沿科技展区、医疗设备展区、新品发布大厅、培训会议中心等分区。目的是便于医疗行业从业人员和相关医药企业展示医用耗材行业前沿动态、前沿产品和前沿技术，为国内外医药企业召开新品发布会和培训会提供平台，进而推动医疗机构引进高新技术，促进医疗机构诊疗水平提升，进一步打造医用耗材领域新技术、新产品推广的高地。

当今世界数字信息技术飞速发展、计算机技术应用不断普及，数字技术逐渐成为社会发展的核心。在时代大背景下，博览馆的展览方式也在逐渐发生变化，博览馆在传统的线下展览方式的基础上，充分运用数字技术，将多媒体互动方式融合到传统模式之中，意在打造出新时代线上线下相结合的博览馆展览新模式。目前，博览馆官方网站和医疗卫生技术推广云平台已经在建设中。前者主要面向广大群众，以科普宣传为主；后者主要面向国内外医药卫生企业、医疗机构、高校和科研院所，为这些机构提供了一个交流推广新技术、新产品的窗口。

南京市医保局在博览馆设计中着重突出了信息通信、"互联网＋"等科学技术对医药产业发展的引领作用，意在不断推动医用耗材科研成果转化，提升医药产业整体的创新力和生产力。

3. 突出地方特色，以全天候、全流程阳光监管全面打造治理标杆

南京市积极响应国家开展医用耗材治理的号召，勇于尝试、敢于担当，将国家政策与地方实际相结合，打造出南京医用耗材（药品）阳光监管平台。平台聚焦"减负"和"反腐"两大目标，融合医用耗材招采系统、医用耗材价格信息系统、医院信息系统、医保信息系统数据，全天候、全过程监控医疗机构中医用耗材（药品）采购及使用，监控配送企业保障供应，监控医保基金支付使用，监控资金集中结算，是国内首个对医用耗材"招标、采购、配送、使用、支付、结算"全流程记录，对医疗机构、医生、供货商三类对象重点监控管理的阳光监管平台。它是耗材运行情况的"记录仪"，是耗材使用行为的"探测器"，是厂商"带金销售"的"警示灯"，也是引导带量采购的"导航仪"。可以说，阳光监管平台就代表了南京市耗材治理监管的地方特色。

为突出这一地方特色，南京市医用耗材国际博览馆专门设立医药数据监测中心馆，意在向业内人士全面展现南京市对耗材治理的决心与能力，向普通群众展示南京市对耗材治理改革的责任与担当，让群众更安心、更放心。将南京市耗材治理模式进一步打造为业内的标杆。

4. 突出清廉文化，以真实典型案例全面除沉疴、扬正气

医疗行业的不正之风和腐败现象是医用耗材的治理改革需要重点解决的问题之一。如今，医用耗材治理改革正处在关键新时期，仍有许多"硬骨头"要啃。为此，博览馆在南京市纪委监委精心指导下，吸收了省内多家廉政类场馆的创新理念，充分结合医保领域的行业特色、行业文化，建成了以"全面从严治党、聚焦廉政反腐"为主题的行风教育馆。

行风教育馆在整体设计上大致分为四个部分。第一部分为启航篇，主要介绍新中国成立以来我国医用耗材行业的发展历程；第二部分为警示篇，介绍了 30 个公开典型违法违纪案例，涵盖医药招标、采购、使用、配送、结算以及欺诈骗保全流程，给从业人员和广大群众以警示警醒；第三部分为治理篇，主要介绍了医疗保障制度改革进程中，从国家到地方出台的一系列的重要举措，特别介绍了"南京做法"，供省内外各级地方交流互动；第四部分为奋进篇，主要介绍医保领域的正面廉洁榜样，弘扬中华正能量。在馆内表现形式上，行风教育馆采用了传统图文、现代多媒体展示、数字化互动等多种表现形式。一面展陈违纪违法典型案例，做到以案明纪、警钟长鸣；一面展宣古今中外优秀的医务工作者，大力宣扬"清正廉明，廉洁奉公"的精神。通过声光电、文字、图片等多样的展示形式，让正

反两方面的典型形成对比，给参观者以强烈的冲击和震撼，从而对医药行业的工作人员起到精神洗礼与深刻警醒的作用，进一步营造风清气正的政治生态。

5. 突出品牌效应，以多层次、高水准全面打造行业"会客厅"

南京市以创建国内首家、国际一流的医疗耗材产业博览聚集地为标准，建立全科室、全品类医用耗材实体展示区和医药企业、中医药、医疗设备三个特色展区，旨在丰富展示覆盖面，建成更全、更广的医药类博览馆。

未来，伴随着展馆全功能投入使用，生物医药全产业链资源将进一步集聚，将展馆进一步打造成为医疗产业发展和贸易的前沿地标，树立国内闻名、国际知名的"金字招牌"，使南京市医用耗材国际博览馆成为高视点、高层次、高质量的医药企业"会客厅"。

6. 突出核心业务，以常态化价格谈判全面推进硬核治理

压缩医用耗材流通环节价格水分，降低医用耗材虚高价格是医用耗材治理的首要任务。对此，南京市医保局以国家医用耗材治理改革为导向，建设了国家级价格平台标准的医药价格谈判中心馆，以此不断推进耗材的常态化价格谈判。

在谈判中心的设计过程中，南京市医保局以安全性和保密性为首要原则，进行了多方面、多角度的考量。谈判中心内安装有信号屏蔽仪、人脸识别门禁系统、红外线体温测量门、无死角监控系统等设备，能够实现封闭式管理和实时监控，使得谈判的安全性、保密性在最大程度上得到了保障。同时，谈判中心场馆在设计最初，就以能够同时开展多组谈判，满足开展竞价、议价、开标等不同形式价格谈判工作的要求，具备承担国家、省、市各级医疗保障部门组织的各类型医用耗材（药品）价格谈判任务为目标，设置了多功能谈判会议室13间、多功能会议室3间，监控室1间；并为中心设计了多个进出场通道，可保证各类人员分开通行、互不干扰，为多组谈判同时进行提供了设施保障。在空间上，将整个谈判中心划分为等候区、接待区、产品展示区、储物区等功能区域，为谈判工作全流程运作提供了充足空间。

二、博览馆各分区介绍

博览馆共设有四层展厅：一层为耗材展示馆，二、三层为国内外医疗器械企业产品馆，四层分别设有行风教育馆、医药价格谈判中心馆、医药数据监测中心馆。汇集信息发布、会务服务、学术交流、成果转化、培训体验、医疗器械展销、产品定购等多种服务功能于一体。以下将对博览馆中各展览分区进行简单介绍。

1. 耗材展示馆

耗材展示馆位于医用耗材博览馆一层，以医院主体科室的形式进行展示布局，营造医药行业特性空间。按照消化内科、呼吸内科、心胸外科等18个医疗重点科室以及通用型普

通耗材划分展区，向社会全面地展示医用耗材行业现状。此外，耗材展示馆还设立了前沿科技展区和防疫专题展区，后者对抗击新冠肺炎疫情的相关医疗耗材、抗疫成果、典型宣传等内容进行专题展示。最终通过主题空间呈现、高科技元素展示、互动体验探索等多种方式向观展者全面展示耗材领域的前世、今生及未来，让人体健康知识得以更好地普及。

耗材展示馆基本情况如图12-2所示。

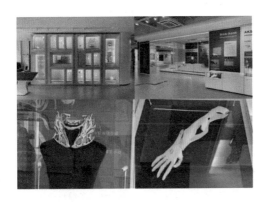

前沿科技展区
　　医疗科技在执行标准安全措施的同时，通过不断的深入研究并结合临床实践，将许多不可能的想法变成可能，并渗透到医学影像、辅助诊疗、新药研发等多个领域，以此提高全球医疗诊疗手段，破解一道又一道的生命难题，带来希望

呼吸内科耗材展示区
　　医疗呼吸内科始于大内科，继承了大内科集众家之所长及朴实向上的优良品质，并在飞速发展的医学领域中形成了丰富的专业特色

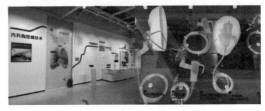

消化内科耗材展示区
　　消化内科是主要研究胃、小肠、大肠、食管、肝胆、胰腺等疾病的临床学科。在实际临床工作中，消化内科疾病种类繁多，医学知识涉及面广，操作复杂而精细

心血管内科耗材展示区
　　近年来心血管介入治疗凭借其微创、快速、安全和有效的多重优势，在我国取得了快速发展，心血管介入耗材规模也日益扩大

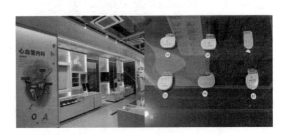

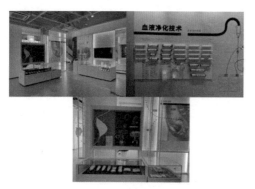

肾脏内科耗材展示区

肾脏内科是各级医院为了诊疗肾脏疾病而设置的一个临床科室。常见的肾脏替代治疗方式有肾移植、血液透析和腹膜透析

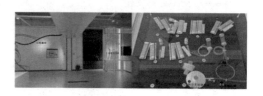

重症医学科耗材展示区

重症医学科主要收治各种危重的患者，设备上比普通病房多了抢救设备和监护仪器，以最大程度地及时监护和抢救危重患者

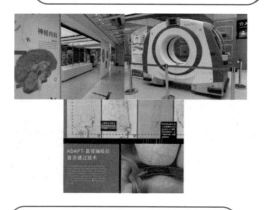

神经内科耗材展示区

神经内科主要收治脑血管疾病（脑梗死、脑出血）、偏头痛、脑部炎症性疾病（脑炎、脑膜炎）、脊髓炎、癫痫、痴呆、代谢病和遗传倾向疾病、三叉神经痛、坐骨神经病、周围神经病及重症肌无力等的患者

口腔科耗材展示区

随着大众健康意识的不断增强，口腔疾病越来越引起人们的重视，口腔市场得到较快发展，其中应用于口腔科疾病广泛治疗的高值医用耗材市场更是发展飞速

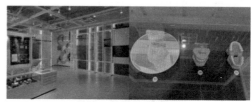

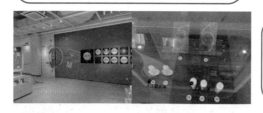

眼科耗材展示区

眼科全称眼病专科，指研究发生在视觉系统，包括眼球及与其相关联的组织的相关疾病的学科。我们所熟知的散光、近视、远视等都属于常见眼科疾病

耳鼻喉科耗材展示区

耳鼻咽喉科是诊断治疗耳、鼻、咽、喉及其相关头颈区域疾病的外科学科

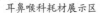

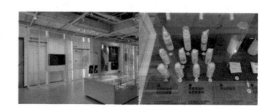

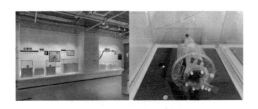

心胸外科耗材展示区

　　心胸外科以治疗部位分为心外科与普胸外科两大类。与发达国家相比，我国心胸外科手术中医用耗材的使用率仍然较低，未来随着公立医院改革、基层医院推广、医保覆盖加强以及产品使用范围的拓宽等医用耗材使用率会进一步得到提升

整形烧伤美容科耗材展示区

　　该科室耗材分为烧伤整形修复耗材、皮肤美容耗材两大类。烧伤整形修复耗材主要指烧伤后疤痕整修以及整形修复所使用的耗材；皮肤美容耗材主要指改变原有的不良行为和疾病造成的外观形象所使用的耗材

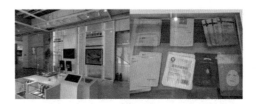

骨科耗材展示区

　　该科室耗材按属性分为四大类：创伤类、脊柱类、关节类、公用类。骨科耗材是用于人体骨骼替代、修复、补充及填充的一大类植入物的统称

泌尿科耗材展示区

　　泌尿科是专门研究男女泌尿道与男性生殖系统的一门医学，它主要从外科细分而来

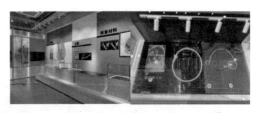

神经外科耗材展示区

　　神经外科是外科学中的一个分支，在以手术为主要治疗手段的基础上，应用独特的神经外科学研究方法研究人体神经系统

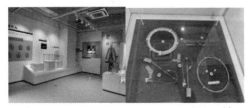

普通外科耗材展示区

　　普通外科是外科系统最大的专科。与发达国家相比，我国普外科手术中医用耗材的使用率仍然较低。未来随着公立医院改革、基层医院推广、医保覆盖加强以及产品使用范围的拓宽等，医用耗材使用率会进一步得到提升

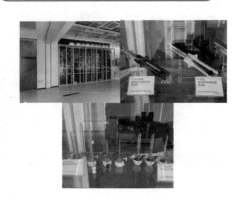

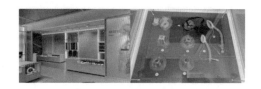

麻醉科耗材展示区
　　麻醉科是一个综合性的学科，它的业务范围包括临床麻醉、危重病人的急救与复苏、重症监测治疗、急慢性疼痛控制等

肿瘤科耗材展示区
　　肿瘤并非单一疾病，而是具有各种不同症状的一大类疾病。常见的肿瘤是一个由异常增殖的细胞形成的肿块，这些细胞会播散到它们的正常位置之外。肿瘤包括良性（非癌性）肿瘤和恶性（癌性）肿瘤

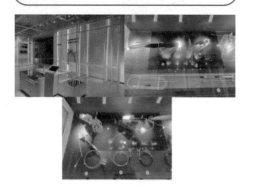

介入科耗材展示区
　　介入医学技术是20世纪末医学对人类文明的重要贡献，是医学的重大进步。介入手术范围涵盖了心血管科、脑血管科、肿瘤科、外科、妇科、耳鼻喉科等学科

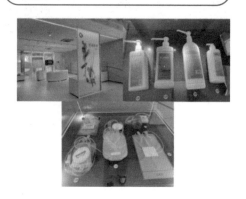

普通耗材展示区
　　该科室对医用卫生材料、敷料类、医技耗材类、消毒防护类、中医理疗类五大类耗材进行展示

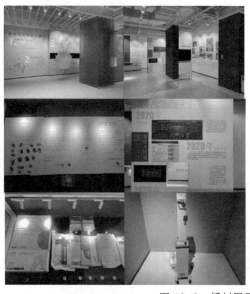

防疫专题展区
　　主要展现江苏省内、南京市内医疗机构"白衣天使"在面对新冠病毒时主动请缨、驰援武汉、驰援湖北、驰援全国的壮举，以及我国面对像新冠疫情这样严重的公共卫生事件时所展现出来的防疫能力和防疫手段

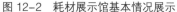

图 12-2　耗材展示馆基本情况展示

2. 企业产品馆

企业产品展示区主要位于耗材博览馆二层，少部分企业展台位于博览馆三层。企业产品馆设计的主要目的是为入驻的行业领军企业、龙头企业、高新企业提供相对独立的展示空间，使得入驻企业可运用不同的媒介和途径展示各自独特多元的产品、优势、特色、亮点和文化。既丰富了展馆的内容、形式，也为参观者提供了新的视角。经过 20 多场座谈会，几轮评估、筛选，确定 32 家国际、国内其他城市和南京地产知名企业入驻 26 个展位（图 12-3）：国外企业 10 家，其中不乏美敦力医疗器械有限公司、强生医疗器材有限公司、碧迪医疗器械有限公司、费森尤斯医疗用品有限公司等全球医疗器械排名前 10 的知名企业（表 12-1）。市外国内企业 9 家，其中江苏恒瑞医药股份有限公司、深圳迈瑞生物医疗电子有限公司、山东威高集团有限公司、健帆生物科技集团股份有限公司、江苏鱼跃医疗设备股份有限公司 5 家企业位列

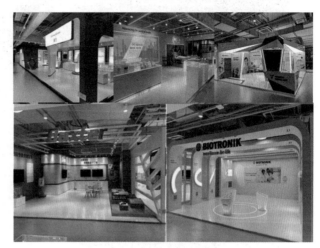

图 12-3　企业展位

国内医疗器械行业 10 强。入驻的南京市本土医药企业有南京大可实业有限公司、南京诺唯赞生物科技股份有限公司和基蛋生物科技股份有限公司等 7 家企业牵头组织形成的南京地产企业联合体以及南京医药股份有限公司、江苏国械科技股份有限公司 2 家耗材配送企业。此外，江北新区生物医药谷耗材大数据分析及配套服务企业中也有部分入驻企业展馆。

表 12-1　国外企业全球排名

企业	排名
美敦力医疗器械有限公司	1
强生医疗器材有限公司	2
费森尤斯医疗用品有限公司	5
碧迪医疗器械有限公司	6

企业产品馆展厅的设立拉近了企业与民众、市场之间的距离，增进了普通人民群众对医用耗材行业的了解，为进一步推动深化医用耗材治理改革打下了良好基础。

3. 中医药展厅及医疗设备展厅

博览馆三层分别设有中医药展厅和医疗设备展厅，中医药展区以"传承中华文化，推动中医振兴"为设计理念，设有中医药材和中药饮片、传统中药炮制、中医诊疗、中医设备等四个展区，通过集中展示和提供中医药传统瑰宝特色互动体验，让观众深入了解中医、中药，使我们宝贵的中医文化遗产得以更好地传承（图12-4）。

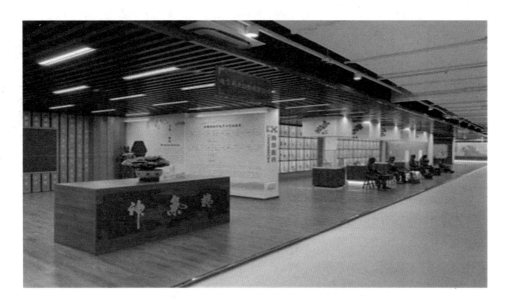

图 12-4　中医药展厅

医疗设备展区以"高端引力、高端集聚"为整体设计理念，设有手术室、重症监护室、医疗检查设备区、康复区等四个展区，通过展示核磁共振、CT（模型）、呼吸机、除颤仪、微波治疗仪、配药机器人、康复轮椅等先进医疗仪器设备，模拟手术，模拟重症，模拟CT与核磁检查，让观众近距离了解医疗设备的现状与发展。做到寓教于乐，游学一体。

4. 行风教育馆

行风教育馆位于博览馆四层，展馆面积1 200平方米，共分成五大空间、四大展示篇章，主要面向医疗、医药和医保的"三医"从业人员，以全面从严治党为主题，聚焦廉政反腐。行风教育馆共分为启航篇、警示篇、治理篇、奋进篇四个部分。馆内采用传统图文与现代多媒体展示、数字化互动等多种表现形式，展陈违纪违法典型案例，展示医用耗材治理实践，展宣古今中外优秀的医务工作者，以案明纪，以案释法，警钟长鸣，力求打造符合医保改革建设需求的展厅，营造风清气正的政治生态。

行风教育馆以习近平总书记在全面深化改革委员会第八次会议上的讲话"要坚持问题导向，通过优化制度、完善政策、创新方式，理顺高值医用耗材价格体系，完善全流程监督管理，净化市场环境和医疗服务执业环境，推动形成高值医用耗材质量可靠、流通快捷、价格合理、使用规范的治理格局，促进行业健康有序发展"为起点，并在正式介绍四大篇章的通道内融入了医院胶片的设计元素，象征着阳光监管对医保系统内层层监管透视，通道两侧还展示了阳光监管的相关关键词，如"减负""带量采购""集中采购"等（图12-5）。

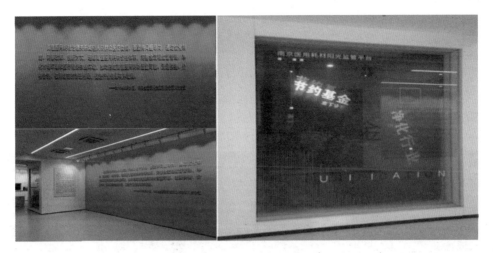

图12-5　行风教育馆（序厅）

展厅的第一篇章——启航篇，共包含三个介绍单元。主体内容围绕新中国成立以来，我国医用耗材产业及治理从无到有、逐渐丰富、走向国际的进程，展示了我国医用耗材市场规模从小到大、保障水平由低到高、治理能力由粗到精的历史性跨越（图12-6）。三个介绍单元分别围绕"组建国家医疗保障局，开启医疗保障新事业""新时期高值医用耗材的治理方案""关于深化医疗保障制度改革的最新意见"递进式展开。

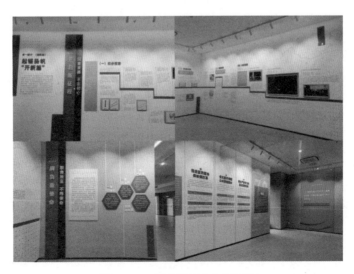

图12-6　行风教育馆（启航篇）

展厅的第二篇章——反腐篇，共包含五个展示单元。内容主要围绕典型腐败案例展开，以案释法、以案明纪，起到警示医疗、医药、医保领域相关人员的作用（图12-7）。五个展示单元以五大购销环节中易发、频发事件为主题，分别是"招标采购 触目惊心""配送链条 大有前途""药耗使用 黑金驱动""支付结算 暗藏玄机""欺诈骗保 千方百计"，介绍了利用药品及耗材招标采购环节收受回扣、权钱交易、以欺诈手段骗取医保基金等腐败案件。为加深医疗、医药、医保领域相关人员"知敬畏，存戒律，守底线"的印象和向广大参观者彰显当前反腐倡廉的决心，展馆专门设计了互动体验点——"欲望深渊"，当观众越过地面上的警戒线，视频中代表着欲望的画面将转而成为一条深渊。

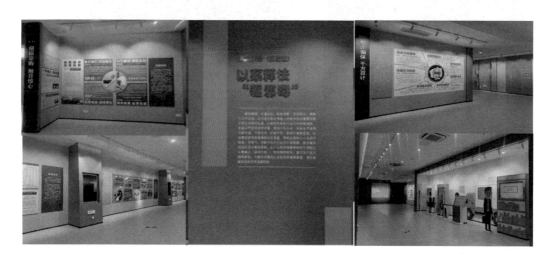

图 12-7　行风教育馆（反腐篇）

展厅的第三篇章——治理篇，共包含三个单元。内容主要围绕医疗保障制度改革进程中的"南京做法"展开（图12-8）。第一单元围绕"集中采购"源头治理，以线性展示的方式展现了国家到省市再到地方的重要举措和成果；第二单元围绕"阳光监管精准调控"，主要介绍了自医疗保障部门成立以来，以信息化为导向，以大数据为抓手，全面推进医保信息化业务标准建设的历程及相关举措。第三单元围绕"高压监管重拳打击，管好用好医保基金"，介绍了各省各市围绕国务院关于医疗保障基金监管制度体系改革的相关意见，各自推行的监管举措。

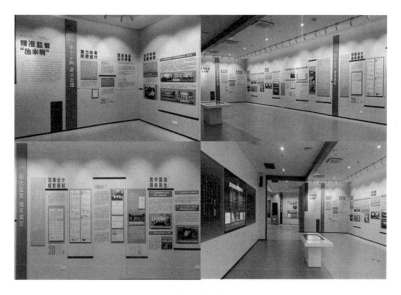

图 12-8　行风教育馆（治理篇）

　　展厅的第四篇章——正气篇，共包含三个单元。该篇章主要介绍了古今中外医疗领域的廉洁榜样，通过讲述历史榜样的故事，向参观者传递他们医者仁心和廉洁修身的品格（图12-9）。三个单元围绕"岁月流金""当代楷模"和"身边故事"三个角度展开。展览结尾处设计了一个"医者心灵"视窗，展示古今中外著名的医言医语，通过这些语言让参观者继续回味医者们至仁至爱的精神品质。

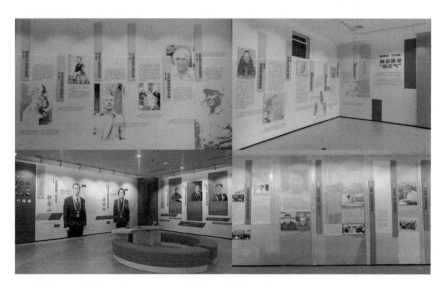

图 12-9　行风教育馆（正气篇）

5. 医药价格谈判中心馆

医药价格谈判中心馆位于博览馆四层，该中心设置了多功能谈判会议室13间、多功能会议室3间、监控室1间，以及配套等候区、接待区、产品展示区、储物区等，安装有信号屏蔽仪、人脸识别门禁系统、红外线体温测量门、无死角监控系统等设备，能够形成封闭式管理和实现实时监控；中心建有多个进出场通道，可保证各类人员分开通行，互不干扰；还配备了专业的运营团队，能够为谈判工作提供必需的后勤保障支持。谈判中心可同时开展多组谈判，配备设施满足开展竞价、议价、开标等不同形式价格谈判工作的要求，具备承担国家、省、市各级医疗保障部门组织的各类型医用耗材（药品）价格谈判任务的功能。目前，医药价格谈判中心见证了南京联盟多次价格谈判，包括"10·30"延续带量采购、"12·30"耗材带量采购、"8·16"延续带量采购和与深圳迈瑞生物医疗电子股份有限公司进行的企业整体谈判等。同时，谈判中心馆的建立也能为专家、企业代表提供交流、展示、培训、集采谈判的场所。有利于比价机制的建立并形成全国交易的固定平台，吸引企业入驻或落户自贸区。

6. 医药数据监测中心馆

医药数据监测中心馆位于博览馆四层。内设南京医用耗材（药品）阳光监管平台。这是国内首个对医用耗材进行"招标、采购、配送、使用、结算、支付"全流程记录，对医院、医生、供货商三类对象进行重点监控管理的阳光监管平台。阳光监管平台的设立，为定点医疗机构医用耗材全面实行监管平台集中采购、集中结算，实施"招标、采购、配送、使用、结算、支付"全流程监控管理、阳光运行打下坚实基础。从而实现降低价格、便企惠民、节约基金、规范行为的目标。

第三节 博览馆运行现状

一、博览馆运行概况

自 2020 年 3 月底向市政府报告，历经 9 个月的全力筹划和建设，南京医用耗材国际博览馆于 2020 年 12 月 28 日开馆试运行。开馆以来，博览馆不断优化自身发展轨迹，不仅创建了较为完备的组织运营体系，还注重在硬件设施和文创产品等方面的创新发展，以探索医用耗材国际博览领域的经验。

1. 拥有专业化的组织管理体系

南京医用耗材国际博览馆实行理事会领导下的馆长负责制，运营团队全面负责场馆的日常运营和安全工作。理事会下设理事长、副理事长、常务理事、理事、顾问和秘书处等。其中，为全方位提升博览馆知名度，打造全国第一、世界一流的医用耗材博览馆，形成有重大影响力和强烈聚集力的医用耗材产业高地，理事会聘请了多位在行业内有巨大影响力的著名专家学者作为顾问。

目前博览馆运营团队共设有会务服务部、会展营销部、展馆管理部、体验服务部、综合管理部、质量管理部、财务部等七个职能部门，建立了较为完整的展馆组织管理体系（图12-10）。后期，展览馆挂牌协会等相关组织还将入驻，一同促进博览馆健康有序发展。

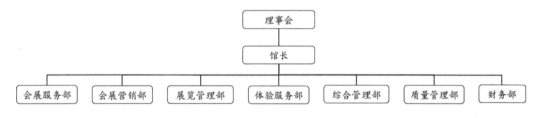

图 12-10 医用耗材国际博览馆组织架构

2. 建立了完善的工作机制

为了促进南京医用耗材国际博览馆管理程序化、标准化、制度化，展馆成立之初就建立了完善的工作制度。首先，将馆内安全作为博览馆运营的第一要务，制订了包括建立安全生产体系建设、安全检查、安全培训、隐患排查与治理等事项在内的年度安全工作计划。除制定常规安全制度外，还建立完善了各项安全应急预案，以应对各种事关安全的突发事件。其次，借助专业文化产业公司丰富的运营经验，设立馆内日常接待、安全保卫、运营制度、疫情防控、临时展览、环境保洁等多个方面的规章制度。再次，本着加强紧密合作、加强互动的原则，与入驻耗材馆的企业建立了日常互动联络机制和季度自查机制，不断为医用耗材展览馆注入新的活力。

3. 完善硬件设施，为参观者提供舒适的参观体验和便捷的服务

南京医用耗材国际博览馆不仅关注其本身的功能定位，还格外关注参观者的参观体验。在展馆多个公共区域增设了休闲区，增加了沙发、书架以及医保政策宣传、廉政建设以及健康养生等方面的专刊、书籍；合理利用展馆内空白空间，在展览馆内摆放各类绿植花卉，营造专业、健康、绿色的参观环境；引进移动充电宝、自助饮料机等，为参观者提供舒适的参观体验和便捷的服务。

4. 完善软件设施，为参观者提供更具互动性和生活化的体验

南京医用耗材国际博览馆为了提升科普性，在各科室展区播放科普教育性强的宣传视频，供参观者了解预防和控制疾病的相关知识，同时，购置了教学用人体内部构造模型，增加与参观者的互动，便于参观者更为直观地了解人类疾病产生的机理和治疗作用机制，提升知识性和趣味性。此外还结合展馆特点进行文创产品的开发和设计，合理布局文创产品展示区，探索将医用耗材与健康文化有机结合，开发出具有特色的文创衍生品，使南京医用耗材国际博览馆想要传达的理念更加具象和生活化。

5. 推进线上展馆建设

目前，南京医用耗材国际博览馆正在推进线上展馆的筹备，已初步勾勒出线上医用耗材国际博览馆的雏形。南京医用耗材博览馆计划以微信公众号的方式向公众呈现，初步包含"预约"功能、"购票"功能、"商城"功能以及"展馆导览"功能。具体而言，线上医用耗材国际博览馆想要实现包括医保政策信息实时推送、健康生活方式引导、医用耗材新品推介、展馆活动信息推送、线上导览、门票（活动）预约、商城等模块内容在内的功能，进而全方位拓展南京医用耗材国际博览馆的影响力。

二、博览馆活动接待情况

2021 年，南京医用耗材国际博览馆共计接待了 77 场活动（包括 22 场会务活动和 4 场谈判），全年共计接待 1 626 人次，其中医疗机构活动 33 场（861 人次）、其他团队活动 44 场（765 人次），充分发挥了博览馆耗材招展中心、地区谈判中心的作用。

2021 年 12 月，南京医用耗材国际博览馆被南京市纪委监委授牌"南京市廉政教育基地"，截至 2022 年底，已接待 141 批、共计 4 901 人次参观学习，较 2021 年增加 200%，充分发挥了展馆的城市"会客厅"、医疗领域廉政教育的重要作用，为肃清行业风气、整治行业乱象起到了积极作用。

第四节　博览馆运行优化设计

南京医用耗材国际博览馆的建设填补了国内医用耗材科普博览馆建设的空白，有助于促进国内医用耗材行业有序发展。未来，南京市将通过运营医用耗材国际博览馆集聚生物医药产业资源，从而将南京医用耗材国际博览馆打造成以智慧引领的前沿医用耗材展示新平台、以数据驱动的健康科普教育体验新载体、以阳光监管形成的医用耗材治理改革新高地、以创新引擎带动的医用耗材高新产业新集群，在南京市打造出一个国家乃至世界级的大健康产业集聚中心。

1. 要在科技成果科普化方面下更大功夫

实现科技成果科普化，既是南京医用耗材国际博览馆建设的自身要求，也是促进公众理解科学技术的有效路径。科技成果不会自然而然地转化为可利用的科普资源，实现科技成果科普化需要做好科技成果的内容科普化、传播方式科普化、推广形式科普化，将蕴藏在科技成果中的科学知识、技术要点提炼出来、展示出来、传播出去，使科学普及之"普"落到实处。

2. 要在促进科普产业发展上下更大功夫

发展科普事业离不开提高科普产业发展水平。而这里的发展可以借助当前较为热门的3D打印技术予以实现，同时与其他科教展览馆中的为增加互动性和趣味性所设立的"工作坊"形式相结合。也就是说为充分调动观展者的积极性、主动性，可以让他们参与医用耗材陈列模型的制作，亲眼见证代表新技术、新临床使用路径的医用耗材成型，这样更容易激发观展者的兴趣，增强博览馆的互动性与趣味性。

考虑到观展者并不熟悉3D打印技术，如果为体验环节拍摄各种模型打印录像，并且与互联网连接，让观展者能够通过网络随时随地看到作品成型的每一个步骤，可能会进一步增强参观者的体验感。

3. 要在场馆的社会化运行上下更大功夫

要在做好南京医用耗材国际博览馆公益性服务的基础上兼顾社会效益和经济效益。当前人们的生活水平普遍提高，对文化、精神方面的需求也越来越高，具体表现在互赠礼品等方面。南京医用耗材国际博览馆当前涉及的文创领域就可以作为很好的载体。文创产品的销售既可以给博览馆带来经济效益，也能起到更加持久地宣传博览馆带量的作用。

本 章 小 结

本章系统介绍了国内首座也是目前全球唯一一座综合性医用耗材博览馆——南京医用耗材国际博览馆。以南京医用耗材国际博览馆建成的意义为出发点,进一步探寻了博览馆的设计理念。进而从博览馆的组织管理体系、工作机制、软件设施和硬件设施等方面介绍了南京市医用耗材国际博览馆的运行现状,并指出当前博览馆发展中遇到的现实困境。同时根据博览馆已有运营成效和问题,提出了四点优化设计建议。

第十三章
"十四五"治理改革思考

第一节 "十四五"医用耗材治理的发展基础

第二节 "十四五"医用耗材治理展望

党的二十大提出，要深入贯彻以人民为中心的发展思想，在幼有所育、学有所教、劳有所得、病有所医、老有所养、住有所居、弱有所扶上持续用力，实现人民生活全方位改善；同时提出要深化医药卫生体制改革，促进医保、医疗、医药协同发展和治理。现如今，我国已进入"十四五"关键之年，医用耗材治理改革已迈入全新阶段。在新形势下，各种问题错综复杂，这要求全面落实国家、省关于医疗保障改革的决策部署，积极总结"十三五"医用耗材治理改革经验，合理规划、不断优化调整"十四五"医用耗材治理改革方案，将南京市建设成为医疗保障事业高质量发展、人民满意度不断提升的社会主义现代化典范城市。本章将从"十三五"医用耗材治理改革成就、"十四五"新时期医保供给侧改革举措等方面阐述南京市在"十四五"时期治理改革中的"南京做法"和措施中体现的"南京智慧"。

第一节 "十四五"医用耗材治理的发展基础

"十三五"期间，南京医疗保障事业坚持以习近平新时代中国特色社会主义思想为指导，全面落实国家、省关于医疗保障改革的决策部署，在市委、市政府的坚强领导下，初步建立起与经济社会发展水平相适应、覆盖城乡各类群体、制度基本健全、待遇水平稳步增长、公共服务持续优化的医疗保障体系。这一阶段医用耗材治理改革扎实推进，为"十四五"时期医用耗材治理奠定了坚实基础。

一、挂牌成立医保局，开启机构改革新征程

2018年年初，国务院发布《深化党和国家机构改革方案》，国家医保局作为首个国家层面的独立医疗保障机构进入公众视野，与新组建的国家卫生健康委员会一起，承担起外界对医保、医疗、医药"三医"联动的期待。2019年1月16日，南京市医疗保障局正式挂牌成立，开启机构改革新征程。在此背景下，医用耗材治理迈出新步伐。新组建的市医保局坚持"全覆盖、保基本、多层次、可持续"的基本方针，进一步完善基本医疗保障制度体系，持续推动医用耗材治理等重点领域改革，在中央深改委通过《关于治理高值医用耗材的改革方案》的第二天，即2019年5月30日，南京市就展开了高值医用耗材治理的第一次谈判工作，17个产品的平均降幅超过10%，单个产品最高降幅近50%。

二、强化组织保障，推进医用耗材治理改革

南京市为强力推进医用耗材治理改革，通过成立市医用耗材集中采购工作领导小组、成立南京地区定点医疗机构联盟、成立南京联盟、成立南京市医药集中采购保障中心等进一步强化组织保障。强化组织保障是医用耗材治理改革的需要，是提高各部门执行力的需要，也是提高工作效率的需要。依托组织基础，南京市探索开展了多种形式的集中采购、价格谈判，谈判次数、方式和成效均居全国前列。截至2022年11月，南京市共开展了33次医用耗材价格谈判，谈判次数和成效均属全国之最，医用耗材价格大幅下降，累计节约医疗费用36亿元。

三、探索新方法、新机制，建立医用耗材价格治理新模式

1. 形成了以带量采购为主的医用耗材价格治理模式

南京市医保局按照省医保局的部署要求，向高值医用耗材说"不"，实现了多个"率先"：率先开展高值耗材价格谈判，率先开展普通医用耗材带量采购，率先组建医用耗材地区联盟，率先探索与单个企业开展全产品整体谈判。除此之外，市医保局还积极构建价格谈判新机制，一种是引入外省市带量采购中选结果的联动降价机制，另外一种是引导未中选产品梯度降价，进一步扩大医用耗材价格治理覆盖面。近20个省市前往南京市学习医用耗材集中采购工作，选择的谈判产品被多地借鉴，并得到国家医保局充分肯定。国务院深化医药卫生体制改革领导小组中发布的第144期简报中对南京市医用耗材治理改革取得的成效给予了高度评价。

表 13-1　南京市医用耗材价格治理基本情况

市医用耗材治理手段	适用范围
阳光挂网、招标采购	全市定点医疗机构统一在阳光监管平台上阳光采购、公开交易。"六大类"高值医用耗材在省平台采购，"五大类"高值医用耗材、普通医用耗材及试剂市平台采购
省级层面	构建全省医用耗材阳光采购工作机制和阳光采购平台，实现所有公立医疗机构在省平台上阳光采购、公开交易；建立健全医用耗材综合监管体系，强化公立医疗机构采购管理，制定相关医保支付政策，促进医用耗材规范使用。要求2019年底前建成省级医用耗材阳光采购平台；2020年底前实现所有医用耗材网上应采尽采，做到网上议价、网上交易、网上监管
医用耗材备案采购	适用于定点医疗机构采购未挂网的属于临床新技术新产品的医用耗材。高值医用耗材由省医保局审核，各市负责审核本地医疗机构的普耗和试剂，通过后按照"谁备案谁采购"的原则，在市平台供医疗机构采购使用

市医用耗材治理手段		适用范围
医用耗材应急采购		适用于临床必需、不可替代的医用耗材，医疗机构可网下联系生产经营企业应急采购。医疗机构对采购的价格应开展审议且一个年度内网下应急采购的医用耗材金额，原则上不得超过本机构上年医用耗材采购总金额的1%；三级医疗机构最高不超过2%
医用耗材带量采购	高值医用耗材	临床路径清晰
	低值医用耗材	①临床使用量大；②医用耗材价格差高；③临床可替代性强；④医用耗材适用惠及面广
	联动降价机制	引入外省医用耗材带量采购结果
	企业全产品整体带量采购	与临床认可度高、南京地区采购量占比较高的行业龙头型医用耗材生产企业开展整体打包谈判，就南京市平台上该企业全部挂网和备案产品进行整体价格谈判
医用耗材谈判采购	最低价谈判	通过招采信息系统价格采集平台搜集我市中标产品对应的全国最低价，与我市中标价格进行比对，筛选出价格高于外地中标价格的产品，综合研究后确定需进行价格调平的产品
	正常价格谈判	基于"双线"采购的经验开展谈判

2. 医用耗材价格治理促进医疗费用结构趋于合理

在以南京市某三级医疗机构冠脉支架使用患者为研究对象时发现，以技术劳务为主的医疗服务费用占比由集采前的13.73%上升至DRG实施阶段的33.09%，医用耗材费用占医疗总费用的比例由集采前的75.05%下降至DRG实施阶段的47.35%。由此可见，医用耗材费用占比下降明显可见，医用耗材集采改变了原有临床上使用昂贵进口产品的情况，转而考虑使用质优价宜的国产耗材，改变了原有临床过程中"以耗养医"的局面。与此同时，反映医疗机构临床医师劳务价值的各项费用占比上升明显，医疗费用结构发生调整。因医用耗材集采腾挪出的价格空间向以体现医务人员医技价值的手术、治疗费用转移，医疗费用构成相较集采前更加合理。

3. 医用耗材价格治理新方法、新机制对弥补单品种医用耗材带量采购短板具有积极意义

企业整体谈判和开展医用耗材价格共享机制两种方式，虽然在降价幅度上不如按品类带量采购医用耗材，但其谈判效率高，一次谈判可使得多品类医用耗材同时降价，使医用耗材可及性得到了一定程度的提升。除带量产品和谈判产品外，部分未中选产品价格也在下降。临床上甚至出现了使用未中选产品所产生的医疗总费用较使用中选产品所产生的医疗总费用低的现象。与此同时，南京市还以腹腔穿刺器这类产品为试点开展实施未中选产

品的梯度降价。无论是企业为在剩余市场上获得更多的份额主动降费的行为还是企业执行医保部门发布政策从而实现降价的行为，均有效压缩了医用耗材价格水分，使得医用耗材价格回归合理水平。

4. 医用耗材采购规则日趋完善

以"功能属性"作为分组标准的地区最多、覆盖面最广，该规则现已成为国家和试点省份所采用的主流分组规则。该规则本质上是通过将技术水平相似、质量相近的医用耗材产品划入同一评审单元中，从而实现"同质同组竞价"的目标。如果在按功能属性分组的基础上再引入分层因素，同时考虑医用耗材自身的属性，可能会更加有利于实现同质同组竞争的目标。南京市医保局在"8·16""10·30""12·30"中在延续采购中持续优化采购规则，按照材质/功能/属性叠加质量分层的采购规则，在实现"以量换价"的政策目标的同时，还能最大程度保留医疗机构临床使用习惯，最终惠及患者从而实现"三赢"。

四、强化信息化平台建设，创新医用耗材全流程监管新模式

南京市医疗保障局按照国家、省、市有关信息化工作部署和要求，用数字化思维破解医保发展中的瓶颈问题，用数字化实践赋能医保改革与发展。通过打破信息壁垒，形成完整的医保数据链条。在国家医保平台的基础上，同时汇聚了医院、医药企业、各地的价格数据，建立了具有南京特色的医药数据资源中心，开发了南京市医用耗材阳光监管平台、"医保高铁"，实现了招标、采购、配送、使用、结算、支付流程全覆盖、数据全贯通。将这两大信息化平台应用于医用耗材治理过程中，打破了以往医用耗材集采、分析和使用的"数据孤岛"现象，实现了医用耗材治理综合监管水平的显著提升，也让以信息化手段开展医用耗材治理成为南京市的一张新名片。

五、完善配套措施，与医用耗材治理改革协同联动

在当前医用耗材带量采购进入深水区的大背景下，有机结合单品种耗材带量采购与企业全品种带量采购模式，使两种带量采购方式形成优势互补；采取产品联动降价和未中选产品梯度降价两项配套措施，进一步扩大挂网产品的降价覆盖面，使得比价关系逐步趋于合理。与此同时，深化分类采购政策实施，通过分类采购进一步规范定点医疗机构采购行为，引导医疗机构优先使用质优价宜的医用耗材。在医保支付标准调整、医疗服务项目价格调整、医保支付方式改革等政策协同下，医疗机构逐步规范医用耗材使用，形成了政策良性互动。

综上，带量采购给患者带来了显著的医用耗材费用降低，而中选结果的快速落地实施

进一步让集采的红利惠及患者。医用耗材治理虽然已经取得显著成效，但耗材治理过程仍然存在诸多挑战，临床上仍有诸多配套使用或者替代使用的产品还未纳入采购范围。患者在一次诊疗过程中难免会使用多种药品和耗材，发生多种费用，虽然中选的药品和耗材费用明显降低，但实际上由于使用的其他产品增加，患者支出的各项费用并没有显著减少。而医疗机构为弥补集采带来的收入减少也在不断调整医疗服务项目价格，在患者药品和耗材整体费用未显著降低的情况下，检查费用、手术费用等各项医疗服务项目的价格在持续上涨，患者支出的总费用并没有出现实质上的减少。且由于临床医生面临来自医疗机构的完成约定采购量指标的压力，导致临床使用的医用耗材品种受限，尽管该项政策的覆盖面持续扩大，惠及更多患者，但是对于集采耗材品种的选择有一定影响，某些医用耗材的可获得性在实质上有一定程度的降低。

第二节　"十四五"医用耗材治理展望

一、南京市"十四五"时期医用耗材治理总体目标

"十四五"时期是我国全面建设社会主义现代化国家新征程、向第二个百年奋斗目标进军的第一个五年，是推动医疗保障高质量发展的重要战略机遇期。党中央提出：以提高人民健康水平为核心，把健康融入所有政策，加快转变健康领域发展方式，不断提高医疗保障水平，全方位、全周期维护和保障人民健康。为深入贯彻党中央关于全面建立中国特色医疗保障制度的决策部署，全面落实党中央、国务院和省委、省政府关于深化医疗保障制度改革的意见，进一步推动南京市医疗保障事业高质量发展，根据《"十四五"全民医疗保障规划》《江苏省"十四五"医疗保障发展规划》《南京市国民经济和社会发展第十四个五年规划和二〇三五年远景目标纲要》发布了《南京市"十四五"医疗保障事业发展规划》（宁政办发〔2021〕64号），目标是实现"全民医保"、打造"幸福医保"、推行"便捷医保"、启动"智慧医保"、建设"法治医保"、发展"协同医保"，使医疗保障制度更加成熟定型。

在医用耗材治理层面，注入协同发展新理念，从医保角度加强对定点医疗机构医疗服务行为的管理，强化医用耗材供应服务企业协议管理，确保生产（配送）企业保质保量生产供应医用耗材；探索医保支付与带量采购联动，促进带量采购非中选产品梯度降价。按照"总量控制、结构调整、有升有降、逐步到位"原则，加强医疗服务项目价格与医用耗材带量采购、医保支付政策协同联动；在全市范围内推进医保基金与医药生产（流通）企业直接结算，充分发挥医保基金战略购买作用。发挥"三医"组合效能，协同推进医药服务供给侧改革，建立医保新生态。

二、南京市"十四五"时期医用耗材治理主要措施

1. 推进医用耗材（药品）治理，净化招采市场环境

全面落实国家、省、市组织医用耗材（药品）集中带量采购中选结果。持续开展医用耗材集中带量采购，深入推进医用耗材治理。动态监测全市医用耗材使用情况，定期发布医用耗材价格监测指数，加强执行情况监测分析，督促医疗机构按时完成带量采购任务。

探索建立医保支付标准与集中采购价格协同机制，减轻群众就医负担，节约医保基金支出。加快货款结付，提升医保基金使用效率，实现医药企业与医保基金直接结算。完善阳光采购制度，定期组织开展价格谈判工作，推动定点医疗机构医用耗材（药品）线上采购，实现公开交易、应采尽采。深化医用耗材阳光监管平台内涵，拓展延伸各模块业务功能，加强对医用耗材和药品的招、采、配、用、管环节的全方位监管。力求到 2025 年，医药企业与医保基金直接结算率达到 50%，公立定点医疗机构医用耗材（药品）网上采购率达到 98%。

2. 规范价格动态调整，加强服务价格监测

根据经济社会发展和医疗服务价格成本构成，重点研究医务人员技术劳务价值变化情况，优化结构，探索建立反映医疗机构收入结构和医疗服务成本变化的医疗服务价格动态调整机制。分批、分类调整医疗服务价格，理顺医疗服务比价关系，促进医疗机构可持续发展，确保医保基金可承受、群众负担总体不增加。建立运行医疗服务价格监测点，开展价格信息监测。

3. 支持生物医药发展，开通进院使用通道

常态化开展生物医药创新产品申报审核工作，为评审通过的生物医药创新产品开通采购目录通道，制定医保支付支持政策，予以带量推广，推动创新药品、医用耗材（含检验检测试剂）进入定点医疗机构使用。建立生物医药创新产品使用情况考核机制，动态追踪并分析采购结算、供货配送、市场占有率变化情况，考核结果与定点医疗机构基金支付适当挂钩。搭建企业、医疗机构交流平台，推动企业创新和产品优化升级。

4. 支持医用耗材展馆建设，打造医用耗材治理高地

持续发挥政策引领作用，与浦口区政府合作，打造全国首家医用耗材国际博览馆，探索形成有时代特色的医用耗材治理改革"试验田"，助力医用耗材产业升级。推进医用耗材国际博览馆运行，建成有强大集聚力的医用耗材产业高地，展示国际医用耗材前沿成果及国内医用耗材创新产品。建成医用耗材集中采购谈判基地，实施封闭式管理和实时监控，具备承担大型医用耗材价格谈判任务的能力。建成医保系统培训基地，结合南京生物医药谷等多种要素开展教育活动和培训工作，承担各式医保业务培训。建成医药行业行风教育基地，以全面从严治党为主题，聚焦廉政反腐，展示医用耗材治理改革历程，通报医用耗材领域重大腐败案件，打造面向全市医保系统人员、医药工作人员、生产企业人员的廉政警示和行风教育基地。

5. 创新协议管理，推进医保精细化管理

创新"两定"协议管理，推进医保精细化管理，创新定点医药机构综合绩效考核办法，

将行为规范、服务质量、费用控制和阳光招采等纳入考核评价体系，完善定点医药机构退出机制。动态完善供应服务企业协议管理，探索供应服务企业分级管理。

6. 探索就医政策协同，加强区域协作管理

在医用耗材领域深化长三角一体化建设，提高长三角区域人民群众医保服务便利性，积极探索建立跨区域医保管理协作机制，实现跨省异地医保基金联审互查，努力推动相关城市组建联盟，开展带量采购谈判，共享医用耗材（药品）谈判成果，扩大降价效应。加强对长三角区域异地就医费用全领域、全方位、全过程的监管，维护三省一市基金使用安全。

三、南京市医用耗材治理未来趋势

1. 优化价格形成机制，引导企业合理报价

优化价格形成机制，制定合理的竞价规则，给企业报价时有保底的预期，尤其需要避免贴近工业成本的逐底式竞争，给予生产企业一定的合理利润空间，确保生产、供应和后续研发投入可持续。适当考虑企业保障配送、服务、培训等的额外成本，使企业仍能获取合理利润，保证带量采购结果落地。充分利用临床机构的实际使用经验，设计综合评审机制，充分考虑医用耗材的产品特性以及转化成本，集中带量采购前需要对产品安全性、市场占有率、临床价值等因素，企业的生产能力、供应稳定性以及企业信用等方面进行综合评价，从而引导企业合理报价，确保满足临床需求和延续产品创新动力。

自国家发布《治理高值医用耗材改革方案》以来，医用耗材带量采购改革逐渐形成由国家、省际联盟和省级集采高值耗材，地市联盟集采低值耗材的带量采购模式，带量采购政策进入常态化和制度化发展阶段。2022年国常会提出药品和医用耗材集中带量采购改革提速扩面，要求集采品种提速，集采领域覆盖面持续扩大，集采持续增效，不断扩大群众受益面。因此，如何重新开展价格回归合理且医疗机构使用规范的医用耗材的治理是值得思考的课题。未来通过不断完善各项措施，从体制机制上净化医药流通的生态环境，进而激励企业通过规范竞争，促进流通行业的整治。建成标准化、规范化、专业化的医药集中采购平台，通过多部门政策协同，形成促进医药产业和医疗机构高质量发展，构建全新格局。

2. 开展医用耗材经济性评价，科学合理制定竞价规则

相比于药品，医用耗材具有品种繁杂，产品更新换代快，临床上可用于进行有效性和安全性评估的直接数据较少，且医用耗材具有较强的品牌黏性和其使用外推性较差等特点。这些特点使得医用耗材难以进行系统的一致性评价。因此，建议借鉴国外医用耗材经济性评价经验，结合国内医用耗材治理实际，以临床使用效果、患者的健康产出为评估指标，运用成本－效果分析、成本－效用分析或者最小成本分析等方式对医用耗材开展经济性评估。

对于功能种类不同的医用耗材，可分类进行经济学评价，例如：对于功能单一的医用耗材如人工骨关节，可参照临床效果和患者健康产出开展类似于药品的一致性评价；对于功能复杂医用耗材，则需要考虑其多方面的特点，比如对医用耗材健康产出指标的确定、医用耗材本身的易用性、使用者的技能和经验均应该作为医用耗材经济型评估的考虑因素。

对于医用耗材，应逐步探索建立公开透明的质量评估长效机制和医用耗材产品质量、临床疗效综合评价体系，从产品全周期角度考虑产品价值。建立合理的质量评价及评审体系，包括质量区分依据和客观评价指标体系，增加对产品质量、服务等的综合评估。使企业在相同质量水平（品质相同、功能相似、成本相近等）的情况下进行产品的比较和竞争，而非无序竞争和比价，避免"优汰劣胜"。因此广泛听取各方意见，充分分析产品特点，考虑和平衡各方利益，对市场主流产品进行去弱淘汰，提升中选率，达到既将主流产品、质量相对更高的产品留在市场，又通过价格和中选产品分配量的约束实现主流产品降价的目的。

3. 合理设置带量比例，满足群众多元化需求

以历史采购量为基准，精确估算医用耗材采购量，设定适宜的中选产品和非中选产品的使用比例，为新技术、新产品的准入预留空间，兼顾历史品种的平稳使用和医院对未纳入带量采购品种的产品的合理自由选择权。完善落地政策，真正将约定量之外的未中选产品使用量落到实处，给新产品留出一定窗口。这有利于充分尊重临床使用需求以保证患者使用的连续性和可及性，给予患者和医疗机构更多的选择权。

4. 综合考虑各类因素，合理设置医用耗材带量采购触发机制

独家产品、短缺产品暂时不适合纳入医用耗材带量采购范围；正处于发展期、竞争不充分的医用耗材不适合纳入带量采购范围。如果未充分考虑医用耗材产品的特性而将其纳入带量采购范围，将不利于市场竞争的形成和医疗技术的发展，最终将影响相关疾病的治疗效率和社会成本。因此可以考虑从临床用量、采购金额、临床使用是否成熟、市场竞争是否充分、同质化水平等角度予以评估和设立带量采购触发机制，以推动制度稳定、可持续运行。

5. 加强对于异地就医医保基金的使用监管

目前对于医保基金的监管，各地更倾向于对本统筹区参保人在本地就医时发生的医保基金支出进行监管，对于异地就医，特别是跨省异地就医基金监管重视程度较低，且缺乏完整监管链路、方法的统筹规划与设计，导致跨省异地就医这部分需求仍不断扩大、风险较高的医保基金支出无人监管、无法监管，这是当前医保基金监管过程中亟待解决的问题。

就医地、参保地医保部门双方要充分运用智能审核系统等大数据分析手段，加强对异地就医医保基金的监管。一方面，就医地医保部门要切实履行属地管理的职责，扫除医保基金的监管盲区。对于智能审核系统中提示存在明显欺诈骗保行为或费用异常的情况，应

及时予以重点关注，并对费用的合理性进行审核，充分尽到对异地就医人员的属地管理职责，确保外省医保基金的安全。另一方面，参保地医保部门要提高对医保基金监管的认识，加强对异地就医医保基金支出的监管，强化对异地就医人员医保报销情况的抽检核查力度，降低本地医保基金的出险风险。

6. 防止住院费用"转移"到门诊

虽然住院医疗费用增速得到有效控制，但可能导致服务与成本发生转移，将传统的住院医疗服务和成本向门诊转移，推动门诊医疗服务数量和费用增长。而且随着我国门诊保障范围不断扩大、报销比例不断提升，很可能带来门诊费用激增，使基金支付和监督管理方面的压力增加。目前，我国门诊医保支付以传统的按项目付费为主，按定点医院、药店实际发生费用结算，医疗服务碎片化严重，医保缺乏对门诊医疗服务的合理偿付机制。为控制 DRG 实施后带来的门诊医疗费用增长，可以尝试借鉴典型地区门诊支付方式改革的经验，进一步加强对门诊基金的监测与管理。

7. 多部门协同治理，实现医用耗材治理长效管理

带量采购是一个系统性工程，涉及多部门协同，需要切实解决回款、结余留用激励以及医疗服务项目价格调整的协同治理问题。实现全国性的带量采购后，药品和医用耗材价格基本趋于合理，可以通过限价挂网的方式实现长效管理，避免多轮次循环的带量采购给各方，特别是医疗机构、采购管理执行部门以及生产企业增加过大的工作量。

本 章 小 结

本章作为最终章，在第一节首先简要回顾了"十三五"时期和"十四五"初期南京市医用耗材价格治理和规范使用治理层面的具体的做法。而后从集中带量采购政策及 DRG 政策协同实施对医疗服务的影响、企业整体带量采购价格谈判的实践、集中带量采购对医疗资源配置的影响、阳光监管平台上线对医用耗材使用行为的影响和当前医用耗材采购规则对医院、医保和企业的影响五个层面概括了南京市医用耗材治理成效。总体而言，南京市治理成效显著。第二节则以二十大精神为切入点，明确了进一步健全完善医疗保障体系和推进健康中国建设的总目标，并系统阐述了南京市"十四五"时期对医用耗材治理的整体规划，并就医用耗材治理模式的进一步优化提出思考：持续优化采购规则，尝试开展医用耗材经济性评价，继续加强异地就医基金监管和加大对门诊医疗行为的考核和约束，防止费用转移现象发生。